U0339314

Thomas Mang·Wolfgang Schima

With contributions by Anno Graser

CT Colonography: A Guide for Clinical Practice

CT 结肠成像

临床实用指南

编　著　〔奥〕　托马斯·芒
　　　　　　　　沃尔夫冈·斯奇玛

主　译　周智洋　高剑波

审　校　方昆豪

天津出版传媒集团

 天津科技翻译出版有限公司

著作权合同登记号：图字：02-2015-97

图书在版编目（CIP）数据

CT 结肠成像：临床实用指南／（奥）托马斯·芒
（Thomas Mang），（奥）沃尔夫冈·斯奇玛
（Wolfgang Schima）编著；周智洋，高剑波主译. —天
津：天津科技翻译出版有限公司，2018.8
书名原文：CT Colonography：A Guide for
Clinical Practice
ISBN 978 - 7 - 5433 - 3853 - 1

Ⅰ. ①C… Ⅱ. ①托… ②沃… ③周… ④高… Ⅲ.①
乙状结肠镜检 - 计算机 X 线扫描体层摄影 - 诊断 Ⅳ.
①R574.62

中国版本图书馆 CIP 数据核字（2018）第 130792 号

中文简体字版权属天津科技翻译出版有限公司。

授权单位：Georg Thieme Verlag KG.
出　　　版：天津科技翻译出版有限公司
出 版 人：刘 庆
地　　　址：天津市南开区白堤路 244 号
邮政编码：300192
电　　　话：(022)87894896
传　　　真：(022)87895650
网　　　址：www.tsttpc.com
印　　　刷：山东鸿君杰文化发展有限公司
发　　　行：全国新华书店
版本记录：889×1194　16 开本　13 印张　260 千字
　　　　　2018 年 8 月第 1 版　2018 年 8 月第 1 次印刷
　　　　　定价：138.00 元

（如发现印装问题，可与出版社调换）

主译简介

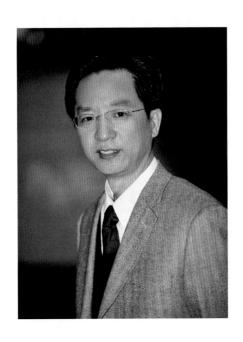

  周智洋,医学博士,医学和管理学双硕士,放射学教授、主任医师,硕士研究生导师。现任中山大学附属第六医院放射科主任,兼数字影像学实验室主任;首批广东省医学影像临床重点专科学科带头人。

  毕业于中山大学,曾留学于丹麦奥胡斯大学附属医院磁共振中心。从事医学影像诊断工作37年,擅长全身各系统常见病、疑难病的影像诊断与鉴别诊断,具有丰富的临床经验。重点科研领域为结直肠肛门盆底疾病的影像学研究,对结直肠癌、炎性肠病、肛周脓肿、肛瘘及盆底疾病的影像学诊断有较深入的研究,对肛肠影像学诊断技术及临床应用有独到见解。

  担任吴阶平医学基金会中国炎症性肠病联盟副主任委员兼影像学专业委员会主任委员,中国中西医结合学会第五届大肠肛门病专业委员会全国委员,广东省健康管理学会放射学专业委员会副主任委员,广东省医学会放射医学分会常委兼腹部学组组长,广东省数字医学分会副主任委员。高等学校本科教材《医学影像学》第8版编委;《中国结直肠癌诊疗规范2017版》专家组成员。北美放射学会(RSNA)会员,欧洲放射学会(ESR)会员,欧洲胃肠道和腹部放射学会(ESGAR)会员。《中华炎性肠病杂志》编委;《影像诊断与介入放射学杂志》编委;《磁共振成像杂志》审稿专家。

  主持并参与国家自然科学基金及省科技重大项目等11项基金项目;发表论著80余篇,其中SCI收录16篇。主编或参编（译）《胃肠道MRI诊断学》《直肠癌-临床病理MRI图谱》《特殊与少见骨关节病影像诊断学》《软骨影像学》《临床腹部磁共振诊断学》《磁共振周围神经成像》《中华结直肠肛门外科学》《克罗恩病-从基础研究到临床实践》《溃疡性结肠炎-从基础研究到临床实践》《肛肠外科手术学》等专著25部。

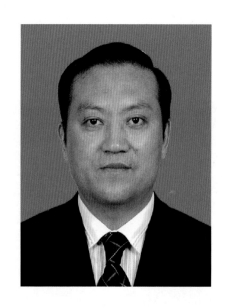

高剑波,医学博士,教授,博士研究生导师。现任郑州大学第一附属医院副院长,兼任影像学科学术带头人、医学影像专业负责人。担任中华医学会影像技术分会副主任委员、放射学分会腹部学组副组长,中国医学装备协会普通放射装备专业委员会主任委员,河南省医学会影像技术分会主任委员、放射学分会副主任委员等学术职务。曾在美国霍普金斯大学短期访问学习。《中华放射学杂志》等国内外10余种学术期刊的常务编委、编委或审稿人。

从事放射影像学临床、教学、科研及管理工作33年。发表学术论文300余篇,其中SCI收录40余篇。主编及参编医学影像学专著和高校教材20余部。承担和完成国家自然科学基金面上项目2项,其他省部级科研项目10余项。获得省部级科技进步二、三等奖6项。在消化系肿瘤和肺部疾病的临床影像学及新技术研究方面颇有造诣。获得"国家卫生计生突出贡献中青年专家""河南省优秀专家"等荣誉称号,以及"伦琴学者"奖章获得者和河南省"五一"劳动奖章获得者。

译者名单

主　译　周智洋　高剑波

审　校　方昆豪

译　者　(按照姓氏汉语拼音排序)

曹务腾　龚佳英　郭敏翊　胡美玉

李　琳　李　志　李芳倩　李雯莉

李文儒　练延帮　梁　丹　刘得超

刘旖旎　潘希敏　王　玲　王馨华

熊　斐　徐健博　周　杰

编者名单

Thomas Mang, MD
Associate Professor of Radiology
Department of Radiology
Medical University of Vienna
Vienna, Austria

Wolfgang Schima, MD, MSc
Professor of Radiology
Head of Department of Diagnostic and
Interventional Radiology
Krankenhaus Goettlicher Heiland
Krankenhaus der Barmherzigen Schwestern Wien and
Sankt-Josef-Krankenhaus
Vienna, Austria

Anno Graser, MD
Associate Professor of Radiology
Head of Oncologic Imaging
Department of Clinical Radiology
University of Munich – Grosshadern Campus
Munich, Germany

中文版前言

在我国,结直肠癌的发病率和死亡率在全部恶性肿瘤中均居第 5 位。2012 年,全球范围内新发结直肠癌患者共 1 360 000 例,其中我国结直肠癌新发病例达 253 000 例,占全球结直肠癌新发病例的 18.6%。2015 年,我国结直肠癌新发病例为 376 000 例,死亡病例为 191 000 例。中国是全球结直肠癌每年新发病例最多的国家,结直肠癌已经成为严重影响和威胁我国居民身体健康状况的一大难题。

随着医学影像软硬件技术的迅速发展,CT 结肠成像技术逐步成为结直肠疾病筛查和诊断的重要手段。CT 结肠成像是一种安全的检查方法,患者依从性较高,并发症较少,其广泛的适应证及技术特点为临床应用开辟了广阔的前景。

本书是一部专门为临床工作者撰写的最新专著。其内容全面,布局合理,详细论述了结直肠的正常解剖、良恶性疾病、结直肠癌的术后监测、误区与伪影、筛查和培训方法。丰富的病例图片资料、翔实的解释和描述以及图文并茂的编排方式,使得本书愈发精彩。期望本书在临床医疗、教学和科研中能为广大读者提供帮助。

由于译者水平有限,如有误译、疏漏和欠妥之处,敬请同道们不吝指正。

周翔洋 高剑波

2018 年 5 月

序 言

　　结直肠癌是全世界第三大最常见的恶性肿瘤,也是北美、英国和澳大利亚等国家中癌症死亡的第二大因素。虽然最近50年来结直肠癌的发生率不断上升,但其死亡率却呈下降趋势。究其原因,人们相信这得益于筛查、改良的化疗方法和手术方法。然而,减轻结直肠癌负担的挑战依然没有变小。如果我们对于肿瘤的发病机制、肿瘤基因学和有效的预防干预措施有进一步的理解,大多数结直肠癌的发生应该是可预防的。实现这一目标的关键是早期发现肿瘤,或者最好是在息肉恶变前就发现其前体病变。为此,已开发了一系列直接和间接的筛查试验。间接试验包括基于粪便的潜血试验、免疫化学和DNA分析,以及基于血清的标志物,包括血清蛋白、核基质蛋白和血清DNA检测。直接试验包括钡剂灌肠、可曲性乙状结肠镜、光学结肠镜检查,以及最新的CT结肠成像。CT结肠成像技术的快速发展使其成为检测结肠腺瘤和息肉的一种具有高度敏感性、特异性、非侵入性且在临床上有吸引力的检测手段。鉴于CT扫描仪容量过大以及掌握结肠镜的胃肠病学专家的数量有限,CT结肠成像也许是唯一可以直接用于筛查具有高风险大群体——超过50岁个体的一种实用性工具。

　　CT结肠成像技术在过去十年间的广泛开展促进了这一教科书的出版。《CT结肠成像:临床实用指南》是对这一成像模式目前状况的全面、权威和广泛的综述。尽管书中附有非常好的图例和图片,但这本书远不止是一本包涵丰富病例的图谱。书中主要包括以下章节:适应证、禁忌证和各种方法的风险;患者检查前准备细节、检查的执行和优化;数据分析和解释策略的窍门或提示;正常的解剖、息肉、癌、扁平的病变、良性疾病、误区和伪影、结直肠癌的分期信息以及结直肠手术的术后监测;筛选程序和训练。更为重要的是,本书还提供了有关如何书写一份临床有用的报告(C-rad)、处理结肠外的病变和减少辐射剂量的明确建议,并且清晰地描述了计算机辅助检测息肉和检查中静脉注射对比剂的作用。关键点用彩色信息框加以强调。

　　这一著作对所有致力于结直肠癌研究的医师都将具有重要的参考价值,芒博士和斯奇玛博士值得祝贺,因为该书是一个内容全面,同时对使用者既友好又实用的宝贵资源。

Richard M. Gore

芝加哥大学

美国,伊利诺伊州,芝加哥

前 言

CT 结肠成像,也称虚拟结肠镜,是一种能够评估全部结肠的微创技术。很多研究已证实 CT 结肠成像作为一种可靠的新技术在检测结直肠息肉和诊断结直肠癌方面的有效性。在一些其他情况下,特别是在不充分的光学结肠镜检查之后,CT 结肠成像也是有益的补充。

近年来,CT 结肠成像已成为一种广泛应用的方法,而不再是一项仅在学术中心实行的特殊诊断技术。这个趋势在未来几年可能会得以继续,同时 CT 结肠成像的应用将变得越来越普遍。

成像检查和对发现结果评价的质量很大程度上依赖于检查者的经验。通过专门的训练和阅读相关学科的书籍可以加速学习的进程。这一认识为我们提供了动力去编写一本类似于 CT 结肠成像使用手册的书籍。

本书就实用检查技术细节和如何有条不紊地正确解释所发现的病变进行了简要概述。重点阐述能快速而简便地应用于门诊和住院患者的不同技术。对于不太了解这项令人兴奋的技术的读者来说,本书提供了一个关于 CT 结肠成像简单而有重点的介绍。而对于有经验的检查者来说,他们将会从本书中找到如何提高检查技术和如何避免评估时常见误区的提示。

本书共分为两个部分。"方法"部分主要论述用于 CT 结肠成像的现行检查技术和解读方法。所展示的信息与目前普遍接受的发表在欧洲腹部和胃肠放射学学会(ESGAR)共识声明中的检查指南一致。其中介绍了 CT 结肠成像检查的适应证、患者准备和 CT 数据采集的常用方案。重点论述了在临床实践中易于应用的检查方案。对分析方法以及各种解释策略包括计算机辅助检测,也进行了广泛的讨论。在"诊断"部分,本书转而对正确诊断疾病所需的基础知识进行了系统性讨论。包括结肠在 CT 图像上的正常表现,随后对常见疾病的特异性和非特异性的二维和三维诊断标准及鉴别诊断进行了明确、详细的逐点讨论。对诊断和鉴别诊断标准通过丰富的图像例证进行说明。这使得有兴趣了解 CT 结肠成像的读者可以快速获得该技术的详细概述。有更多经验的读者则有机会扩展和深化他们的知识。最后,还为读者提供了有助于记录和解读各种发现的建议。

本书中的理念来源于众多针对内科医师举办的继续教育和培训研讨会。它依据的是维也纳大学医学院所提供的关于 CT 结肠成像的实用培训课程。

我们希望本书能够以清晰和实用的形式使读者理解 CT 结肠成像的理论和原则,继而通过应用这一新技术来造福患者。

托马斯·芒

沃尔夫冈·斯奇玛

致　谢

　　如果没有 Georg Thieme Verlag 及其员工们友善又专业的帮助,本书将无法完成。Thieme Verlag 的以下员工在本书的完成中提供了帮助:Susanne Huiss、Antje Merz-Schönpflug、Rolf Zeller 和 Christian Urbanowicz 博士。对于英文版,我们要特别感谢 Gabriele Kuhn-Giovannini、Sophia Hengst、Stephan Konnry 和自由撰稿人 Kersti Wagstaff。他们成功地将我们关于本书内容的想法进行设计,并在项目的每个时期给予支持,创造性地帮助我们完成了本书的出版。他们以足够的耐心对英文版修订稿进行了大量的修改。对于他们的帮助,我们表示衷心的感谢。

　　我们也要感谢维也纳大学医学院放射学部主席 Christian Herold 教授,他不但支持大学中 CT 结肠成像的发展,而且从一开始就支持编写本书。

　　这一领域的许多同事提供了额外的图像材料。我们要感谢:Gernot Böhm(林茨)、Rosa Bouzas(比戈)、Wolfgang Dock(维也纳)、Frans-Thomas Fork(马尔默)、Thomas Hackländer(伍珀塔尔)、Johann Hammer(维也纳)、Helmut Ringl(维也纳)、Andrew Slater(牛津)和 Damian Tola(利兹)。

　　我们还要感谢 Helmut Gruber(维也纳)、Andrea Maier(维也纳)、Martin Riegler(维也纳)、和 Mathias Prokop(奈梅亨),感谢他们从医学方面提出的建议和建设性的意见。

　　同时也感谢我们的文案助理 Ines Fischer,他帮助我们处理图片。还要感谢帮助我们准备手稿的 Karin Neckar、Margit Sandner、Petra Lach 和 Michael Kalas。

托马斯·芒

沃尔夫冈·斯奇玛

目　录

结肠镜检查不充分或失败后,CT 结肠成像可以应用于临床诊断 (如一些特定疾病和症状),或用于早期发现直肠癌("CT 结肠成像筛查")。目前使用 CT 结肠成像有几种明确的适应证和潜在的适应证。但是,由于 CT 结肠成像的潜在能力尚未被全面评估,该检查还没有普遍实施,进行 CT 结肠成像检查的适应证仍在讨论中。在今后几年中,

随着 CT 结肠成像技术不断地被医师和患者所接受,其适应证范围可能会不断扩大。以下讨论的目前进行 CT 结肠成像检查的适应证,其中有些与以往应用于钡剂灌肠检查的适应证相同,还可能包含一些其他尚未得到足够数据支持证明其可以普遍应用的 CT 结肠成像适应证(表 1.1)以及相关的禁忌证(表 1.2)。

第 1 节　适应证

诊断性 CT 结肠成像

光学结肠镜检查不充分

常规结肠镜检查不充分或失败是 CT 结肠成像最常见的适应证之一。对于常规结肠镜检查,如果光镜不能到达盲肠或回肠末端,则认为检查是不充分的。结肠镜检查不充分可由于肠道准备不足引起,也可由某些解剖情况如结肠过长(图 1.1)、结直肠憩室病或术后粘连引起。由于患者不适而中断检查的情况也不少见。由于肠腔内肿瘤或非肿瘤性狭窄引起的肠梗阻也是结肠镜检查不充分的另一个原因。CT 结肠成像通常能对结肠进行充分的检查,因为在 CT 结肠成像时有用于扩张结肠的气体使其比内镜更容易通过这些障碍。放射科医师因而能够在所获得的 CT 图像上评估整个结肠,并且可以很容易地确定是什么原因导致光学结肠镜检查不充分。另外,正如大家熟知的,结肠镜检查失败了一次的患者,如果再应用结肠镜进行随访检查,检查不充分的风险更高。因此,这些患者不应尝试第二次

表 1.1　CT 结肠成像的适应证

诊断性 CT 结肠成像

明确的适应证:
- 结肠镜检查不充分
- 结直肠癌患者的术前检查
- 有结肠镜检查禁忌证(并发症、抗凝治疗)或拒绝接受结肠镜检查的患者
- 不能耐受结肠镜检查的老年或虚弱的患者
- 结肠癌手术后随访复查
- 监测先前发现的结直肠息肉(6~9mm)

相对适应证:
- 评价结肠症状
- 评价慢性炎性肠病的变化

筛查性 CT 结肠成像

作为主要的检查或替代常规结肠镜检查:
- 结直肠癌一般危险患者
- 结直肠癌中度危险患者[a]
- 有结肠镜检查禁忌证(并发症、抗凝治疗)或拒绝接受结肠镜检查的患者

[a] 对于结直肠癌中度危险的个体,使用 CT 结肠成像应该根据临床具体情况或当地实际规范决定。

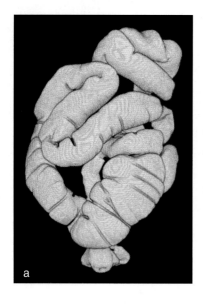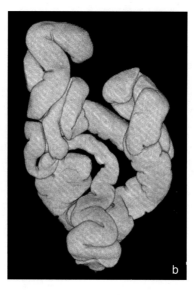

图 1.1　1 例过长结肠的全景 3D 视图。(a)全景 3D 视图(腹侧)。(b)全景 3D 视图(背侧)。乙状结肠形成多个弯曲,其中一些肠曲叠加在横结肠上。CT 结肠成像可完全显示整个结肠。这一患者无法完成常规结肠镜检查。

结肠镜检查,而最好选用 CT 结肠成像检查。

　　检查时机。结肠镜检查如不充分,只要患者未接受息肉切除术或活组织检查,应在结肠镜检查后立即应用 CT 结肠成像进行随访检查。这样做的好处是,结肠已经准备好,不需要进一步做肠道清洁。如果结肠镜检查不充分,之后要行粪便标记,只需在光学结肠镜检查后给患者口服 50~60mL 含碘对比剂。口服对比剂后至少要等待 2 小时才可以进行 CT 结肠成像检查。如果光学结肠镜检查是在镇静或麻醉的情况下进行的,需要特别注意患者能否安全地口服对比剂和按照规范进行检查。根据结肠镜检查不充分的原因(如软组织肿块引起狭窄或过长的结肠),建议静脉注射对比剂后行增强检查。

　　如果在前面的检查中已经行息肉切除术或深活检,由于担心增加穿孔的风险,应该避免扩张结肠。对于这类患者,CT 结肠成像应该在常规结肠镜检查 10 天以后才进行。一些学者建议间隔更长的时间,因为介入处理后 1 周肠壁仍有肉芽组织,穿孔的风险较大。通常,要询问负责诊治的内镜医师是什么原因造成结肠镜检查不充分,以及是否已进行息肉切除术或活组织检查。如果不明确,可在 CT 结肠成像进行结肠充气前先行腹部低剂量 CT 平扫,以排除结肠镜检查相关的穿孔。

　　如果是由于肠道准备不理想而导致结肠镜检查不充分,则应另外安排时间再次检查,并重新行肠道准备。

狭窄性结直肠癌患者的术前评估

　　CT 结肠成像检查是检测结直肠癌和结直肠癌术前评估的一种强有力的工具。其可以对结肠原发肿瘤进行精确的定位、TNM 分期,以及检出同期发生的结肠病变。三维 (3D) 结肠图像(3D 全景图像)可提供准确的结肠解剖图像,便于对结肠肿瘤进行精确定位。这一信息对于手术方案的设计尤其有用。CT 结肠成像还可以评估肿瘤浸润到周围区域的情况。结肠的二维(2D)多平面图像可以用于 T 分期,观察腔外肿瘤有无扩散和浸润到邻近器官(T3 和 T4)。静脉注射对比剂后,还可以进行 N 分期和 M 分期。对于狭窄型肿瘤患者,常规结肠镜检查无法探及的狭窄前结肠也可被检出。在狭窄性结直肠癌患者中, 同时并发癌和息肉的发病率分别是 5% 和 27%~55%。

　　越来越多的证据表明,CT 结肠成像在结直肠癌的检测和术前评估方面的确具有实用性。Pickhardt 等 (2011) 最近的一项荟萃分析表明,CT 结肠成像检测结直肠癌具有高度敏感性,整体敏感性为 96.1%。Neri 等(2010)的对比研究表明,在识别结肠肿瘤、结肠的充分评估和精确定义癌的肠段位置等方面,CT 结肠成像优于常规结肠镜检查。最近,McArthur 及其同事(2010)以及 Park 及其同事(2011)的研究均已表明,CT 结肠成像用于评估结直肠癌患者同期发生的有临床意义的病变是准确可靠的。

　　CT 结肠成像在结直肠癌患者中的应用潜力引人注目,因其既可以对局部的和远处的肿瘤进行分期,又可以检测同期发生的结肠疾病。CT 结肠成像可以取代光学结肠镜检查,特别是之前不充分的内镜检查已取得了恶性肿瘤的组织学证据时。因此,结直肠癌的术前评估被认为是 CT 结肠成像的一个适应证(图 1.2)。

光学结肠镜检查禁忌患者、年龄较大患者或拒绝接受光学结肠镜检查者

　　CT 结肠成像检查也适用于对光学结肠镜检查有特殊禁忌的患者,包括正在进行抗凝治疗的患者和对镇静麻醉剂有任何禁忌的患者。严重心肺疾病患者和既往有光学结肠镜检查相关并发症的患者,通常也不适合进行结肠镜检查(图 1.3)。对于年老虚弱的患者和瘫痪患者,或那些有严重并发症的患者,CT 结肠成像可能比常规结肠镜检查更合适。在这些患者中,CT 结肠成像的适应证应该被限定为临床高度怀疑肿瘤性或狭窄性病变的患者(如需要立即治疗者)。在这种情况下,适当简化肠道准备工作是明智的(图 1.4)。

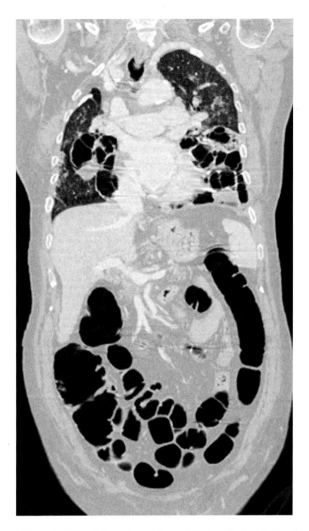

图 1.3　CT 结肠成像应用于光学结肠镜检查禁忌的患者。胸腹部冠状位 2D 图像肺窗显示,肺基底段严重纤维化伴肺囊性变。检查中结肠扩张很顺利。

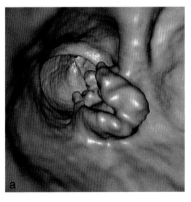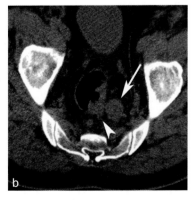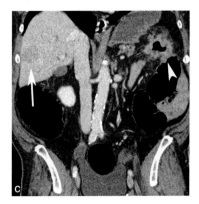

图 1.2　半环状直肠癌的分期。(a)3D 内镜图像显示一个伴有肩征和不规则直肠表面的半环状肿物。(b)相应的轴位 2D 图像显示肿瘤呈结节状突入直肠系膜脂肪(箭),说明直肠周围肿瘤浸润合并直肠系膜淋巴结肿大(箭)(分期:T3N1)。(c)另 1 例患者的冠状位 2D 图像显示,结肠脾曲处有一个环周狭窄性肿瘤,肿瘤已经浸透肠壁(箭头)。另外,可见一个较大的肝转移灶(箭)(分期:T3M1)。

由于恐惧或尴尬而拒绝接受光学结肠镜检查的患者，也可能从 CT 结肠成像的应用中获益，因为 CT 结肠成像创伤更少，患者可能更容易接受。

术后 CT 结肠成像

CT 结肠成像也越来越多地用于接受过结肠手术(如结直肠癌切除术)的患者的术后监测。早期发现和早期治疗复发性及异时性肿瘤可以提高患者的生存率。结直肠癌切除术后，大多数患者每年都要接受结肠镜检查随访。然而，光学结肠镜检查在这一患者群体中的应用受限，因为大部分局部复发的病变是向管腔外生长的，这就限制了常规结肠镜检查早期发现病灶的作用。此外，结肠镜检查无法检测到影响预后的其他重要发现，如淋巴结侵犯和远处转移。除了光学结肠镜检查外，每年的胸部、腹部和盆腔 CT 扫描都是标准的肿瘤术后随访检查项目。CT 结肠成像可以作为结肠镜检查(或钡剂灌肠)的替代方法，以及在常规结肠镜检查不充分时，作为同时监测结肠和结肠外情况的工具。CT 结肠成像可以评价吻合口区有无局部肿瘤复发以及结肠其他部分有无异时性发生的息肉和肿瘤。此外，

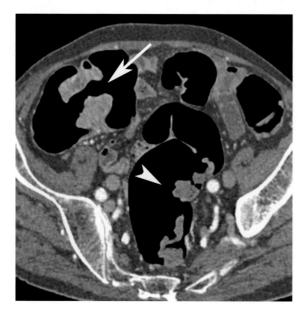

图 1.4　1 例虚弱老年患者只做简化的肠道准备。尽管在结肠内有大量未标记的残留粪便(箭头)，但轴位 2D 图像仍显示在升结肠有一个环周狭窄性肿瘤(箭)。然而，中、小息肉的检测仍受限。

它还可以评估腹部其他部位。这些部位的检查需要静脉注射对比剂。

结肠癌和直肠癌应分别予以处理，因为直肠癌的评估属于可以用 MRI 评估病变的范围。由于现有资料仍然有限，CT 结肠成像在结肠术后评估的作用尚不清楚。但是，有越来越多的证据表明，CT 结肠成像可用于评估结肠周围病变和结肠外病变(如肠腔外复发)，以及检出淋巴结转移和远处转移。Kim 等(2010)最近的一项研究纳入了超过 540 例接受根治性手术切除的结直肠癌患者，结果发现，CT 结肠成像对异时性肿瘤(发现率 100%)、复发肿瘤(100%)和进展期肿瘤(81.8%)具有高度敏感性。作者总结认为，由于阴性预测值较高，结直肠癌术后 CT 结肠成像结果为阴性的患者在同一时间段内可以不进行光学结肠镜监测。依据美国放射学院(ACR)实践指南的推荐，对于既往有结肠肿瘤史的患者，应考虑将患者的随访监测列为 CT 结肠成像的适应证，取决于相应的临床具体情况。

术后随访不包括立即随访检查来确定剩余的结肠段的长度和位置，或检测吻合口的完整性，因为结肠扩张会增加吻合口破裂的风险。

> ！禁忌在结肠术后立即行 CT 结肠成像，因为结肠扩张有导致吻合口渗漏的风险。

结直肠息肉(6~9mm)监测

除了结直肠癌切除术后的影像随访复查，某些情况下，结肠中个别未被切除的息肉也可以用 CT 结肠成像进行评估。这一检查被 CT 结肠成像报告和数据系统(C-RADS)推荐用于 C2 检查(见第 5 章)。C2 发现是指检出的息肉进展为腺瘤的概率非常低。通常这种发现包括 1~2 个直径为 6~9mm 的息肉。直径在这个大小范围内的息肉很少为恶性病变。即使有肿瘤存在，在为期 3 年的随访期间内，此种病变很可能仍然处于相对早期的阶段。如果在 CT 结肠成像监测时发现病变增长迅速，建议行结肠镜下切除。与易于辨认的息肉一样，C2 类息肉也包含一些直径≥6mm 的不能定性的发现。

尽管此种发现不能明确诊断为息肉，但其可能性也不能完全排除(假定检查条件良好)。鉴于这些阳性发现的不确定性，筛查应选用比当前推荐的每隔 5 年一次更短的时间间隔。然而,究竟间隔多长时间合适在纵向研究中尚未得到充分验证,仍在讨论中。

有症状患者的诊断评估

CT 结肠成像的应用正在讨论中，其不仅可用于已诊断为结直肠癌的患者，还可以应用于有结直肠癌症状的患者。可能的症状有排便习惯改变、下消化道出血、缺铁性贫血、腹部肿块和非特异性腹部不适。在这些病例中,CT 结肠成像可以及时评估结肠病变以及任何肠外病变。

炎性肠病:慢性变化

结肠炎的并发症。CT 结肠成像较少用于慢性炎性肠病的初始诊断和常规监测。在急性炎症发作期间，一般是禁忌行 CT 结肠成像检查的，因为此时穿孔的风险增加(见第 4 章,"炎性肠病")。然而,在某些情况下,CT 结肠成像可适用于评估慢性炎症后变化和炎性肠病的并发症,如狭窄和狭窄前面的结肠段(图 1.5)。3D 图像可以评估慢性炎性肠病结肠外扩散的范围和潜在的并发症(图 1.5)。如果存在结肠炎导致的狭窄,CT 结肠成像可以取代一些中心仍在应用的钡剂灌肠检查。然而,到目前为止,所积累的资料还不足以建议普遍使用 CT 结肠成像。

> 对于溃疡性结肠炎患者,CT 结肠成像不能取代常规结肠镜检查,因为需要进行多点活检来评价炎症活动性和鉴别癌前病变。

大肠憩室病。尽管 CT 结肠成像很容易评估憩室病的范围,而且特别适用于不充分的结肠镜检查后,但对于憩室炎患者,其使用价值是有限的。由于炎症变化累及肠壁,因而穿孔的风险增加,CT 结肠成像不适用于急性憩室炎。CT 结肠成像只能用于慢性憩室炎的非炎症发作期,观察炎症后的狭窄变化和评估狭窄前结肠情况(见第 4 章,"憩室病")。

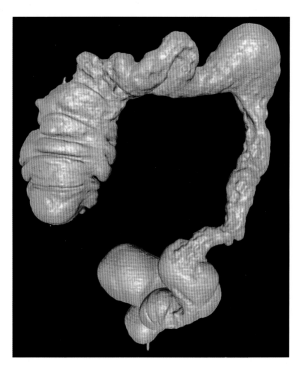

图 1.5 克罗恩病患者广泛结肠炎和多发狭窄。整体 3D 视图显示了广泛的炎症后变化和狭窄变化,主要分布于降结肠和横结肠。常规结肠镜检查是不可能用于该患者的,因为即使使用小儿结肠镜也不能通过长而狭窄的肠段。

筛查性 CT 结肠成像

2008 年 4 月以来,作为结直肠癌筛查方法,CT 结肠成像已被美国癌症协会 (ACS) 纳入其指南内。ACS 建议 CT 结肠成像的筛查间隔时间为 5 年。因为 CT 结肠成像检查的微创性,并且并发症很少,在志愿接受筛查的群体中,CT 结肠成像比常规结肠镜检查更易于被广泛接受。各项研究表明,与常规结肠镜检查或钡剂灌肠检查相比,患者更易于接受 CT 结肠成像。作为一项预防措施,CT 结肠成像可用于结直肠癌一般(较低)风险的患者以及中等(较高)风险的患者。中等风险水平包括有结直肠癌家族史,但患者本人没有结直肠息肉或癌的病史。然而,基于 ACS 指南,对于中度风险患者,应该根据临床具体情况或当地的实际情况,选择最合适的诊断方法。

不是所有医疗机构都同意将结肠癌的预防列为 CT 结肠成像的适应证。一些胃肠病协会指出,尚没有足够的临床试验数据来建议使用 CT 结肠成像筛查结直肠癌。然而最近,美国胃肠病学协会支持广泛使用 CT 结肠成像,并开始要求胃肠病学家开展和宣传 CT 结肠成像检查方法 (Cash 等,2011年)。作为一种替代的筛查工具,CT 结肠成像是被跨学科接受的。其适用于对光学结肠镜检查有禁忌的患者、拒绝接受光学结肠镜检查的患者或曾有结肠镜检查不充分的患者。

息肉的检测。虽然有许多因素支持在结直肠癌的早期检测中使用 CT 结肠成像,但仍有一些观点尚未统一。初期的科学研究在这一领域取得的结果喜忧参半。有报道称,CT 结肠成像检测直径约 10mm 的息肉的敏感性为 34%~94%(图 1.6)。这些差异显著的结果至少有一部分可以从方法因素上的差异来加以解释,如 CT 结肠成像检查技术的差异、数据解释的差异和读片者经验的差异等。现在,

新的前瞻性研究, 如 ACRIN 研究或慕尼黑结肠癌预防试验结果, 都已一致显示 CT 结肠成像是一种非常有吸引力的筛查方法。意见分歧存在于微小息肉和扁平病变的临床相关性, 这些病变在 CT 结肠成像上被检出的敏感性显著低于较大的息肉、无蒂或有蒂息肉, 而且它们的临床意义是有争议的。另一个问题涉及国家和私人健康保险公司将如何支付或是否支付这一筛查项目的费用。

CT 结肠成像的作用。目前,CT 结肠成像和常规结肠镜检查是显示整个结肠最好的方法,在结直肠息肉和癌的检测方面优于钡剂灌肠。由于这个原因,当常规结肠镜检查对患者是禁忌或者患者拒绝接受常规结肠镜检查时,CT 结肠成像在许多中心被认为是可以替代其他筛查方法的。在一些国家,运用 CT 结肠成像替代光学结肠镜检查进行结肠癌筛查已经被认为是一个可以接受的选择。

第 2 节　禁忌证

禁忌证包括应用 CT 结肠成像可能对患者造成伤害,以及对诊断毫无益处的情况。CT 结肠成像的禁忌证包括急性腹痛、恶心、呕吐和腹泻。如患者最近接受过剖腹手术,直至手术伤口愈合的这段时间,CT 结肠成像也是禁忌。在结肠切除术后(建议的时间间隔约为 3 个月)和常规结肠镜

检查后立即进行过深活检或息肉切除术(推荐的间隔大约 10 天)等情况的患者,CT 结肠成像也是禁忌。其他禁忌证包括累及结肠的腹部疝;急性炎性肠病,如急性憩室炎或慢性炎性肠病的急性发作;既往接受全结肠或次全切除术。在这些情况下,用气体扩张结肠可能导致穿孔和并发腹

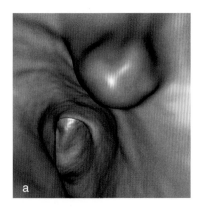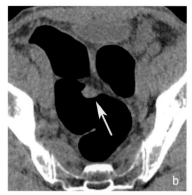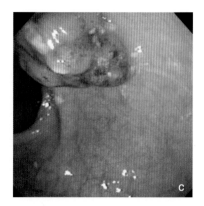

图 1.6　CT 结肠成像用于筛查。(a)1 例无症状的 64 岁患者,3D 腔内视图显示其乙状结肠远端可见 1 枚直径 15mm 的宽基底息肉。(b)在轴位 2D 图像上可见典型的软组织密度的病变(箭)。(c)光学结肠镜检查证实了这个诊断;组织学检查证实为管状腺瘤。

膜炎。

在某些情况下,CT 结肠成像在方法学上不适用。例如,慢性炎性肠病的常规监测以及遗传性息肉病与非息肉病综合征的随访,因为这些患者的随访需要活检。

此外,还有与一般 CT 检查相同的禁忌证:检查床重量和大小的限制、扫描区域金属植入物引起的伪影、怀孕和幽闭恐惧症等(表 1.2)。

表 1.2　CT 结肠成像的禁忌证

CT 结肠成像的特殊禁忌证
• 急性腹部症状:急性疼痛、呕吐、腹泻、急腹症
• 剖腹手术或结肠切除术后 3 个月(至少)以内
• 全结肠切除术后
• 息肉切除术后或深活检 10 天以内
• 累及结肠的腹部疝
• 急性炎性肠病:
— 急性发作的炎性肠病
— 中毒性巨结肠
— 急性憩室炎
— 急性传染性结肠炎
CT 检查一般禁忌证
• 怀孕
• 病态肥胖症
不适合 CT 结肠成像
• 慢性炎性肠病患者的监测
• 遗传性息肉病和非息肉病综合征
• 肛管疾病

(王馨华　潘希敏　译)

参考文献

American College of Radiology. ACR practice guideline for the performance of computed tomography (CT) colonography in adults. ACR practice guideline 2009; [cited 2010 September 30]; Available from: http://www.acr.org/SecondaryMainMenu-Categories/quality_safety/guidelines/ct.aspx

Barish MA, Rocha TC. Multislice CT colonography: current status and limitations. Radiol Clin North Am 2005;43:1049–1062, viii

Biancone L, Fiori R, Tosti C, et al. Virtual colonoscopy compared with conventional colonoscopy for stricturing postoperative recurrence in Crohn's disease. Inflamm Bowel Dis 2003; 9(6):343–350

Burling D, Halligan S, Slater A, Noakes MJ, Taylor SA. Potentially serious adverse events at CT colonography in symptomatic pa-tients: national survey of the United Kingdom. Radiology 2006;239(2):464–471

Cash BD, Rockey DC, Brill JV. AGA standards for gastroenterolo-gists for performing and interpreting diagnostic computed to-mography colonography: 2011 update. Gastroenterology 2011; 141(6):2240–2266

Chung DJ, Huh KC, Choi WJ, Kim JK. CT colonography using 16-MDCT in the evaluation of colorectal cancer. AJR Am J Roent-genol 2005;184(1):98–103

Copel L, Sosna J, Kruskal JB, Raptopoulos V, Farrell RJ, Morrin MM. CT colonography in 546 patients with incomplete colonoscopy. Radiology 2007;244(2):471–478

Cotton PB, Durkalski VL, Pineau BC, et al. Computed tomographic colonography (virtual colonoscopy): a multicenter comparison with standard colonoscopy for detection of colorectal neoplasia. JAMA 2004;291:1713–1719

Dachman AH. Advice for optimizing colonic distention and min-imizing risk of perforation during CT colonography. Radiology 2006;239(2):317–321

Fenlon HM, McAneny DB, Nunes DP, Clarke PD, Ferrucci JT. Occlusive colon carcinoma: virtual colonoscopy in the preoper-ative evaluation of the proximal colon. Radiology 1999; 210(2):423–428

Ferrucci JT. Double-contrast barium enema: use in practice and implications for CT colonography. AJR Am J Roentgenol 2006; 187(1):170–173

Filippone A, Ambrosini R, Fuschi M, Marinelli T, Genovesi D, Bonomo L. Preoperative T and N staging of colorectal cancer: accuracy of contrast-enhanced multi-detector row CT colono-graphy—initial experience. Radiology 2004;231(1):83–90

Hanson ME, Pickhardt PJ, Kim DH, Pfau PR. Anatomic factors pre-dictive of incomplete colonoscopy based on findings at CT co-lonography. AJR Am J Roentgenol 2007;189(4):774–779

Harned RK, Consigny PM, Cooper NB, Williams SM, Woltjen AJ. Barium enema examination following biopsy of the rectum or colon. Radiology 1982;145(1):11–16

Iannaccone R, Laghi A, Passariello R. Colorectal carcinoma: detec-tion and staging with multislice CT (MSCT) colonography. Abdom Imaging 2005;30(1):13–19

Kim HJ, Park SH, Pickhardt PJ, et al. CT colonography for com-bined colonic and extracolonic surveillance after curative resec-tion of colorectal cancer. Radiology 2010;257(3):697–704

Laghi A. Virtual colonoscopy: clinical application. Eur Radiol 2005;15(Suppl 4):D138–D141

Laghi A, Rango M, Graser A, Iafrate F. Current status on perform-ance of CT colonography and clinical indications. Eur J Radiol 2012; Jun 27 [Epub ahead of print]

Lefere P, Dachman AH, Gryspeerdt S. Computed tomographic co-lonography: clinical value. Abdom Imaging 2007;32(5):541–551

Lefere P, Gryspeerdt S, Baekelandt M, Dewyspelaere J, van Hols-beeck B. Diverticular disease in CT colonography. Eur Radiol 2003;13(Suppl 4):L62–L74

Levin B, Lieberman DA, McFarland B, et al. Screening and surveil-lance for the early detection of colorectal cancer and adeno-matous polyps, 2008: a joint guideline from the American Can-cer Society, the US Multi-Society Task Force on Colorectal Can-cer, and the American College of Radiology. CA Cancer J Clin 2008;58(3):130–160

Macari M, Berman P, Dicker M, Milano A, Megibow AJ. Usefulness of CT colonography in patients with incomplete colonoscopy. AJR Am J Roentgenol 1999;173(3):561–564

Macari M, Bini EJ. CT colonography: where have we been and

where are we going? Radiology 2005;237(3):819–833

Mang T, Graser A, Schima W, Maier A. CT colonography: techniques, indications, findings. Eur J Radiol 2007;61(3):388–399

Mang T, Schima W, Brownstone E, et al. Consensus statement of the Austrian Society of Radiology, the Austrian Society of Gastroenterology and Hepatology and the Austrian Society of Surgery on CT colonography (Virtual Colonoscopy). [Article in German] Rofo 2011;183(2):177–184

McArthur DR, Mehrzad H, Patel R, et al. CT colonography for synchronous colorectal lesions in patients with colorectal cancer: initial experience. Eur Radiol 2010;20(3):621–629

Moawad FJ, Maydonovitch CL, Cullen PA, Barlow DS, Jenson DW, Cash BD. CT colonography may improve colorectal cancer screening compliance. AJR Am J Roentgenol 2010;195:1118–1123

Neri E, Turini F, Cerri F, et al. Comparison of CT colonography vs. conventional colonoscopy in mapping the segmental location of colon cancer before surgery. Abdom Imaging 2010;35(5):589–595

Ota Y, Matsui T, Ono H, et al. Value of virtual computed tomographic colonography for Crohn's colitis: comparison with endoscopy and barium enema. Abdom Imaging 2003;28(6):778–783

Park SH, Lee JH, Lee SS, et al. CT colonography for detection and characterisation of synchronous proximal colonic lesions in patients with stenosing colorectal cancer. Gut 2011; Nov 23 [Epub ahead of print]

Pickhardt PJ, Choi JR, Hwang I, et al. Computed tomographic virtual colonoscopy to screen for colorectal neoplasia in asymptomatic adults. N Engl J Med 2003;349(23):2191–2200

Pickhardt PJ, Hassan C, Halligan S, Marmo R. Colorectal cancer: CT colonography and colonoscopy for detection—systematic review and meta-analysis. Radiology 2011;259(2):393–405

Rockey DC, Barish M, Brill JV, et al. Standards for gastroenterologists for performing and interpreting diagnostic computed tomographic colonography. Gastroenterology 2007;133(3):1005–1024

Rockey DC, Paulson E, Niedzwiecki D, et al. Analysis of air contrast barium enema, computed tomographic colonography, and colonoscopy: prospective comparison. Lancet 2005;365(9456):305–311

Rogalla P, Janka R, Baum U, et al. CT colography: guideline of the Gastrointestinal Diagnostics Team of the German Radiological Society regarding the indication and technical implementation of endoluminal colon diagnostics using computed tomography (known as virtual colonoscopy). [Article in German] Rofo 2008;180(5):466–469

Tarján Z, Zágoni T, Györke T, Mester A, Karlinger K, Makó EK. Spiral CT colonography in inflammatory bowel disease. Eur J Radiol 2000;35(3):193–198

Taylor SA, Halligan S, Saunders BP, et al. Use of multidetector-row CT colonography for detection of colorectal neoplasia in patients referred via the Department of Health "2-Week-wait" initiative. Clin Radiol 2003;58(11):855–861

Yucel C, Lev-Toaff AS, Moussa N, Durrani H. CT colonography for incomplete or contraindicated optical colonoscopy in older patients. AJR Am J Roentgenol 2008;190(1):145–150

CT 结肠成像(虚拟结肠镜)包含以下三步：
1.通过饮食和服用泻剂进行肠道准备。
2.使用 CO_2 或空气扩张肠道。

3.采用仰卧位和俯卧位,选择适当的扫描参数对腹部肠道行多层螺旋 CT 评估。

第 *1* 节　患者准备

与结肠镜检查一样,适当的肠道清洁对于 CT 结肠成像来说也是必要的。由于腔内残留液体在检查期间无法清除殆尽,因此,可靠的检查结果要求结肠尽可能干净且无粪便杂质残留。目前已有各种肠道清洁方案应用于 CT 结肠成像——有时所选择的泻剂和泻剂给药方案在服用方式和持续时间方面差异很大——但是可以通过其中任何一种获得良好的肠道清洁。一般而言,无论使用哪种肠道准备方案,都应该是简单直接的。最好将患者准备限制在 24 小时以内,包括粪便标记。一些曾发表的或推荐的泻剂可能并不是在所有的国家都可买到或被广泛应用。为此,本章将介绍几种肠道清洁方案,这些方案都是有效的并且耐受性良好,以便每位读者可以找到适合自己的方法:

- 通常使用标准肠道清洁方案,与常规结肠镜检查相似。

- 此外,所谓的粪便标记方法正越来越多地被应用。其中,对比剂与泻剂同时服用以便标记残留肠内容。

- 目前正在研发改良的肠道准备方案,其中包括减少泻剂用量或甚至完全不用泻剂的方法,被称为"最少准备"或"无需准备"方案。

标准肠道准备方案

标准肠道准备的两个关键点是饮食限制和通便处理。大部分肠道清洁方案推荐清流质饮食或低渣饮食 1 天,然后在检查前一天口服泻剂。

低渣饮食和清流质饮食

肠道准备应该包括饮食限制以减少粪便量和粪便的异质性。关于 CT 结肠成像检查前饮食准备的时间长短或饮食的内容,目前尚未达成普遍一致的意见。

饮食计划。在大多数方案中,检查之前 24 小时,患者开始清流质饮食或低渣饮食。一些肠道准备方法也使用了 48 小时的方案,其中第一个 24 小时患者持续低渣饮食,然后在后 24 小时直至检查前清流质饮食。

饮食。应避免在检查前 48 小时服用不易消化的多残渣食物。这些食物包括蔬菜、水果、坚果和豆类。牛奶、奶酪及其他奶制品也是难以消化的食品。患者也应避免食用面包,特别是全麦面包,还有燕麦和谷物。

在 CT 结肠成像检查之前可食用的低渣饮食包括汤(清汤,滤过的鸡蛋汤)、白米饭、面条、黄油意大利面、各种蛋类、凝乳酪、清蒸鱼和金枪鱼罐头。检查当天,患者仅口服无渣液体。出于此原因,推荐安排在中午前进行检查。

对于清流质饮食,检查前 24 小时患者需避免进食任何固体食物。

应大量饮用液体,以避免脱水和改善通便的效果。清澈的液体,例如水、矿泉水、可乐、茶、不加任何奶油或牛奶的咖啡也可以饮用。橙子、葡萄柚和番茄汁应该禁食。建议饮用添加电解质的运动饮料(例如,佳得乐、葡萄适)以有助于水合作用。

肠道清洁：泻剂

残留的粪便可能会掩盖病变,或因酷似息肉而妨碍对 CT 结肠成像表现进行适当的评价(图 2.1)。这就是为什么连同饮食限制和使用口服轻泻剂进行彻底的肠道清洁是 CT 结肠成像肠道准备的一个基本组成部分。多种制剂可用于肠道通便,包括磷酸氢钠、柠檬酸镁和聚乙二醇(PEG)。泻剂的选择取决于哪种泻剂更有利于患者的健康。在英国,磷酸钠(匹克硫酸钠,辉凌制药有限公司,英国,西德雷

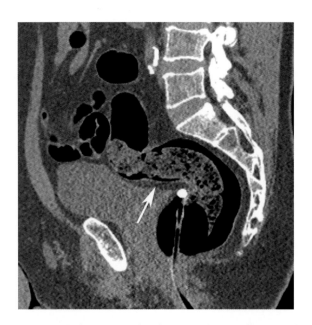

图 2.1 不充分的泻剂肠道准备。矢状位 2D 图像显示在直肠内残留大量的固体粪便,表现为包含大量小气袋的不均质性结构(箭)。

顿)是最常用的。在其他地方,经常使用的制剂(尤其是在美国)是磷酸氢钠(磷酸钠盐口服液,福利特制药,林奇堡,美国,弗吉尼亚州)。磷酸钠盐口服液在一些患者中是禁忌使用的(见下文)。这些患者通常应用以 PEG 为基础的制剂作为代替用药,虽然这些制剂具有常在肠道残留大量液体的缺点。任何不同泻剂都可以与用于粪便标记的口服对比剂一起使用。一般情况下,刺激性肠道排空应限制在 24 小时以内。

磷酸氢钠

准备。对于 CT 结肠成像检查,磷酸氢钠通常以 Fleet 试剂盒(福利特制药)或 Prepacol(加柏股份有限公司,德国,苏尔茨巴赫)的方式给药。这些商业销售的制剂包括磷酸二氢钠、磷酸氢二钠和 20mg 的比沙可啶(bisacodyl)等片剂形式(每片 5mg,共 4 片)。

"变干"肠道准备。磷酸氢二钠是一种渗透性泻剂。比沙可啶可增加肠蠕动的速度。磷酸氢二钠是 CT 结肠成像经常使用的泻剂。其优点之一是患者只需饮用相对少量的液体。据多项研究报道,与 PEG 不同,使用磷酸氢二钠的患者可获得足够干净的"干"结肠。这被认为对 CT 结肠成像的评估是有益的。因为残留液体的量相对少了,磷酸氢二钠的应用也被称为"变干"肠道准备("变干准备")。

然而,这种"变干"肠道准备,在检查时可发现少量黏附于肠壁的粪便(图 2.2)。一些放射学家和肠胃学家报道使用双倍剂量的磷酸氢二钠,但最近的研究显示,这可能对患者不利,因为它可能导致电解质紊乱,因此,双倍剂量的磷酸氢二钠不被推荐使用。

磷酸氢二钠禁用于肾功能受损、电解质紊乱、心脏衰竭、腹水或肠梗阻的患者。

服用方法。CT 结肠成像肠道准备是在预定检查开始之前 24 小时联合应用低渣饮食,最理想的是清流质饮食。在检查前一天,将 45mL 的磷酸氢二钠稀释在半杯水(约 120mL)中,在下午 5~6 点钟之间口服完,随后再喝一杯水(约 240mL)。晚上大约 9

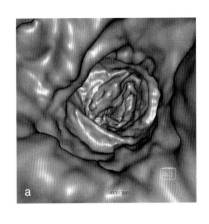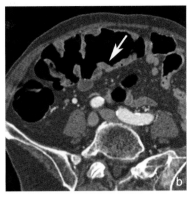

图 2.2 由于不充分的肠道准备致粪便黏附于肠壁。(a)3D 腔内视图显示肠壁上一奇怪形状和不规则形状的结构是大量的残留粪便覆盖在整个结肠表面。(b)相应的轴位 2D 图像显示大片残留粪便附着在肠壁，形成不均匀的结构和空气袋(箭)。

点口服 4 片比沙可啶片。不推荐在检查当天上午用比沙可啶栓剂放置在直肠中，因为它可酷似息肉样病变(参见"比沙可啶")。应嘱咐患者多喝水。一般来说，磷酸氢二钠应采用单次剂量，并应该考虑到任何潜在的禁忌。

美国食品及药物管理局(FDA)警告。磷酸氢二钠相关的一种罕见并发症是磷酸盐肾病，该病可导致肾衰竭。FDA 已就口服磷酸钠行结肠镜检查前肠道准备有关潜在的毒性问题发出警告。磷酸钠不应被用于有肾脏疾病、肾功能受损，或出血、脱水或电解质紊乱的患者。双倍剂量磷酸氢二钠的使用也应该避免。当为正在服用利尿剂的患者开具利尿剂处方、血管紧张素转换酶(ACE)抑制剂或非甾体类抗炎药(NSAID)时，也应注意这些警告。参见:http://www.fda.gov/Drugs/DrugSafety/

PEG

PEG 泻剂常用于常规结肠镜检查和钡剂灌肠检查的肠道准备。

准备和服用方法。PEG 制剂常制成粉末形式，应用时可溶解在多达 4L 的水中。然后该溶液在检查前一天的下午或傍晚口服完。CT 结肠成像检查准备常采用 Klean 制剂(Norgine 制药，德国，马尔堡)，是一种聚乙二醇/电解质溶液。制剂中含有的电解质内容旨在帮助患者避免其电解质/水的失衡。Klean 制剂是一种白色结晶、香草味粉末，该粉末溶解在水中形成澄清溶液。4 小袋 Klean 制剂溶于 4L 水中。整个 4L 溶液应在检查前一天晚上 4~6 小时内(每 15 分钟 0.25L)口服完。

一种同一制造商生产的相对较新的制剂称为"MoviPrep"，只需要口服 2L 的电解质溶液。据制造商称，它可提供相同质量的肠道清洁，因而被越来越多地用于 CT 结肠成像检查。

"变湿"肠道准备。使用 PEG 制剂的清洁肠道方法能更好地清洁结肠的粪便，但会残留大量的液体。这类制剂因而也被称为"变湿"制剂("变湿"准备)。

> 残留的未标记液体可损害 CT 结肠成像检查的质量，妨碍整个结肠节段的充分扩张和评估，甚至掩盖病变。粪便标记的应用可以通过提供另外的残留液体的对比以帮助结肠的评估，在很大程度上改善这种情况。

另一个问题是，一些患者，尤其是老年患者，要在相对较短的时间内服用如此大量的液体（多达 4L）是比较困难的。此外，有些制剂可引起腹部症状如恶心、痉挛等。

由于残留大量的液体，会使患者更加不舒服，一些研究者最初就发现它们并不太适合 CT 结肠成像检查，仅仅是把它们作为磷酸氢二钠或柠檬酸镁的替代品。然而，不同于磷酸氢二钠，PEG 制剂可用于诸如有肾功能受损、电解质紊乱、心脏衰竭和腹水的患者。因此，它们越来越多地被使用，特别是在欧洲。

联合方案

准备和服用方法。一种非常有效的准备方案

(根据慕尼黑结直肠癌筛查试验)是结合了 Klean 制剂和 Prepacol 用法(4 片每片 5mg 的比沙可啶片和含量为 30mL 的磷酸氢二钠;加柏)(见上文)。患者在检查前一天中午开始清流质饮食。在下午 2 点左右服用 Prepacol。下午 5 点至晚上 8 点,口服 3L Klean 制剂溶液,并在检查当天早上口服剩下的 1L Klean 溶液。该方案还包括粪便标记。作为方案的一部分,50mL 非离子口服对比剂(例如,Solutrast 300;Bracco Altana 制药,德国,康斯坦斯)在检查日加入到最后 1L Klean 制剂溶液中。

充分的准备。这种联合方案已被证明是一种非常有效的肠道清洁方法。这是由于 Prepacol 的使用,然而它在肾功能受损、电解质紊乱或心脏衰竭的患者中是禁用的。该方案确保了非常彻底的肠道清洁,如果临床上需要的话,还可以在当日进行光学结肠镜检查。

柠檬酸镁

柠檬酸镁是一种可有效替代磷酸钠用于 CT 结肠成像前肠道准备的药物。因为造成电解质失衡的风险较低,一些研究者推荐在筛查性检查时采用柠檬酸镁进行肠道准备。

准备。柠檬酸镁可以制成液体制剂(约 300mL)或粉末制剂(约 24g),将其溶解在一杯水(250mL)中。由于其温和的通便作用,一些研究者推荐剂量加倍 (2×300mL)(参阅美国威斯康星大学方案,第 17 页)。该工作组最近的研究已经表明,双剂量柠檬酸镁(2×296mL;Sunmark,美国,加利福尼亚州,旧金山)在清洁肠道方面与 45mL 的磷酸氢二钠同样有效。此外,作为一种较温和的简化的肠道准备制剂(见第 17 页),柠檬酸镁可作为 LoSo Prep 试剂盒(Bracco 公司,意大利,米兰)销售。该 LoSo 试剂盒由 18g 柠檬酸镁和 4 片每片 5mg 的比沙可啶片加一个 10mg 的比沙可啶栓剂组成。

清洁效果。柠檬酸镁具有防止水分在结肠内被吸收和增加小肠内液体分泌的作用。柠檬酸镁与比沙可啶片联合使用的目的是减少肠道中的液体残留量。柠檬酸镁的一个优点是,其对电解质平衡的负面影响比磷酸钠少。它不会引起高磷血症或低钙血症。此外,与用 PEG 制剂相比,其需要口服的液体

量也相对较少。然而需要注意,由于在胃肠道中液体的丢失,患者的肾功能可能受损,因此肾功能不全患者不推荐使用柠檬酸镁。

服用方法。柠檬酸镁被用作 CT 结肠成像检查前肠道准备的一种制剂时,是在检查前 24 小时开始给予并联合低渣饮食或更理想的清流质饮食。根据方案,柠檬酸镁可以和 2~4 片比沙可啶片联合使用。

柠檬酸镁溶液:检查前一天,口服柠檬酸镁 2×296mL 溶液。(下午 2~6 点和下午 5 点至晚上 9 点之间,分别口服 296mL。)此外,在同一天上午 11 点之前口服 2 片比沙可啶片剂。

柠檬酸镁粉末:检查前一天,将 24g 柠檬酸镁粉(或 18g LoSo 制剂)溶解在一杯水中在下午口服。晚上口服 4 片比沙可啶片。进行 CT 结肠成像检查的患者不适用栓剂(该 LoSo 准备制剂尚未批准可在欧盟使用)。

匹克硫酸钠

匹克硫酸钠(Picolax;辉凌制药)是在英国经常使用的肠道准备制剂。作为一种渗透性泻剂,它是常用于双对比钡剂灌肠检查的一种准备制剂。由于其使用常伴随体液丢失,确保合适的水合作用是必要的。禁忌证包括心功能不全、肾功能不全。

服用方法。作为 CT 结肠成像检查的肠道准备药物,该药物需在预定的检查之前 24 小时开始,与低渣或更理想的清流质饮食联合使用。在检查前一天上午 8 点和下午 4 点,将一包 Picolax 粉剂溶于大约 150mL 水中口服完。应确保患者获得充分的水化。

比沙可啶

除了服用一种泻剂清洁肠道之外,许多放射学家也让患者服用比沙可啶片(Dulcolax,勃林格殷格翰公司,德国)。最常用剂量是口服 2~4 片每片 5mg 的比沙可啶片,有时加一个 10mg 比沙可啶栓剂。比沙可啶是一种接触性通便制剂,可诱导肠道蠕动,引起肠道排空。当与 PEG 制剂一起使用以去除结肠残留液体时,这一栓剂也是有帮助的。然而,该栓剂如果仅部分被吸收,可酷似直肠息肉样病变,为此我们不推荐使用。

标记粪便与残留液体(粪便/液体标记)

概念。无对比剂时(口服或静脉内),粪便和残留液体与息肉或恶性肿瘤的 CT 密度非常相似。这可导致难以区分不同类型的结肠表现。粪便标记包含口服阳性对比剂以标记残留的粪便和液体。残留粪便或液体的标记提高了检查的敏感性和特异性,增加了 CT 密度之间的差异,提高了被残留粪便或液体掩盖的病变的检测效果(图 2.3 和图 2.4),并且可以更容易地区别息肉样粪便与真正的结肠息肉(图 2.5)。

粪便标记被普遍推荐用作筛查无症状患者的首选方法。价格低廉,又易于被患者接受。

服用的一般原则。为标记粪便,除了标准的清洁肠道外,在检查前 24 小时内(或按一些研究者建议 48 小时内)口服少量碘对比剂或钡剂(或两者联合使用)。一些研究者认为,钡剂标记固体残留粪便

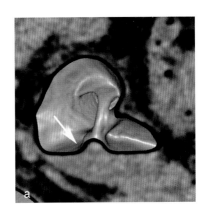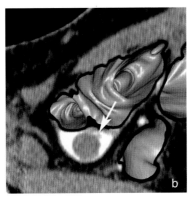

图 2.3 粪便标记以提高息肉检出率。粪便标记的优点是即使息肉被残留的标记液体覆盖也可以被发现。(a)2D/3D 融合图像(无粪便标记)只显示一个有蒂息肉的茎(箭)。该软组织密度的息肉头部不能与周围液体区分,因为它们的密度非常相似。(b)粪便标记后(另 1 例患者)的组合视图清晰地显示一个有蒂息肉的软组织密度头部被标记的高密度液体包围(箭)。

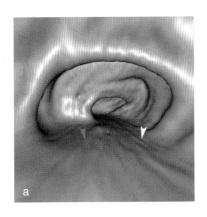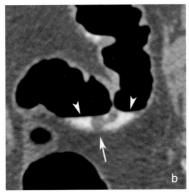

图 2.4 粪便标记检测残留液体内的息肉。(a)3D 腔内视图显示一水平的液体平面(箭头)。未观测到息肉。(b)相应的轴位 2D 图像显示出在高密度、被标记的残留液体内(箭头)有一个相当于一个有蒂息肉(箭)的软组织密度充盈缺损。

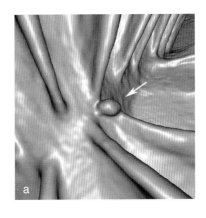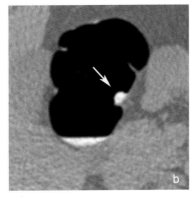

图 2.5 粪便标记用于区别息肉样充盈缺损。因为标记后密度增高,残留粪便很容易与结肠息肉区分开来。(a)3D 腔内视图显示在升结肠内(箭)一息肉样充盈缺损。(b)相应的轴位 2D 图像(仰卧位)清晰显示一个被标记的显著高密度息肉样粪便(箭)。

物效果更好。碘对比剂被认为是非常适合用于标记残留液体。钡剂也可以留下弥漫性和不规则形黏膜涂布。标记的粪便和液体残留物的表现见图 2.6。

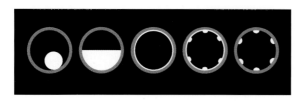

图 2.6 粪便标记后的残留粪便和液体。从左至右依次为:固体粪便、液体粪便、均匀涂布的黏膜、黏附于肠壁黏膜的斑片状和结节状标记物以及标记的残留粪便的结节状聚集。

有几个方案可用于粪便标记,且表现各不相同。临床有效的粪便标记检查方案的选择如下所述。用于肠道准备和粪便标记方案的说明常较复杂,应示以患者一个简明易读的形式,最理想的是用一份资料单来显示其检查流程的时间表。

钡剂标记粪便

40% 的钡混悬液。仅用钡剂标记粪便时,通常使用浓度为 40% 的钡混悬液。在检查的前一天,将钡混悬液和标准肠道准备(包含饮食准备及使用泻剂的一整套肠道清洁)一起服用(见"标准肠道准备方案",第 9 页)。市售产品包括 Tagitol V(Bracco)。Tagitol V 由 3 小瓶(每瓶 20mL)钡混悬液组成。它有苹果香味以提高患者的接受度。在检查前一天,患者于早、中、晚分别口服一瓶 Tagitol V。Tagitol V 目前尚未批准上市,可在欧盟使用。

如何实施

用 40%钡剂做粪便标记的方案

饮食:
　　检查前 24~48 小时低渣饮食或最好是清流质饮食(见"低渣饮食和清流质饮食",第 9 页)
泻剂:
　　标准肠道准备用的泻剂
粪便标记:
　　● 检查前一天 3×20mL 40% 钡剂

　　- 早上: 20mL 40% 钡剂

　　- 中午: 20mL 40% 钡剂

　　- 晚上: 20mL 40% 钡剂

4% 和 2% 的钡混悬液。患者可容易和舒适地自服 E-Z-CAT(Bracco)或 Scannotrast(Bracco)非稀释的 4% 的钡混悬液。为此,可将 2 小瓶每瓶 225mL(总共 450mL)的 4% 钡混悬液分成 3 小瓶(每瓶 150mL),于检查前一天早、中、晚口服。

也有使用 2% 钡混悬液的报道。在美国经常使用的制剂是 Scan C 钡混悬液(2.1%,250mL;拉斐特制药,湖拉斐特,美国,密苏里州)。它经常与碘对比剂(见第 15 页)联合使用。

如何实施

4%钡剂粪便标记方案

饮食:
　　检查前 24~48 小时,采用低渣饮食或最好是清流质饮食(见"低渣饮食和清流质饮食",第 9 页)
泻剂:
　　标准肠道准备用的泻剂
粪便标记:
　　共 450mL 4% 钡混悬液,分为 3 份,每份 150mL

　　● 检查前一天

　　- 早上:150mL 4% 钡剂

　　- 中午:150mL 4% 钡剂

　　- 晚上:150mL 4% 钡剂

优点和缺点。与碘对比剂相比,钡混悬液标记的一个优点是成本较低。钡是不起化学作用的,也不起导泻作用,发生过敏反应或不耐受的风险极小。有的医师还对钡剂添加香味,使其与碘对比剂相比,味道更容易让患者接受。

缺点之一是,虽然钡剂对标记残留固体粪便是良好的对比介质,但由于沉淀可能使其对残留液体的标记常不均匀和显示不良(图2.7)。高百分比的混悬液可导致不必要的粪便残渣对比过强,从而产生伪影以及可能涂布肠壁(钡涂层)。此外,钡剂残留使后续的内镜检查更加困难甚至无法检查(图2.8和图2.9)。

用碘对比剂标记粪便

碘对比剂具有双重作用:一方面它可以产生残留粪便的均匀性对比剂强化,而另一方面,它具有一个不可忽视的通便作用。虽然有些研究者认为碘对比剂用于标记残留液体更好,但我们自己的经验

是,它可以同时标记残留液体和粪便。此外,由于其液体的一致性,它们可以减少粪便黏附于肠壁(图2.10)。一个常用的产品是泛影葡胺(Gastrografin,拜耳,德国,柏林)。泛影葡胺是一种高渗离子型对比剂,有轻度导泻作用。其他同等产品口服剂量为50~100mL,但没有统一的标准规定何时服用和服用多少。通常情况下,碘对比剂在检查前一天晚上服用。然而,一些放射学家更愿意于检查当天上午服用,特别是安排在下午进行检查的患者,或者分成几次服用。当使用聚乙二醇制剂时,碘对比剂可与最后一次聚乙二醇溶液同服。

一些研究者还报道,在使用离子型对比剂的同

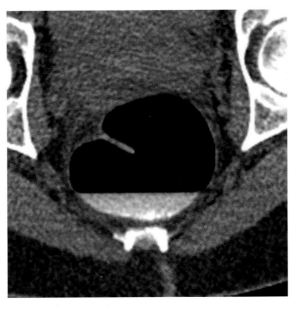

图2.7 粪便标记时的钡剂沉淀。轴位2D图像显示在残留液体内钡剂部分沉淀,然而,尽管如此,液体整体是与对比剂充分混合的。

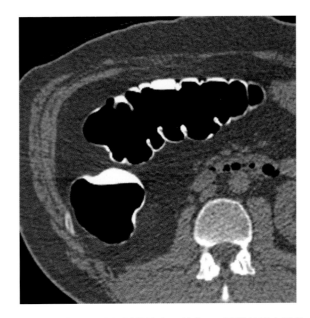

图2.9 粪便标记时钡剂的涂布。轴位2D图像显示广泛的钡剂高密度黏膜涂布。稍不规则的涂层阻碍了虚拟结肠镜上的3D评估,因为结肠壁的表面有一部分被遮蔽。

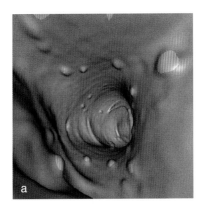
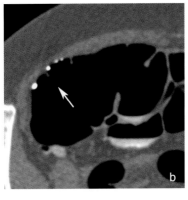

图2.8 粪便标记时多个粪便黏附在肠壁上。(a)3D腔内视图显示多个小息肉状结构。个别假病灶基于其高CT密度,被软件(电子标签)标记为绿色。(b)相应的轴位2D图像显示多个被标记为显著高密度的小息肉样粪便残渣(箭)。

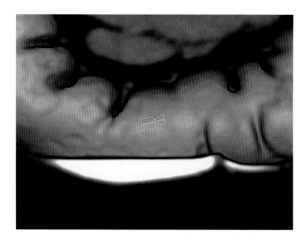

图 2.10   用碘对比剂标记粪便。2D/3D 融合图像显示结肠清洁彻底和残留液体的均匀性高密度标记。

时使用非离子型碘对比剂(例如,Gastromiro,Bracco)。这些非离子型碘对比剂的优点是,具有较好的耐受性和口感。潜在的缺点包括通便作用较轻和价格较高。以下的标记方案十分简单,便于使用,为本书作者所偏爱。

如何实施

碘对比剂粪便标记方案(摘自维也纳医科大学方案)

饮食:

检查前 24~48 小时,采用低渣饮食或最好是清流质饮食(见"低渣饮食和清流质饮食",第 9 页)

泻剂:

标准肠道准备用的溶剂

粪便标记:

50~60mL 碘对比剂(例如,泛影葡胺)

● 在检查前一天晚上(检查安排在上午):
– 50~60mL 碘对比剂口服,接着喝一杯水,或

● 在检查当日(检查安排在下午):
– 50~60mL 碘对比剂口服,接着喝一杯水

不充分的结肠镜检查。碘对比剂也可用于不充分的结肠镜检查之后同一天进行 CT 结肠成像检查的粪便标记。剂量含有碘对比剂 50~60mL(例如,口服泛影葡胺)。为确保口服对比剂进入结肠,CT 结肠成像检查应在口服对比剂后至少 2 小时进行。然而,如果存在狭窄性肿瘤或结肠冗长,可以考虑静脉给药。

优点和缺点。碘对比剂是粪便标记的有效手段,残留肠内容被标记的质量和均质性是优异的,并且也有显著导泻作用,可进一步提高肠道清洁效果。它们可以单剂量给予患者,避免了多次服用标记试剂,也无需制备复杂的混合物,更有利于服用。出于这个原因,碘对比剂是许多专家在进行 CT 结肠成像粪便标记时的首选。

缺点包括一些产品的味道难以接受(茴香气味),以及引起胃肠道不适的副作用。过敏反应非常少见,但也有报道。在极少数患者(1%~2%)中,口服的对比剂可被小肠吸收,并在极少数情况下,可导致过敏反应。

> **!** 如果患者存在碘过敏史,禁止使用碘对比剂。应改用钡剂标记粪便。

其他报道的不良反应包括恶心、呕吐和腹泻。

同时使用钡剂和碘对比剂标记粪便

这种高效的标记方案是由美国威斯康星大学 Pickhardt 及其同事的研究组研发的,被一些专家认为代表最新技术发展水平。此方法是基于使用钡剂标记粪便的标准肠道准备与碘对比剂联合使用。在此联合方案中,泻剂清洁肠道,钡剂用于残留粪便的强化,而泛影葡胺确保残留液体的均匀性强化。

下午尽早服用泻剂。任何一种处方泻剂均可使用(2×296mL 柠檬酸镁,4L PEG,或 45mL 磷酸钠)。标记方案与所有方案均相同,傍晚早些时候口服 250mL 钡混悬液(2.1%),傍晚口服碘化高渗对比剂 60mL。

一些研究者也报道应用改良的多途径粪便标记法能取得良好的效果,其不同之处主要为所使用的对比剂的剂量和浓度。

同时使用钡剂和碘对比剂的粪便标记方案（摘自美国威斯康星大学方案）

饮食：

检查前 24 小时口服清流质饮食，勿食用固体食物

泻剂：

- 上午 11 时之前 (检查前一天)：
  - 口服 2 片比沙可啶片剂 (每片 5mg) 加一杯水
- 下午 2 点至晚上 9 点之间 (检查前一天)：
  - 2×296mL 柠檬酸镁：下午 2~6 点之间 1×296mL，下午 5 点至晚上 9 点之间 1×296m[a,b]
  - 然后喝 0.5~1L 水

粪便标记：

- 下午 5 点至晚上 9 点之间 (检查前一天)：
  - 口服 250mL 钡混悬液 (2.1%)
- 晚上 8~11 点之间 (检查前一天)：
  - 60mL 碘高渗对比剂，口服给药，不稀释，接着喝一杯水
- 检查当天：
  - 禁食

[a] 可选用，下午 5 点前口服 4L 聚乙二醇
[b] 可选用，在下午 2~6 点之间，口服 45mL 磷酸苏打 (磷酸盐肾病风险患者不建议使用)

优点和缺点。联合粪便标记法已证明在几个方面提高了 CT 结肠成像检查的精确度。通过减少残留粪便量和同时标记残留的粪便提高了检查的特异性 (较少的假阳性)。由于被碘对比剂增强，同时也提高了残留液体中息肉检测的敏感性。然而，这种应用两种不同标记制剂不同时间给药的更复杂的准备方案，可能会降低患者的依从性。

简化的肠道准备方案

简化的泻剂使用和特殊的低纤维饮食准备用于 CT 结肠成像检查，目的是减少在准备过程中给患者带来的不适感。比利时 (Lefere 等，2004) 一个研究组提出了一种特殊的方案，该方案主要基于由 Bracco (原 E-Z-EM) 制造的产品组合。该方案采用一种特殊的饮食盒 (NutraPrep)。此外，还有一个包含 18g 柠檬酸镁与比沙可啶片剂组合 (LoSo Prep) 的温和肠道清洁制剂。粪便标记采用 3×20mL 钡剂 (40%) Tagitol V。NutraPrep、LoSo Prep 和 Tagitol V 目前尚未获准在欧盟使用。可以使用具有类似特性的替代剂 (普通低渣饮食，对比剂增强的 E-Z-CT，其他轻泻剂)，但有待进一步评估验证。

缺点

当结合粪便标记使用简化肠道准备时，预期可存在较大量的标记残留物 (图 2.11)。但也可能发生未标记的粪便堆积。

对潜在的假性病灶有充足的经验和知识对于正确解释此种简化肠道准备是必不可少的。

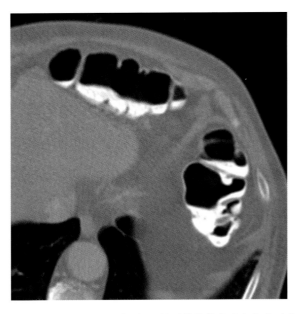

图 2.11　简化的肠道准备。仅用低纤维的饮食准备和碘对比剂 (泛影葡胺)。可见大量被标记为高密度的残留粪便。但在 2D 视图上，仍然可以容易地对肠壁进行评估 (尤其是如果同时有俯卧位和仰卧位扫描图像)。

减少肠道准备的粪便标记方案(Lefere 等改良)

饮食:

检查前 24 小时特殊的低渣饮食(NutraPrep, Bracco)

泻剂:

LoSo Prep(Bracco)

- 下午6点(检查前一天):
  - –18g 柠檬酸镁溶于一杯水中
- 晚上 7 点(检查前一天):
  - – 4 片比沙可啶(每片最多 5mg)

粪便标记:

在检查前一天服用 3×20mL 40% 钡剂(Tagitol V, Bracco)

- 早上:20mL 40% 钡剂
- 中午:20mL 40% 钡剂
- 晚上:20mL 40% 钡剂

免泻剂肠道准备(非导泻)CT 结肠成像

免泻剂肠道准备(非导泻)CT 结肠成像是另一种选择。这些准备方案旨在增加患者的接受度,免除对大多数患者来说并不愉悦的服用泻剂的肠道准备。免泻剂的 CT 结肠成像可以考虑用于体弱的老年患者,这些患者以及筛查患者的诊断目标是结直肠癌。关于筛查患者有无结直肠癌问题的可行性最近已有两个相关的研究报道(Stoop 等,2012 年;Zalis 等,2012)。

方案。使用钡剂或泛影葡胺的各种方案已经介绍过。除了低渣饮食,患者必须在已计划好的 CT 结肠成像前 24~72 小时,口服几小瓶对比剂(钡剂或泛影葡胺)。患者无需口服单纯作为导泻的泻剂。CT 结肠成像所需的结肠扩张用空气或 CO_2。

Lefere 及其工作组已经研发了一种新方案并报道了他们的初步研究成果。在安排好检查的前一天,将 50mL 40% 的钡混悬液分为两次剂量口服给药,并与低渣饮食相结合,取得良好的粪便对比

强化。Iannaccone 及其同事报道的方案是在检查前 48 小时的准备过程中给予患者口服泛影葡胺 200mL。总剂量被分成 10×20mL(5×20mL/d),稀释在一杯水中。据报道,该方案取得优异的效果。Stoker 及其同事的方案包括低渣饮食的肠道准备、3×50mL Telebrix Gastro(300mg/mL)(Guerbet)和同时做粪便标记。服用方法为前一天午餐时口服 50mL,晚餐时口服 5mL,检查当天早晨口服剩下的 50mL。

免泻剂肠道准备 (非导泻)(基于阿姆斯特丹医学中心方案)

饮食:

检查前 24 小时低纤维饮食

检查当天清流质饮食

粪便标记:

3×50mL 碘对比剂(Telebrix Gastro,Guerbet),

服用方法如下:

- 检查前一天
  - 午餐:50mL
  - 晚餐:50mL
- 检查当天
  - 上午:检查前 1.5 小时 50mL

然而,在一些方案中,也考虑到了高渗的碘对比剂的附加泻剂效果。但是否可根据这一效果就真正称其为"免导泻"是值得怀疑的。不过,这一方案现在经常在筛查中使用。

下一步,标记的粪便可以通过"电子清洁"技术进行数字化减影。但尚无充足的数据证实这一技术可用于日常临床实践中(见第 3 章,"数字减影——电子清洁",第 55 页)。

ESGAR 关于肠道准备的共识声明

欧洲胃肠道和腹部放射学会(ESGAR)在肠道准备方面的共识声明中提到粪便标记是强制性的(Neri 等,2012)。粪便标记应该用于有症状患者和

参加筛查者。用泻剂进行彻底的肠道清洁是标准。另外,简化的肠道准备与粪便标记联合用于体弱及老年患者。使用这些方案的一个前提是具备解释结果数据的充分的专业知识。对用于粪便标记的对比剂的选择应考虑到潜在的过敏反应。

(练延帮 译)

第 2 节　结肠扩张

良好的结肠扩张是 CT 结肠成像的基本要求,因为在塌陷的大肠节段内要评估管腔内病变是很困难的,甚至是不可能的。使结肠扩张的方法是通过直肠导管充入空气,可采用手动充气球囊充气或自动充气设备充气的方法。空气或 CO_2 都可应用。获得满意的肠道扩张需要相应的培训和丰富的经验。

基本原则与准备

患者信息与检查准备

开始检查前,应向患者解释 CT 结肠成像的过程和顺序,因为患者常常感觉到很少从咨询医师那获得有关肠道准备和检查本身的信息。有些患者可能甚至不知道需要做直肠插管和结肠扩张。向患者解释清楚通过直肠导管充气扩张结肠的必要性,以及扩张程度与检查质量的直接关系,常有助于提高患者的配合程度。

消除患者顾虑的方法是:向患者演示通过一根细的、可弯曲的直肠导管向乳胶手套中充入空气的简单操作,来体会 CT 结肠成像时结肠充气扩张的必要性。

在检查前,患者应如厕一次排空肠道。理想状态下肠道应该几乎没有粪便残留。

肌松药

肌松药(解痉剂)能使小肠壁平滑肌层松弛和减轻小肠蠕动,使小肠进一步膨胀和预防小肠痉挛,从而增加患者的舒适感。解痉药还能引起回盲瓣开放,使气体进入小肠内(图 2.12)。

在 CT 结肠成像中,丁溴东莨菪碱(butylscopo-lamine)和胰高血糖素(glucagon)是常用的解痉剂。

但据全球文献报道,它们在 CT 结肠成像中的应用仍然是一个有争议的课题。按照 ESGAR 的共识声明,解痉剂可以用于扩张结肠,同时必须留意有无禁忌证(表 2.1)。是否使用解痉剂还应该结合患者的病史(是否曾被诊断有憩室,曾有因肠管狭窄而不能完成肠镜检查的既往史等)。丁溴东莨菪碱仍是首选制剂。当丁溴东莨菪碱对患者是禁忌时,可选用胰高血糖素,尽管其对抑制大肠蠕动的效果不如丁溴东莨菪碱显著。

在美国,许多专家反对常规运用解痉剂。他们的观点是静脉内注射解痉剂会使患者舒适度降低,

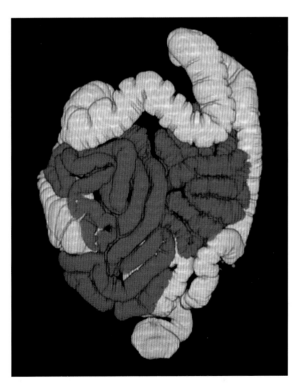

图 2.12　气体回流进入小肠。解痉剂可增加患者的舒适感,并能使回盲瓣开放,导致充盈结肠(被标记为白色的肠管)的气体通过回盲瓣进入小肠(被标记为蓝色的肠管);该患者整个小肠几乎都扩张膨胀。

表 2.1   ESGAR 关于 CT 结肠成像中肠道扩张的共识

解痉剂	• 在没有特殊禁忌证的前提下,解痉剂的应用是比较合适的 • 丁溴东莨菪碱是首选的制剂 • 如丁溴东莨菪碱是禁忌,可用胰高血糖素代替
直肠导管	• 推荐使用细而可弯曲的导管。大号和僵硬的直肠导管不应该使用。小导管气囊充气是可选的方法
用于扩张肠道的气体	• CO_2 较好 • 室内空气是可以接受的代替
扩张的方法	• 自动充气较好 • 人工手动充气是可以接受的代替
患者的体位	• 一个完整的 CT 结肠成像包括两个扫描方式:俯卧位和仰卧位 • 作为俯卧位的一种代替,也可使患者采取右侧/左侧侧卧位进行扫描 • 如果因为充气不良导致肠段显示不理想,进一步充气和(或)采用不同卧位再一次扫描是必要的
达到结肠充分扩张的质量标准	• 全部结肠段至少在一个体位上能全部显示,而两个体位都全部显示是最理想的

Source:Neri et al.,2012.

也可能导致不良反应,而且解痉剂的使用也增加了检查的成本和检查时间。

丁溴东莨菪碱

丁溴东莨菪碱(解痉灵,Boehringer Ingelheim,德国,殷格翰姆)是一种抗胆碱能制剂,其作用是使小肠的平滑肌层松弛;同时也能松弛睫状肌和其他平滑肌。多个研究已显示,在 CT 结肠成像中,丁溴东莨菪碱能增强结肠扩张的程度。这种药物也能提高患者的舒适度。丁溴东莨菪碱比胰高血糖素更便宜、更有效。但在美国不允许该药物用于患者。

应用。丁溴东莨菪碱是经静脉用药。常规剂量是 20mg(1 安瓿)。药剂必须在首次扫描前肠道扩张开始之前立即注入。不良反应通常具有自限性,包括口干、心动加速、头晕和尿潴留。

丁溴东莨菪碱可引起患者适应性失常(注意:这可能会影响检查后驾驶能力)。因此在应用这种药剂前一定要警告患者有这种风险(最理想的做法是在患者签署检查知情同意书时)。

发生过敏反应或变应性休克的情况是十分罕见的。丁溴东莨菪碱被禁止用于有丁溴东莨菪碱过敏史、青光眼、心脏病或心动过速、机械性肠梗阻、前列腺肥大或重症肌无力的患者。

以下关于丁溴东莨菪碱应用的建议是由 Dyde 等(2008)报道的:

• 询问是否有过敏史。

• 确保患者知晓书面警告:"当您在检查后感觉到一只或两只眼睛疼痛、视力模糊时应警惕到这是不正常的情况,您必须到医院立刻进行相应检查和治疗。"

• 警告患者必须想到可能会出现视力模糊,必须等待这种症状消失后才能驾驶车辆。

• 对心功能不稳定(如新近发生的急性冠脉综合征、静息时复发性心脏疼痛、不受控制的左心衰竭以及新近发生的室性心律失常)和前列腺肥大的患者,应提醒临床医师对患者的检查方法必须给予特殊考虑。

胰高血糖素

胰高血糖素是一种由胰腺内胰岛细胞分泌的能松弛胃肠道平滑肌的多肽,能够抑制肠蠕动和缓解肌肉痉挛。尽管研究显示丁溴东莨菪碱能增强结肠的扩张程度,但还没有证据表明胰高血糖素有相似的作用。近来,Rogalla 等(2005)报道注射胰高血糖素可显著减少结肠塌陷肠管数量。然而,与丁溴东莨菪碱相比,效果不太明显。一般认为胰高血糖素只是提高患者的舒适度。

应用。胰高血糖素可用于对丁溴东莨菪碱禁忌的患者。胰高血糖素可以皮下注射、肌内注射或静脉注射。通常是皮下注射或肌内注射 1mg,或者静脉注射 0.5~1mg。皮下注射或肌内注射胰高血糖素都在充气灌肠前大约 10 分钟进行;静脉注射则在充气灌肠前 1~2 分钟缓慢注入。并不常见的不良反应包括胃肠道症状如恶心、呕吐、腹泻、头晕以及低血钾。罕见的心率失常和过敏反应也可能会出现。禁忌证包括嗜铬细胞瘤、胰岛素瘤和糖尿病。

直肠导管

导管类型。任何适合插入直肠和充入气体的导管都能用于 CT 结肠成像(图 2.13)。然而,一般还是推荐使用细而柔软的导管(ESGAG 共识)(表 2.1)。标准的、僵硬的和大口径的导管通常用于钡剂灌肠,不应被用于 CT 结肠造影。

> 除了儿科的直肠导管以外,用于钡剂灌肠的普通硬导管由于不能弯曲和直径较大会使患者感到不舒服。而且,它们还有较易损伤直肠的危险。

因为 CT 结肠成像仅需要充入少量气体来扩张结肠,不需要采用大号的直肠导管,更细和更柔软的导管常可以取而代之。最简单的方法是用细而可弯曲的橡皮导管或者在尖端有一个小的充气球囊的 Foley 导管(14~20F)。该导管可容易地连接到一

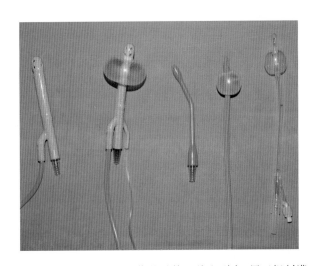

图 2.13 用于 CT 结肠成像的导管。从左到右:用于钡剂灌肠的直肠管,含或不含充气球囊,小儿直肠导管,含充气球囊的 Foley 膀胱导尿管和含充气球囊的 CT 结肠成像专用直肠导管(Bracco,意大利,米兰)。基于 CT 结肠成像的新技术标准,细的直肠导管例如专门为 CT 结肠成像设计的直肠管或 Foley 导管是比较好用的类型。

个可手动挤压的橡胶球囊或一管道系统。软的细尖端能安全地插入直肠。还有为自动灌注 CO_2 而专门定制的纤细的非乳胶球囊导管(如 Bracco)。

球囊充气。CT 结肠成像是否采用导管球囊充气仍然存在争议,有些医疗中心拒用这一方法,认为充气球囊不是必需的。然而,在导管尖端有充气球囊存在可保持导管尖端处于正确的位置,还能帮助患者使结肠的气体不被排出,特别是大便失禁患者。钡剂灌肠和 CT 结肠成像的经验显示,球囊过度充气会导致直肠损伤和穿孔。通过合适的导管插入位置和谨慎的球囊充气可避免这些并发症。此外,球囊可能掩盖深在的直肠病变。为了避免出现这种情况,有些检查者在第二次扫描前使球囊排气,甚至拔除导管。附着于 Foley 导管的球囊体积(5~10mL),或专门为 CT 结肠成像而采用的自动化 CO_2 充气导管的球囊体积(30mL),都远远小于钡剂灌肠导管的球囊体积(100mL)。总之,应用细导管导致肠道损伤或遮盖直肠病变的风险不大。所以,作者在第二次扫描前没有使球囊排气并让导管留在适当的位置。

充气气体的选择

空气和 CO_2 均可用来扩张结肠。根据 ESGAR 共识,CO_2 在 CT 结肠成像中能较好扩张肠道,但也可以用空气替代(表 2.1)。

空气。直到 2005 年,CT 结肠成像仍主要利用空气来扩张结肠。优点是空气不仅可以免费使用,而且利用手持式充气球囊就能够容易地充入空气。缺点是使用空气会降低患者的舒适度,因为检查后患者感觉腹胀持续较长时间。这是由于空气中氮的比例较高且不被肠壁吸收。

氮。氮停留在肠道内时间较长,并主要通过直肠排出 CO_2。与空气不同,CO_2 有更高的弥散系数,能快速通过肠壁弥散进入血液内,并通过肺呼出。研究表明,从患者的舒适度来讲,充入 CO_2 的患者检查时及检查后感觉较舒适。而且,在自动化控制 CO_2 注入的情况下,可获得更好的结肠扩张效果,尤其是患者仰卧位时的左半结肠。除了手动充入 CO_2 扩张结肠,还可应用自动化充气装置。

扩张技术

结肠的充气扩张可以手动或自动进行。根据 ESGAR 共识声明,虽然手动充气扩张也是可接受的代替方法,但结肠自动充气扩张仍是较好的方法(见表 2.1)。

当患者至少有一个位置,理想情况是两个位置,结肠所有肠段都充满气体并清晰显示,即可认为该结肠充分扩张了。塌陷的肠段是很难被评估的。最佳的气体充入量因人而异,并应该根据结肠的压力(如果能测量的话)、患者的耐受程度和定位扫描图像的充气情况来判断。患者的耐受程度可评估肠管能否充分扩张,如果患者觉得有持久的、强烈的腹胀感,那么结肠扩张是足够充分的,这时可以开始扫描一个腹部 CT 定位像。气体充入量并不是判断结肠是否充分扩张的可靠指标,因为存在个体差异,并且气体有可能通过回盲瓣反流。因此,在患者每一次进行充分的 CT 数据采集之前,应通过观察患者两个体位的定位像预先判断结肠扩张的程度和完整性。

手动充气扩张

步骤。使用手持充气球囊来扩张结肠是一种简单而不昂贵的方法。首先,将细小的直肠导管,例如 Foley 管,连接到一个合适的手动充气球囊,例如用于结肠双重对比钡剂灌肠的"蓝色河豚"(图 2.14)。为了便于插入直肠导管,患者取左侧或右侧卧位。然后,用手动泵向结肠内充气。充气要轻缓,以免因充气速度太快或泵气时用力太大而导致压力尖峰。建议每 1~2 秒钟泵气一次。这样能减少患者的不适感,避免引起疼痛或肠痉挛。

充入气体的量。扩张结肠所需的气体充入量因人而异。所需气体量的多少取决于结肠的长度和患者的耐受度,平均需要 2~3L 的气体,或者泵入 40~50 次气体,但是也可以泵入更多气体。因此,关于所需气体量或者泵入次数的参考数据是不可靠的,不推荐使用。唯一可靠的参考指标是患者的耐受程度。充气扩张应持续到患者感觉到剧烈的腹胀,再进一步充气已不可能时为止。一旦充气停止,立即

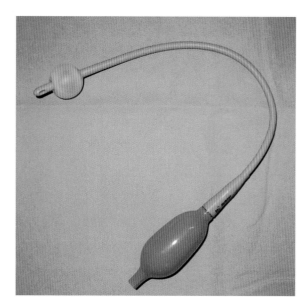

图 2.14 使用手动充气球囊("蓝河豚")进行手动充气扩张肠道。直肠导管与蓝色球囊连接。

扫描 CT 定位像。

自动充气扩张

多种可以应用 CO_2 气体自动充气扩张结肠的设备已有销售。第一部充气机在美国和欧洲已被批准使用(PROTOCO$_2$L,Bracco)(图 2.15)。新型的自动充气机(VMX-1000A;VIMAP Technologies,西班牙;Rendoscopy CO$_2$ 充气机,德国,高廷;Ulrich Inject CO$_2$ flow,Ulrich Medical,德国,乌尔姆)目前仅在欧洲获批准使用。有关 CO_2 自动充气装置的可行性报告主要是基于对现已应用的 PROTOCO$_2$L 自动充气机的研究结果。

该设备操作简便,能优质安全地使用 CO_2 扩张结肠。最近的研究表明,与手动充入一般空气相比,该自动充气机使结肠充气扩张效果改善,特别是患者仰卧位时的左半结肠,而且患者感觉较为舒适(Burling 等,2006)。充气的压力可以通过手动调节旋钮调到 0~25mmHg(1mmHg=0.133kPa)。扩张结肠的压力通常设置在 20~25mmHg 之间,但也可在检查中根据需要予以调节。

这一系统调节气体充入量和速度是以设备内已储备气体总量(最多 4L)和结肠内压力(最大值 25mmHg)为基础的。在充气扩张过程中要一直持

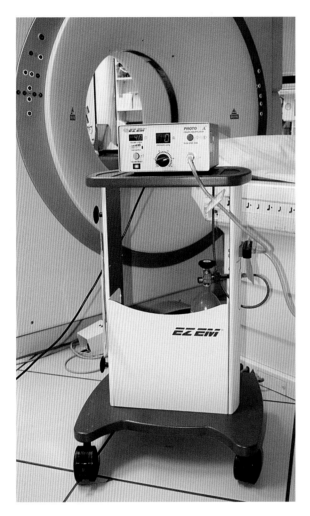

图 2.15　CO_2 自动充气机（PROTOCO$_2$L）。该 CO_2 充气机是通过增压箱来确保自动压力的控制和充入气体的容量控制。

续监测这些充气参数，并相应调整气流量。该气流量是逐渐增加的，开始以 1.0L/min 的速度泵入第一个半升的 CO_2，然后增加到 2.0L/min 速度泵入第二个半升 CO_2，最后达到最大值 3.0L/min。这种充气方法的目的是以一定的时间–效率，最大程度减少患者不适和开始时过快充气引起的肠痉挛。该充气机扩张结肠达到最大值 25mmHg 后自动停止。如果压力超过 50mmHg，这是可能发生的，例如，当患者改变体位时，将会听到一个钟鸣警报声，而且气体被释放到房间。另一个安全装置是压力安全阀，当压力达到 75mmHg 时将会自动打开。除了压力限制外，当充气量达到 4L 时，结肠扩张会自动停止，然后在每次另外充入 2L CO_2 后又再

次扩张；每次的进一步充气都必须由检查者启动。根据我们的经验，十分有必要告知操作者，某些结肠较大的患者使用 4L 充气量可能不够，而需要补充气体才能充分扩张结肠。因为 CO_2 常迅速被吸收，需在检查过程中持续充气，特别是在两次扫描之间，因此，超过 4L 容量的气体显然被用来平衡因为弥散而流失、因为通过回盲瓣而反流和因为通过直肠而漏掉的气体丢失。

通常在患者主诉感到强烈腹胀以及当总气量至少达到 2L 以上时，就可以进行 CT 定位扫描。也可以在压力长时间维持在 25mmHg 时进行定位扫描。

如果应用 CO_2 自动充气不能使全部肠段充分扩张，甚至在最大充气压力 25mmHg 时也如此，可以用手泵法经直肠导管缓慢地充入空气和谨慎地增加扩张的压力（图 2.16）。

患者体位

CT 结肠成像中，肠段被扩张多远也取决于患者的体位。按照 ESGAR 共识声明，一个完整的 CT 结肠成像包括两个体位的扫描：俯卧位和仰卧位。侧卧位也可以用来替代俯卧位（表 2.1）。

*患者转换体位。*有多方面的理由说明为什么两种体位的扫描是绝对必要的。重力作用引起残留的液体聚集在低位的结肠段。非黏着的粪便同样随着重力作用而常停留在较低的肠壁。相比之下，充入的气体总是趋向于上升到更高位的肠段。

> 塌陷的肠管和未标记的残留液体会掩盖病变，导致理解错误。另一方面，未标记的残留粪便可疑似病变，导致解释错误。

改变患者体位，使气体、液体及粪便重新分布，这是正确诊断的重要征象（图 2.17 至图 2.19）。两个体位扫描的评估会比仅一个体位扫描显示更多的肠段。残留粪便在位置上的重新分布对鉴别诊断也具有重要意义，它有助于区分可移动的粪便与起源于肠壁的病变（图 2.20）。这表明包括仰卧位和俯卧

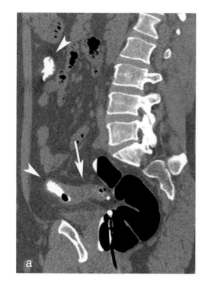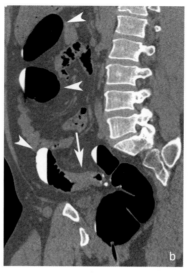

图 2.16　乙状结肠憩室后肠狭窄患者,经 CO_2 自动充气后结肠仍不能全部扩张(箭)。(a)尽管已经使用最大的充气压力 25mmHg,但只是扩张了直肠。近端的结肠肠段仍然是塌陷的(箭头)。(b)使用手动充气球囊,空气能缓慢地通过直肠导管,而缓慢地增加膨胀肠管的压力,使得后续的结肠扩张(箭头)。

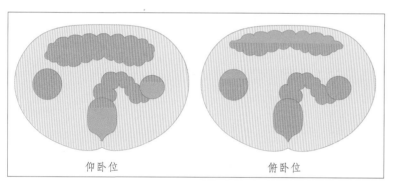

图 2.17　当患者由仰卧位变为俯卧位时,残留液体位置移动。当患者改变体位,残留液体随重力作用而移动。当患者呈仰卧位时,残留液体主要聚集在背侧的大肠肠段,如直肠和乙状结肠。当患者呈俯卧位时,残留的液体聚集在腹侧的大肠肠段,主要是横结肠。

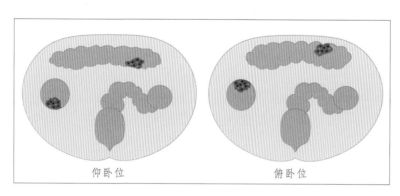

图 2.18　当患者由仰卧位变为俯卧位时,残留粪便位置移动。当患者呈仰卧位时,残留粪便停留在大肠的背侧,而俯卧位时停留在腹侧。

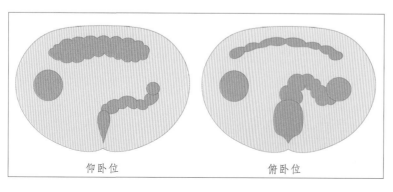

图 2.19　当患者由仰卧位变为俯卧位时,气体重新分配。仰卧位时,大肠的腹侧肠段如横结肠和升结肠会扩张较好。而俯卧位时,腹侧的横结肠会扩张欠佳,背侧的肠段如直肠、乙状结肠和降结肠会扩张较好。

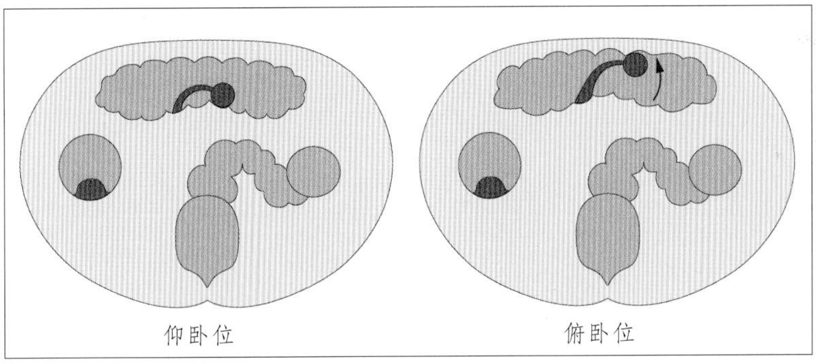

图 2.20 患者由仰卧位变为俯卧位时，结肠息肉位置移动。升结肠的无蒂息肉位置不变。横结肠的有蒂息肉表现假性移动。息肉头部随着息肉蒂移动，仰卧位时息肉头部位于肠段的背侧，俯卧位时息肉头部位于肠段的腹侧。

仰卧位   俯卧位

位两个体位扫描的 CT 结肠成像能显著增加肠段显示的数量，以及提高检出息肉和肿瘤的总的敏感性。

体位顺序。关于在首次扫描哪一个体位更佳，现在还没有达成一致意见。在我们中心，倾向于第一次扫描时采用俯卧位，第二次扫描时采用仰卧位。其他一些中心可能采取相反的顺序。但这似乎不太可能影响采集数据的解读，而且 Sosna 及其工作团队（2008）最近的一项研究所收集的证据似乎也支持这一观点。这项研究的作者们发现，在首次扫描时肠管扩张的质量在俯卧位患者与仰卧位患者之间并没有本质的差别。

至于静脉注射对比剂的患者，我们倾向于使用仰卧位，因为这样可以更好地与常规腹部 CT 检查相比较。假如已知 CT 结肠成像要进行两次扫描（仰卧位和俯卧位），首次扫描采用俯卧位，不进行对比增强；第二次扫描采用仰卧位，在注射对比剂后进行。总之，扫描和静脉内注射对比剂的顺序是基于特定的诊断需要来决定的（见下文"静脉注射对比剂"）。

俯卧位

俯卧位时，直肠是结肠的最高位肠段，然后是乙状结肠，最后是降结肠；横结肠处于最低的位置。因此，在俯卧位时，横结肠的扩张通常不充分，而直肠、远端乙状结肠和部分降结肠的扩张通常比较好。至于残留液体的移动，正好相反：俯卧位时，残留液体随着重力倾向于聚集在横结肠的较低位节段。俯卧位时，重力作用引起非黏着的粪便沿肠的前壁积聚。

摆位辅助用具。患者俯卧位时使用枕头有助于减少腹部压力，从而增强扩张效果。枕头应置于胸部和盆部之下。

仰卧位

仰卧位时，背部的肠段位于最低位，如直肠、远端乙状结肠和降结肠。位于这个位置的这些肠段常比位置更靠前的肠段如横结肠、升结肠和盲肠更易扩张不良。当患者呈仰卧位时，重力作用使残留液体沿肠管的背部肠壁聚集，同时也会在大肠的下段如直肠、乙状结肠和降结肠聚集。非黏着的残留粪便也会在重力作用下沿背部肠壁聚集。患者呈仰卧位时，其扩张的肠段（如横结肠）在 CT 扫描床上是不会感觉到被压迫的，这一体位使患者感觉更舒适。

右/左侧卧位可代替俯卧位

对于肥胖、瘫痪或者虚弱的患者进行再次定位常比较困难，有时甚至是不可能的。这时，代替俯卧位的方法是侧卧位（图 2.21）。

额外的 CT 扫描

如果结肠段在患者俯卧位和仰卧位时都无法充分扩张，或者由于残留液体导致不能准确诊断病变时，需要额外的 CT 扫描。采用哪一侧的侧卧位扫描才有利于检查质量，必须由检查医师根据患者个体情况来决定。为了获得左半结肠更好的显示，使患者取右侧卧位较好，而要右半结肠显示更好，则患者要采取左侧卧位。当患者取俯卧位或仰卧位时，乙状结肠常塌陷或扩张不良。为了更好地显示塌陷的乙状结肠，患者应取右侧卧位。这样能迫使气体向左半结肠移动（图 2.22）。

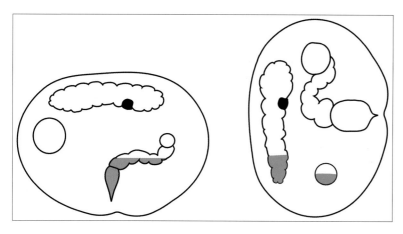

图 2.21   当患者由仰卧位变为右侧卧位时,残留液体、结肠息肉和气体的位置移动。直肠、乙状结肠和降结肠在常规位置(仰卧位所示)可能扩张不良并充盈残留液体。在右侧卧位时,这些肠管可很好地扩张,残留液体流动到了升结肠和盲肠。

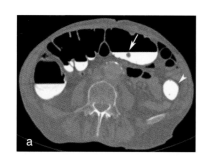
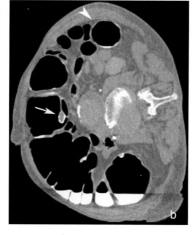

图 2.22   当残留液体降低检查质量时,额外进行右侧卧位扫描。(a)仰卧位时,降结肠完全被标记的液体充满(箭头)。在横结肠内可见一有蒂息肉(箭)浸没在残留液体液面下。(b)右侧卧位时,残留液体移动到右半结肠(升结肠和盲肠)。有蒂息肉(箭)和降结肠(箭头)两者都能清晰显示。

CT 定位图像

在 CT 结肠成像时获得定位图像不仅是为了计划 CT 扫描,而且还是为了核查结肠的扩张程度。阅片注意点应放在扩张结肠肠腔的宽度以及大肠中有多少个肠段是扩张的,多少个肠段是塌陷的。

结肠扩张。在 CT 定位图像上全部结肠段都清晰显示为含气结构时,表示肠管扩张充分。如果确认肠管扩张充分,可按计划立刻进行首次 CT 扫描。如果个别肠管未充分扩张——管径太小或完全塌陷——需要在患者能忍耐的范围内再充入更多的气体。每次进一步充入气体之后,再扫描定位图像来查看结肠扩张程度。即使是正确的气体充入量,有时个别结肠也不能达到理想的扩张:例如,患者仰卧位时的直肠或俯卧位时的横结肠。如果不能再进一步充气或患者感到疼痛,改变体位后应继续行 CT 扫描,因为改变体位后这些肠管常会扩张得更好,因而可以显示出来。在每次俯卧位和仰卧位 CT 扫描前,都需要扫描一个 CT 定位图像(图 2.23)。

附加信息。除了确定扩张程度外,CT 定位图像还有助于诊断是否存在病变或者 CT 结肠成像的禁忌证。例如,患者可能患有腹股沟疝或肠狭窄,妨碍逆行充入的气体通过肠管。

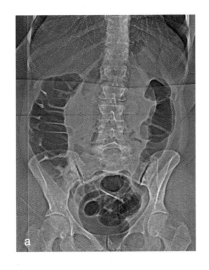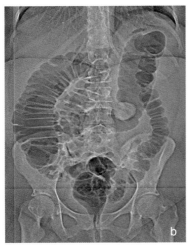

图 2.23　CT 定位图像显示仰卧位和俯卧位时气体的分布情况。(a)俯卧位时，直肠和乙状结肠得到良好的扩张。横结肠的扩张不充分。(b)仰卧位时，升结肠和横结肠显著扩张。直肠和乙状结肠显示较小的直径。定位图像清晰显示在横结肠内有一较大息肉造成的充盈缺损影。

如何实施

CT 结肠成像中的肠管扩张

告知患者：

第一步是向患者解释检查将如何进行。在检查开始之前，检查人员应告诉患者必须如厕一次排空肠道。理想的情况是，经排便后肠管中再没有固体粪便残留。

患者在 CT 检查床上的准备和摆位：

患者在 CT 更衣室更换患者服(一种长袍)，然后在技术员的引导下背部朝下躺在检查床上。一旦患者仰卧于检查床上，必须准备好静脉通路以便于静脉注射抗痉挛药和对比剂。静脉留置针是首选，因为在患者改变体位时静脉通路必须保持在就位状态。

插入直肠导管：

用于扩张结肠的气体是通过直肠导管充入的。通常应首选纤细而柔软的导管(例如纤细的塑料导管或橡皮导管，如 Foley 导尿管)。为了顺利插入直肠导管，患者需要取左侧卧位。在插入导管前，放射科医师会检查肛门区域和进行直肠指检。这有助于发现是否有导致直肠导管不能插入的肿瘤堵塞，还能了解患者有无痔疮，这有利于资料库记录。对有直肠癌症状或者直肠出血的患者，还可进行直肠指检。为了更容易和无痛地插入导管，导管和肛门都需要使用适量的润滑剂。对于一些十分敏感的患者，可以使用利多卡因润滑剂。在插入

直肠导管后，需要往导管尖端的球囊充气。一旦球囊扩张，轻轻抽出导管，让球囊留在直肠远端紧接肛管处。这样可防止导管移位，特别是当患者正在改变体位时。在我们中心，导管在整个检查过程中一直留置于直肠内。有些研究者在第二次扫描前放气或者取出导管球囊，以避免掩盖直肠深部病变。

扩张结肠：

室内空气或者 CO_2 都可以用于扩张结肠。空气可以应用连接到直肠导管的手泵较容易地充入。使用 CO_2 扩张结肠，可以使用自动充气装置(例如：$PROTOCO_2L$；Bracco，意大利，米兰)充气。无论使用哪一种方法，最重要的是气体要能稳定而轻轻地释放，以避免出现压力的峰值。首次扫描最合适的体位目前尚无标准化的建议。在我们中心，最初的结肠扩张是患者取左侧卧位时进行的。然后首次 CT 扫描患者取俯卧位，而第二次 CT 扫描患者转为仰卧位。有些检查者在患者侧卧位时开始充气，随之改变为俯卧位或仰卧位，然后再转到另一侧。这样做的目的在于改变结肠中的气体分布，帮助扩张结肠。如果患者开始感到腹胀，就让患者改为俯卧位。持续充气时，医务人员应该帮助患者改变体位。通常患者改变体位致气体在结肠内重新分布后，饱胀感常会减轻。当患者呈俯卧位时，为了减轻扫描床对膨胀腹部的压力，可以用楔形枕头置于患者的胸部和盆部下方。如果患者主诉有强烈或者轻微的胀痛感，通常说明肠管已充分扩张，

应停止充气。

定位图像和首次扫描:

为了检查肠管扩张程度和辅助制订扫描计划,在诊断性扫描前先扫描 CT 定位图像。如果定位图像显示全结肠得到很好的扩张,说明扩张是充分的。如果扩张不充分,应向直肠再充入额外的气体,然后再扫描定位图像,并再一次检查扩张情况。一旦确定肠管充分扩张,立刻开始进行诊断性扫描(详见下文"CT 检查技术")。第一次扫描通常不注射对比剂。

患者变换体位:

俯卧位完成首次扫描后,患者在医务人员帮助下转为仰卧位。当患者呈仰卧位时,导管应留置在直肠内。变换体位后,应再充入额外的气体,因为一部分气体由于通过肠壁扩散或者通过直肠回流,或者通过回盲瓣反流而消失。额外充入气体时继续保持在患者可忍受的范围内。

定位图像和第二次扫描:

依靠定位图像第二次查看扩张程度,必要时再充入额外气体。一旦肠管充分扩张,患者可在仰卧位进行第二次扫描。如果需要静脉内注射对比剂,应在第二次扫描前进行(详见"静脉注射对比剂",第 32 页)。如果需要,在第二次扫描后,还可以进一步再行左侧或右侧卧位扫描。例如在肠管持续扩张不良或者在升结肠或降结肠有大量残留液体时,可进一步补充左侧或右侧卧位扫描。

患者检查后的护理:

一旦扫描检查结束,直肠导管应从充气开口或者手泵中拔出。这能使部分气体通过直肠导管逸出,从而使患者感到舒适。然后气囊排气后拔除直肠导管。患者可坐起,可以立即进食、喝水,但要注意避免出现血管迷走神经性反应。所有注射丁溴东莨菪碱的患者都应警告其禁止驾驶车辆。

(李雯莉 译)

第 3 节　CT 检查技术

自从 CT 结肠成像问世以来的这几年间,扫描技术和后处理软件已经有显著的进步。在 20 世纪 90 年代中期,第一次尝试用 CT 行结肠检查时所使用的设备是单排螺旋 CT 扫描仪。虽然 CT 支持的结肠检查所获得的初步研究成果非常有前景,但是空间分辨率仍不足以发现较小的病变,甚至不足以进行有足够质量的 3D 成像。

多排探测器 CT。4 排多探测器 CT 扫描仪(MDCT)于 1998 年问世,为发现直径<1cm 的息肉提供了足够的空间分辨率。现在,16 排(从 2001 年开始)和 64 排(从 2004 年开始)扫描仪能获得直径<1mm 的层厚,提供了高质量的图像。为了 CT 结肠成像,最新一代扫描仪所提供的高采集速率是特别有利的。单排扫描仪扫描一幅 5mm 层厚的腹部图像需要超过 1 分钟时间。使用 64 排多探测器 CT 扫描仪采集 0.6mm 层厚的腹部检查仅 7~8 秒就可完成。

检查者熟悉自己所用扫描仪的技术条件,并能记住和运用这些技术条件设计检查程序是非常重要的。

CT 结肠成像的 MDCT 扫描方案

理想情况,任何检查方案的目的都是在最短的时间内应用最低的辐射剂量获得尽可能高的空间分辨率的图像。CT 结肠成像的基本要求是,在一次屏气的时间内获得一个全腹部的窄准直的薄层 CT 扫描图像。重建层厚越薄,越接近于获得真正的各向同性容积 CT 数据组,后者将使在任何平面的多平面重建和高分辨率 3D 图像中得以实现。新近的多探测器扫描仪能更快速完成腹、盆部的扫描,从而缩短屏气的时间,减少呼吸次数和运动伪影,显著提高图像质量。有一项有关研究报道,单排 CT 扫描运动伪影的发生率为 61%,而 4 排 CT 扫描仪的运动伪影发生率仅为 16%。这个数字在应用 16 排或 64 排扫描仪时可进一步减少,而在我们自己的一项研究中，在 100 例应用 64 排扫描仪检查的病例中，均未发现运动伪影。被推荐用于 CT 结肠成像的扫描仪最少是有 4 排探测器的多探测器扫描仪，而 16 排或更多排探测器扫描仪是更好的选择。实用的 CT 结肠成像扫描参数见表 2.2 和表 2.3。

准直和层厚

基本上，最薄的成像层厚决定了能检测到的最小病变。这对结肠病变的检出有直接影响。CT 数据库可重建的层厚越薄，产生的部分容积效应（部分平均容积）越小（图 2.24）。层厚较厚也可减少特异性；也就是说，假阳性的诊断率会增大，像小气泡这种属于粪便的典型征象会变得没有那么明显。

准直。在 CT 结肠成像中，腔内病变的发现主要依靠结肠黏膜表面形态的精确成像。部分容积效应会使息肉的轮廓与正常肠管结构间的界限变得模糊。另外，阶梯状的伪影可严重影响图像质量。这对单排扫描仪来说尤其常见，它在结肠检查中的准直常常是 3~5mm。这就是为什么 CT 结肠成像需要有一个能在一次屏气内用窄准直获得的全腹部高分辨率的 CT 数据组。对于 4 排或 8 排扫描仪，依据不同设备制造商，其准直应该为 2.5mm 或 1.25mm。对于 16 排扫描仪，最窄的准直是 0.75mm；64 排扫描仪是 0.5~0.625mm。最大准直不能超过 2.5mm。理想的情况下，CT 结肠成像应该选择扫描仪可匹配的最窄的准直。4 排扫描仪是一

个例外，因为选用最窄的准直将导致扫描时间太长，而难以屏气。如果能在可接受的扫描时间和 2.5mm 这个有点宽的准直中取得平衡，由于减少呼吸运动伪影，图像质量将变得较好。最好还是选择 16 排以上的扫描仪。

扫描方向。为了尽可能减少呼吸运动伪影，CT 结肠成像应采用头先进的扫描方向。

层厚和数据容积。为了获得高质量的图像，扫描层必须重叠和重建。例如，16 排和 64 排扫描仪，1mm 的层厚是以一个 0.7mm 的重建增量（=30% 的重叠）来重建的（表 2.2）。这将产生大量的单幅图像，常可多达 1200 张，这么大量的图像只能通过特殊的离线工作站来进行较彻底的解读和分析。至关重要的是，要依靠内部数据传输系统或者 PACS（影像归档和通信系统）来支持 CT 结肠成像检查所需要的数据容积。一些设备制造商也会在 CT 扫描仪的控制台安装分析软件，应用"共享储存器"免去了图像传输的需要。

除了 3D 重建需要薄层之外，我们也建议重建较厚的层面（3~5mm）。由于减少了图像噪声，这些较厚层面较适合评估结肠外结构。

辐射暴露和剂量减少

CT 结肠成像的一个挑战是，在不降低图像质量的情况下减少患者接受的辐射剂量。许多因素可影响辐射剂量和图像质量：如管电压（kV）、管

表 2.2　多探测器 CT 结肠成像扫描参数

参数	4 排	6 排	8 排	10 排	16 排	40 排	64 排
准直（mm）	1.25~2.5	1~1.25	1~1.25	0.75	0.75~1.5	0.6~0.625	0.5~0.625
螺距	1.5	1.5	1~1.5	1.25	1.1~1.25	0.9~1.2	0.9~1.2
毫安秒（mAs）							
俯卧位	50	50	50	50	50	50	50
仰卧位	50~100	50~100	50~100	50~100	50~100	50~100	50~100
仰卧位，静脉注射对比剂	100~200	100~200	100~200	100~200	100~200	100~200	100~200
管电压（kVp）[a]	120	120	120	120	120	120	120
旋转时间（s）	0.5~0.8	0.5~0.8	0.8	0.5~0.75	0.5~0.8	0.5~0.75	0.5~0.8
重建层厚（mm）	1.25~2.5	1.25	1~1.25	1	1~1.25	0.7~1	0.5~1
重建增量（mm）	0.7~1.25	0.7	0.7	0.7	0.7	0.7	0.5~0.7

[a] 肥胖患者相应增加。

表 2.3　应用 64 层 MDCT 行 CT 结肠成像的检查程序

	筛查性 CT 结肠成像		诊断性 CT 结肠成像	
基本信息				
准备情况	泻剂+按要求饮食[a]		泻剂+按要求饮食[a]	
粪便标记	钡剂和(或)碘对比剂		[钡剂和(或)][b]碘对比剂[c]	
扫描范围	左膈顶到坐骨结节			
屏气时相	吸气		吸气	
	俯卧位	仰卧位	俯卧位	仰卧位
扫描参数				
定位图像	PA	AP	PA	AP
准直(mm)	0.5~0.625	0.5~0.625	0.5~0.625	0.5~0.625
螺距	1.4	1.4	1.4	1.4
毫安秒(mAs)	≤50	50~100	≤50	100~200
管电压	120	120	120	120
旋转时间(s)	0.5	0.5	0.5	0.5
注射对比剂	-	-	-	140/40/4/70[d]
重建参数				
结肠				
重建层厚(mm)	1	1	1	1
重建增量(mm)	0.7	0.7	0.7	0.7
窗宽/窗位	1200/-150	1200/-150	1200/-150	1200/-150
结肠外结构				
重建层厚(mm)	3	3	3	3
重建增量(mm)	2	2	2	2
窗宽/窗位	400/10	400/10	400/10	400/10

[a] 充分的肠道准备是 24 小时清流质饮食和泻剂(Phospho-soda/聚乙二醇/枸橼酸镁);详见"患者准备"。

[b] 粪便使用钡剂标记会影响后续的结肠镜检查。

[c] 如果粪便标记后即刻要进行结肠镜检查,必须使用碘对比剂。口服对比剂 2 个小时后才能进行 CT 结肠成像检查。

[d] 对比剂量(mL)/NaCl 团注(mL)/流率(mL)/延迟时间(s)。注射对比剂的量根据患者的体重决定。

AP,前后位;PA,后前位。

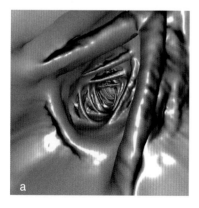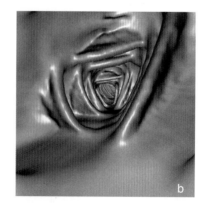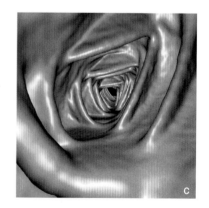

图 2.24　通过减少层厚提高 3D 图像质量。(a)5mm,(b)3mm,(c)1mm。显示细节最佳的是 1mm 层厚(c)。3mm 层厚(b)已经可察觉到图像质量的下降,而 5mm 层厚(a)引起明显的伪影,因此不能用于结肠 3D 成像。

电流时间乘积(mAs)、准直宽度和层厚以及扫描仪的其他技术参数如滤波器和探测器配置。总之，辐射剂量的任何减少都与图像噪声增加有关。

管电压。管电压影响 CT 扫描仪的 X 线管输出的 X 线量，可设置在 80~140kV 之间。大部分 CT 结肠成像扫描方案使用 120kV。较高的 kV 设置会减少 CT 图像的对比度，但在肥胖患者是需要的。较低的 kV 设置会导致图像噪声增加。

管电流。多个研究已显示在仿真结肠成像中，减少管电流可降低辐射剂量而不影响息肉的检出率。这主要是由于结肠肠壁与结肠肠腔之间存在很高的内在对比度，其结肠壁密度通常约为 40HU，而其充气的结肠腔的密度是 -1000HU。在常规平扫的患者，通常使用 50mAs 的管电流和 120kV 的管电压(所测得的有效剂量为 5~10mSv)。早期应用模型的影像研究已表明，如果扫描参数选择在 140kV 和 10mAs 之间，有效剂量可减少到 2~2.5mSv。这种设置的缺点是，这些设置会导致更高的噪声，不能对结肠外器官进行有效的评估。然而，自此以后，当管电压为 120kV 时，减少管电流至 30mAs 以下，结果显示对结肠外器官的评估仍是可行的；而且在筛选设置情况下，还能检出直径 ≥6mm 的息肉，同时其有效剂量也限制在 2mSv 范围内。

剂量调节算法。现代剂量算法也能减少放射剂量而不降低图像质量。此种算法根据患者的解剖来调节管电流-时间乘积。这些乘积被融入现代普遍应用的大多数 16 排和所有 64+ 排扫描仪。取决于设备制造商，剂量调节可选择在患者的 x 轴和 y 轴或所有 3 个体轴，包括纵(z)轴。不同人体部位的衰减值决定于 CT 定位图像的采集期以及诊断性扫描的在线观察。在 2006 年发表的一个研究报告中，Graser 及其同事发现，在 CT 结肠成像时应用剂量调节软件可导致 35% 的剂量减少而不影响图像质量。当仰卧位时应用 120kV 和 100mAs，而俯卧位时应用 40mAs 作为扫描方案时，平均剂量为 5mSv 和 7mSv。

迭代重建技术是近年新发展的一项技术。这些技术是以降低 CT 扫描的管电流而不增加图像噪声和影响检查的诊断准确性为目的的。简而言之，迭代重建技术引导一个矫正线圈进入影像产生过程，其作用是清除低剂量图像的人工伪影和噪声。这一技术已越来越多地应用于常规体部 CT 扫描。所有 CT 供应商现正都致力于研究第二代(未处理的数据库)的迭代重建技术。评价这一技术应用于 CT 结肠成像的初步研究已显示其前景光明。

患者有效剂量。测定患者有效剂量(mSv)的两个参数是容积 CT 剂量指数($CTDI_{vol}$)和剂量长度乘积(DLP)。有效剂量是通过这些参数，包括器官相关权重因子、扫描参数和患者的性别计算出来的。CT 结肠成像中的有效剂量(在相同的扫描参数)女性总是高于男性，因为女性的生殖器官位于扫描野内。$CTDI_{vol}$ 和 DLP 显示在扫描仪上的患者检查程序内，而且必须与扫描记录一起归档以便以后随时可以查询其有效剂量。

2011 年，Boellaard 及其同事在一项包括 58 个机构的国际性调研中评价了用于 CT 结肠成像的有效辐射剂量(Boellaardet 等，2012)。用于 CT 结肠成像的筛查性方案的半数有效剂量是 4.4mSv，不同机构的有效剂量范围为 1.3~12.4mSv。在日常工作的静脉增强扫描方案中，其报道的半数有效剂量要更高些，为 5.9~19.6mSv，平均为 10.5mSv。

结论。总之，低剂量较高空间分辨率的方案已被推荐用于 CT 结肠成像。但这一方案必须匹配于扫描仪型号，能使用尽可能窄的准直宽度以及剂量调节技术。这些措施可以使 CT 的辐射剂量降低超过 50%，以至低于常规腹部检查的辐射剂量。在超低剂量方案中进一步的剂量减低是可能的；然而，这会严重限制甚至妨碍结肠外器官的观察。

双能量 CT 应用于 CT 结肠成像

不同于传统的 CT 扫描仪，双能量 CT 使用 2 个相互垂直成 90° 的旋转球管，2 个球管以不同管电压工作。通过扩大 CT 扫描仪的第二个探测器的视野，使之从 26cm 宽扩大到 33cm 宽，这种 CT 扫描仪从 2009 年起就已被应用，并且代表一种新的和改进了设备部件的第二代双源 CT 扫描仪用于腹部成像。其他制造厂商提供的双能量 CT 扫描仪只有一个 X 线球管和管电流调节。

通俗地讲，双能量 CT 是通过利用不同能量级的光子检测在扫描野内具有不同原子序数的不同组织和元素的吸收特性的差异来成像的。例如，以碘元素为基础的对比剂在低能态频谱中显示比高能态频谱更显著的吸收。这使得碘元素能从增强扫描的图像中数字化地"被去除"。在这种技术条件下，通过"三种物质的分解"造成碘元素数字化地被减去，因而创造出"虚拟性的非增强"系列(即虚拟性平扫系列)和碘分布的描绘图("碘图")。此外，虚拟性的非增强图像和碘图可重叠起来而直接显示对比剂强化(图 2.25)。

在 CT 结肠成像中，这种技术的潜在用途被认为可能有助于那些有临床指征可行静脉注射对比剂后 CT 结肠成像的有症状患者的诊断。可以想象的是，静脉注射对比剂后的双能量 CT 可用于区分能从残留粪便摄取碘对比剂的结肠肿瘤与增生性息肉。在目前情况下，仍缺乏 CT 结肠成像这一技术的实用性的科学数据。然而，一个虚拟的平扫系列要取代俯卧位的扫描是不太可能的，因为它不仅要

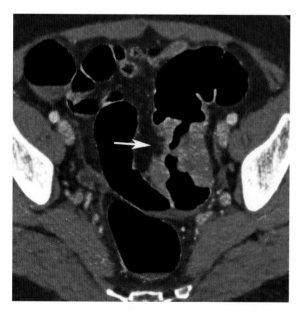

图 2.25　乙状结肠癌患者的双能量 CT 结肠成像检查。2D 轴位图像显示一处肠壁呈环周狭窄性肿瘤样增厚(箭)。使用一个碘图，2D 图像上强化肿瘤的碘摄取显示为橙色。这种 CT 结肠成像方法的用途目前正在评估中。

评估潜在病变的强化程度，还要评估病变位置的活动性。同样，基于当前的知识，要在一个平扫系列中进行碘标记的残留粪便和液体的数字减影也是不可行的，因为在 CT 图像中被减去的只是碘，而不是残留粪便或标记的液体。

ESGAR 关于 CT 结肠成像的共识声明中的实际建议(Neri 等,2012)：

- 多排探测器 CT 扫描仪(4 排以上)是 CT 结肠成像的首要条件，因为需要在一次屏气内获得窄准直的全腹部 CT 扫描。
- 宽的准直会影响结肠病变的检出，最宽准直应不大于 2.5mm；允许常规采集更薄层厚的新一代 CT 扫描仪更受欢迎。
- 图像重建需 20%~30%重叠。
- CT 扫描应该在头足方向进行，以减轻呼吸伪影。
- 筛查性 CT 结肠成像应该使用低剂量平扫方案。
- 俯卧位和仰卧位扫描都应使用 120kV，但在特殊情况下较低 kV 设置也可以被接受。
- 对于不使用静脉注射对比剂进行增强扫描的患者，无论俯卧位和仰卧位，扫描管电流量≤50mAs 更好一些，超重患者例外。
- 在静脉注射对比剂扫描时,应该使用常规标准辐射剂量方案，但在非增强扫描时应该采用较低剂量(≤50mAs)。
- 尽可能使用剂量调整和迭代重建技术。

静脉注射对比剂

当 CT 结肠成像检查是非增强时，由于没有静脉注射或者口服的阳性对比剂，残留粪便、残留液体和息肉或肿瘤的密度是没有显著差异的(图 2.26)。静脉注射碘对比剂有助于辨别结肠的各种变化及腹部的其他部分，这些变化在许多方面有助于诊断。然而，在 CT 结肠成像时，静脉注射对比剂的应用受到诊断适应证的限制，因为大部分对比剂都有发生潜在不良反应的风险，并且需要额外收费。此外，需要通过静脉注射对比剂，使检查更具侵入性。例如，丁溴东莨菪碱的注射也需要留置静脉

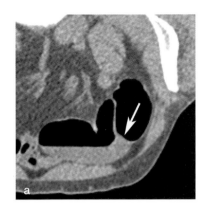 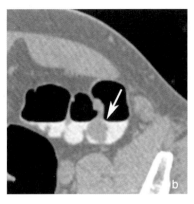

图 2.26　用于息肉成像的粪便标记。没有粪便标记,息肉可被残留液体隐藏而无法发现。(a)有蒂息肉的头部在周围未被标记的液体中很难辨别,因为在 CT 图像中它们的密度差异很小(箭)。(b)另一例患者,在粪便标记后,有蒂息肉头部的软组织密度在被标记的高密度液体中清楚显示(箭)。

导管。然而,医师们的普遍共识是,如果 CT 结肠成像是筛查性的,则不主张静脉注射对比剂。

CT 结肠成像中对比剂的作用

　　CT 结肠成像时静脉注射对比剂对结肠内病变 CT 表现的显示和结肠外累及情况的评估都有作用。

　　结肠内病变。 大多数结肠内病变摄取静脉注射的碘对比剂。结直肠息肉的密度与癌类似,平扫密度约为 30HU,增强后为 80~90HU(图 2.27)。类似于息肉,结直肠癌也显示癌的密度,平扫密度约为 40HU,增强后为 90~124HU。由于这一原因,根据强化的程度无法提供一个已知病变是良性或恶性的预后信息(图 2.28)。静脉注射对比剂后有助于区别息肉与未标记的粪便,也有助于息肉在未标记的残留液体中较好地显示(图 2.29)。然而应指出,静脉注射对比剂远不及粪便标记对结肠病变与残留粪便和液体的分辨更有效。由于这一原因,静脉注射对比剂主要便于对结肠外病变进行评估(见下文);而对结肠的评估一般并不需要静脉注

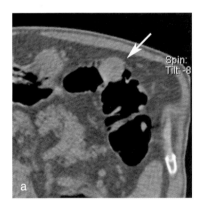 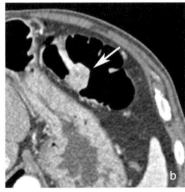

图 2.27　静脉注射对比剂对息肉的影响。(a)在 CT 平扫中,较大的有蒂息肉显示为均匀性软组织密度(箭)。(b)静脉注射对比剂后,息肉头部和蒂明显强化(箭)。

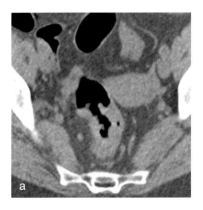 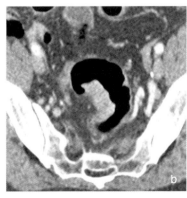

图 2.28　半环状直肠癌的增强扫描。(a)CT 平扫图像显示直肠壁呈软组织密度的半环状瘤样增厚。(b)在增强扫描中,这一病变呈显著均匀性强化。

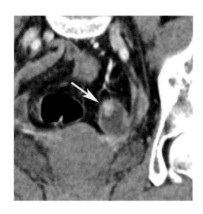

图 2.29   息肉在未标记残留液体中显示的差异性。静脉注射对比剂显著改善了息肉在未标记残留液体中的显示。在冠状位图像上,息肉的强化密度(箭)与未标记残留液体不同。

射对比剂。

扁平病灶在静脉注射对比剂后更容易识别并且更容易与假病灶区分。对于炎性肠病,静脉注射对比剂后,增厚的肠壁显示强化(图 2.30)。

结肠外病变的评价。 低剂量平扫检查限制了对肝脏、胰腺、脾脏、肾脏、血管、盆腔器官和淋巴结的评价。当使用标准剂量(100~200mAs)和静脉注射对比剂时,结肠外病变更易于发现且更好分类。然而,由于有可能合并与对比剂相关的副作用,此种方案不推荐用于筛选研究(图 2.31)。

对比剂应用的适应证和禁忌证

何时应该使用静脉对比剂

静脉注射对比剂有助于结肠外器官的评估,但对于结肠的评估不是必要的。

对于所有已确诊为结直肠癌的患者,为了便于分期和随访,静脉注射对比剂是合理的。另外,对于有如下症状如排便习惯改变、下消化道出血、缺铁性贫血、体重减轻、存在腹部包块或者非特殊性腹部主诉的患者,是否需要静脉注射对比剂取决于临床指征以及结肠外器官是否必须充分评价。如果平扫已发现异常或在不充分的结肠镜检查之后的 CT 结肠成像显示异常结果,在 CT 结肠成像时使用静脉对比剂是必要的。如果是不充分的结肠镜检查之后立即行 CT 结肠成像检查,通常肠道已经用清洁剂做过准备,未做粪便标记,但可能存在大量残留液体。在这种情况下,特别是有异常的肠镜结果时,静脉注射对比剂是必要的。

何时不应该使用静脉对比剂

与非增强扫描相比,静脉注射对比剂的扫描需要更多的时间和额外费用,因为它需要知情同意手续,需要预约实验室检查排除肾功能不全,而且还需要建立静脉通道。碘对比剂还可能引起不良反应。这些不良反应包括轻度非特异性症状以

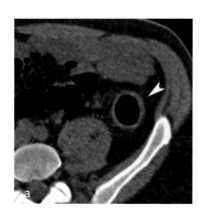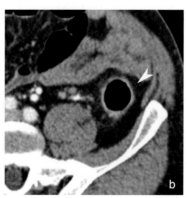

图 2.30   慢性炎性肠病(克罗恩病)的增强扫描。(a)CT 平扫显示降结肠肠壁中度环状增厚,合并结肠周围脂肪组织的纤维脂肪瘤样增生(箭头)。(b)静脉注射对比剂后,炎症处肠壁中度强化(箭头)。

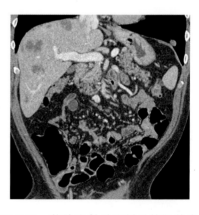

图 2.31   静脉注射对比剂后结肠外表现。1 例直肠癌(未显示)患者,冠状位多平面重建图像(MPR)显示肝脏和肺(左下叶)的多发转移灶。

及严重的副作用,如肾损害和过敏反应。这些不良反应与筛查原则是不相容的, 即对无症状的、一般性结直肠癌风险的个体,这种检查会降低患者的舒适感,同时带来较大副作用的风险和昂贵的检查费用。除此之外,在无症状患者中,粪便标记法已被确立为一个有效的常规技术用于提高结肠内病变和残留粪便的对比度。由于这些原因,对于单纯筛查性检查的患者,应避免使用静脉注射对比剂。

技术

第二次扫描使用静脉对比剂。理想的情况是,如果要使用静脉注射对比剂行 CT 增强扫描,那么增强扫描应在第二次扫描时施行。扫描应该使用标准辐射剂量方案。首次扫描使用低剂量技术(≤50mAs)的非增强扫描。这一方案的益处是通过增强前与增强后扫描的对比可较好地评估结肠内和结肠外结构及病变的强化。

对比剂剂量。根据患者体重,CT 结肠成像的对比剂剂量为 90~140mL 碘制剂(300~370mgI/mL)。对比剂注射流速应被调节到与采集持续时间(取决于检查方案和 CT 探测器的排数)一致。通常流速为 3~4mL/s。

延迟扫描。在 CT 结肠成像中,改变扫描延迟时间能够改变结肠和实质器官显示的质量。通常,扫描延迟约 70s,所以扫描检查调节在静脉期。这有助于使结肠外实质器官获得较好的评估。

晚动脉期(扫描延迟约 30s)。一般而言,肠壁及其病变如侵犯肠壁的息肉和癌,动脉期均明显强化, 因此这些病变在动脉期可被很好地评估及与周围区域区分。另外,对结直肠癌的 T 分期在晚动脉期可能更准确。然而,因为在单纯动脉(黏膜)期评估结肠外器官还是有限制的, 仅动脉期评估不是最好的(图 2.32)。因此,不推荐在动脉期进行对比增强 CT 结肠成像。

静脉期(扫描延迟 65~70s)。与动脉期相比,门静脉期更适用于评价结肠外器官,例如肝脏和淋巴结(Hundt 等,1999)。因此,CT 结肠成像应该在这一期进行。

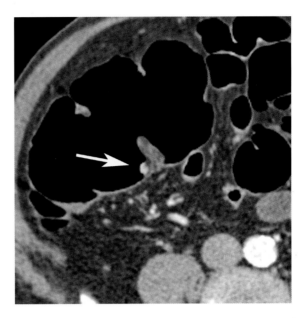

图 2.32　息肉的增强扫描。动脉期(从主动脉的强化可识别)显示在回盲瓣处可见一个强化的小息肉(箭)。然而,在动脉期,结肠外器官的评估则受限。

> 一次扫描有动脉期和门静脉期的双期方案不推荐用于 CT 结肠成像, 因为为了很小的诊断获益而增加辐射剂量是不值得的。

盐水冲洗。推荐使用双腔注射器。静脉注射对比剂后使用 40mL 等渗性氯化钠溶液改进增强效果。

"一站式"扫描方案。联合扫描方案能用于已确诊为结直肠癌病例的精准分期。例如,首次扫描可以行无对比剂的俯卧位平扫。重新定位后,上腹部行动脉期扫描,全腹部行门静脉期扫描,最后行胸部扫描。像这样的扫描方案可以一站式完成一个单一静脉注射对比剂的完整的诊断性检查。然而,现在缺少的是结直肠癌常规 CT 分期与 CT 结肠成像的比较数据。

粪便标记和静脉注射对比剂联合使用是否实用

对于结肠来说,静脉注射对比剂和粪便标记理论上是可以相互抵消的。静脉注射对比剂和口服对比剂的目的是通过增强息肉(静脉注射对比剂)或者粪便(标记)的密度来增加粪便与息肉之间的密度差异。这可能存在争议,因二者都强化将不存在密度差异,消除了每种方法单独使用时的益处。可以想象得到,这可能会导致将强化的息肉错误解释为标记的粪便,反之亦将粪便误解为息肉(特别是当只有小量口服对比剂与残留粪便混合时)。

然而,由 Lee 及其同事在 2007 年发表的一项研究结果显示,基于视觉或基于 CT 密度,在门静脉期都能很容易地分辨标记的粪便与强化的息肉。常规使用粪便标记法,当静脉注射对比剂也是临床指征时这种方法可能与临床实践有关。此外,当不采用粪便标记时,即使静脉注射对比剂后,常很难辨别息肉与残留粪便,或者很难从肠道残留液体中检出息肉。这就使静脉注射对比剂与粪便标记联合应用变为可行性的方案,而且实际上近年来这样的组合也很普遍。这一策略有助于避免错误解释,也有助于避免额外随访检查的需要(图 2.33)。

粪便标记、静脉注射对比剂的增强扫描,或非增强扫描

在不注射对比剂的 CT 平扫中,残留粪便和液体、息肉与肿瘤之间很难显示出明显的密度差异。因此,在平扫时这些结构的鉴别是明显受限的。缺乏鉴别诊断的一个重要标准——即已知的结肠结构是否强化(见图 2.26)。应用一种口服对比剂(如粪便标记后,粪便和残留液体的强化可用于对照和勾画出结肠内的结构)理论上是可以获得肠内某些物质的强化的;或者,通过使用静脉注射对比剂的方法强化结肠的内在病变(在这种情况下,是通过结肠内在病变的强化帮助鉴别诊断的),但此法增强效果不大(只用于临床需要时)(见 13 页“标记粪便与残留液体”)。

> CT 结肠成像不应在没有应用对比剂的情况下进行(特别是口服对比剂做粪便标记)。没有对比剂的平扫序列存在局限性,因其缺乏重要的诊断标准来鉴别真实病变与假性病变。

如何实施

粪便标记和(或)静脉注射对比剂?

粪便标记:

● 在 CT 结肠成像时使用粪便标记是强制性的。

● 以筛查为目的的常规 CT 结肠成像不需静脉注射对比剂,但需进行粪便标记。

● 如果患者有碘对比剂过敏史,口服碘对比剂是绝对禁忌证。如果存在任何的不确定性,可用钡剂混悬液替代。钡剂粪便标记不能紧接着进行结肠镜检查。

静脉注射对比剂:

● 静脉注射对比剂和粪便标记的联合运用是可行而有效的。

● 确诊为结肠癌的患者或那些有明确适应证或有症状者(见上文),CT 结肠成像应使用静

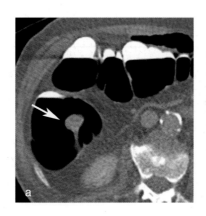
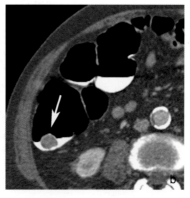

图 2.33 联合使用静脉注射对比剂和粪便标记。(a)俯卧位 CT 平扫显示一个有蒂息肉位于升结肠内(箭)。(b)仰卧位增强扫描显示息肉显著强化(箭)。尽管有强化,仍可见息肉头部的密度与标记的残留液体有明显的差异。

脉对比剂来提高结肠外器官的诊断准确性。

● 如果安排 CT 结肠成像检查与常规结肠镜检查在同一天完成，应至少在检查前 2 小时口服 50~60mL 碘对比剂用于粪便标记。

然而，在逻辑上或者时间上，粪便标记不一定总是成功的。在这种情况下，静脉注射对比剂可作为替代的方法，一般建议用于因狭窄或占位性病变不能全部完成结肠镜检查的患者。

(李雯莉 王玲 译)

第 4 节 CT 结肠成像的风险

CT 结肠成像被认为是一种可以安全、无创地观察整个结肠的检查方法。一般来说，与常规结肠镜和气钡双重对比灌肠相比，CT 结肠成像是一种不太繁重且大部分患者都愿意接受的检查。尽管如此，CT 结肠成像也会对患者造成很小但必须考虑的风险，包括肠穿孔、辐射暴露以及与缓泻剂、解痉剂和对比剂等药物有关的不良反应。

肠穿孔

在极少数情况下，肠管扩张时可能会出现穿孔。这种穿孔最常发生在之前存在急性肠炎如憩室炎或慢性炎性肠病的患者。因此，先前存在肠病通常被视为是 CT 结肠成像检查的禁忌证。根据目前研究的数据，肠穿孔平均发生率是非常低的（0.009%~0.05%）。有症状的肠穿孔的发生率更低，因为少量空气或气体漏出很少引起症状，而且这种情况下患者只需留待观察即可。据我们所知，目前还没有因 CT 结肠成像致死的报道。

风险因素。回顾性分析已确认 CT 结肠成像过程中的几个穿孔的危险因素。手动充气法比自动 CO_2 充气法更常合并肠穿孔。质硬、管径大的导管也比质软、管径小、可弯曲的导管合并更高穿孔率。大容量的导管球囊（高达 100mL）过量充气，可导致直肠损伤和穿孔。此外，球囊可能会阻塞肛门，从而妨碍直肠气体排出。有症状患者发生肠穿孔的风险比筛查患者高很多。特别是急性结肠炎患者风险更高，如活动期结肠炎或憩室炎，以及结直肠癌所致肠梗阻、重度憩室病、炎症后狭窄、累及大肠导致的疝（图 2.34）和结肠部分切除术后。接受过结肠镜下深度活检或息肉切除的患者，肠穿孔的风险也增

加。较高的穿孔风险也发生于直肠管插入和通过结肠造口扩张肠管时（见第 4 章，"结肠造口术患者的 CT 结肠成像"，第 140 页）（图 2.35）。

CT 结肠成像形态

结肠穿孔只在 2D 图像上诊断，3D 图像没有价值。穿孔的征象包括肠腔外出现空气或液体。检测是否存在肠腔外空气，可采用宽窗设置如骨窗或肺窗（图 2.36）。从逸出空气的分布可推断穿孔的性质和位置。腹膜腔内肠段如横结肠、乙状结肠和盲肠穿孔常导致腹腔游离气体和液体。腹膜后结肠段如降结肠和直肠的穿孔常导致腹膜后的空气或液体。这些应该与单纯壁内空气进行鉴别。

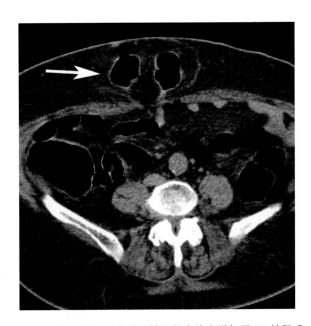

图 2.34 切口疝。一个累及结肠的中线疝增加了 CT 结肠成像时的穿孔风险。此轴位 2D 图像显示一充气的非复杂性前腹壁结肠切口疝未发生穿孔（箭）。

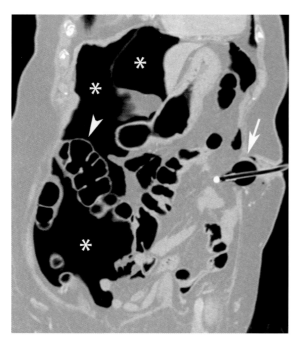

图 2.35 经结肠造口插管扩张肠管导致穿孔。冠状位 2D 宽窗图像显示直肠导管位于结肠壁外(穿孔处)(箭)。初次扩张肠管后发现右半结肠周围（箭头）腹膜腔内大量游离气体(*)。

肠壁裂伤和肠壁内积气。肠壁裂伤和积气导致围绕肠腔的肠壁内囊袋状积气,但不穿透肠壁到达腹膜腔或腹膜后(图 2.37)。因此没有腹膜腔或腹膜后游离气体。其原因很可能是黏膜层渗透性增强,或小的黏膜层缺损不累及肠壁各层,因而没有造成透壁性空气分布。有肠壁内积气的患者常无症

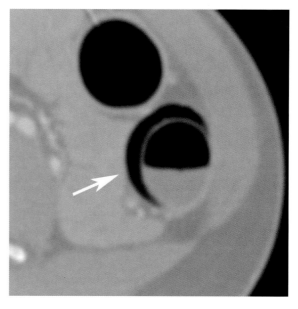

图 2.37 降结肠撕裂伤。1 例溃疡性结肠炎患者行 CT 结肠成像过程中发现降结肠环绕性撕裂伤。宽窗轴位 2D 图像显示结肠壁内由于空气聚集呈分层样改变(箭)。注意肠壁由于炎症而增厚。患者处于观察中,不需要进行手术。

状。在无症状的患者中偶尔会发现肠壁内积气(CT结肠成像相关的无症状性结肠积气)。Pickhardt 及其工作团队报道,在 5368 例筛查患者中,肠壁积气发生率只有 0.11%。在这个研究中,采用的是 CO_2 扩张肠管。肠腔内积气常表现为曲线样并常发生于右半结肠（图 2.38）。这样的囊袋状积气常为自限性,无需治疗,但仔细观察患者临床症状的变化和

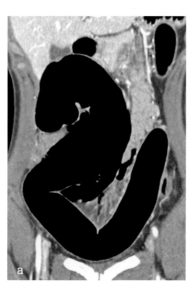
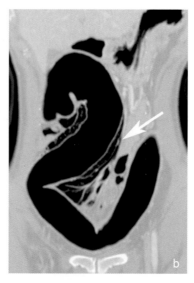

图 2.36 宽窗设置下肠腔外气体显示更好。(a)急性溃疡性结肠炎患者穿孔后,在窄窗下很难发现游离气体。(b)在宽窗下更容易发现游离气体(箭)。

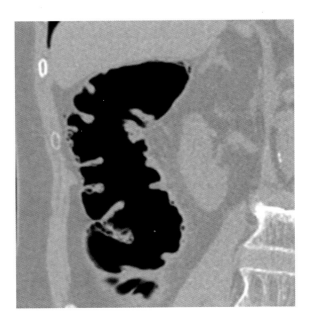

图 2.38　偶然发现的 CT 结肠成像相关的无症状性结肠积气症。宽窗冠状位 2D 图像显示升结肠壁内许多小的空气袋。

对患者密切的监视仍然是必要的。CT 结肠成像相关的无症状性结肠积气可与特发性结肠囊状积气症鉴别，后者以无任何可承认原因的肠壁多发珍珠样或巨囊状气泡样积气为特征。在常规结肠镜检查时，这种表现与息肉非常相似。

完全穿孔。完全穿孔累及肠壁的所有分层。完全结肠穿孔的征象是腹膜腔和（或）腹膜后的游离气体。游离气体量不定。经常只能发现少量肠腔外气体（图 2.39）。

包裹性穿孔。肠炎患者，特别是憩室炎症，可以发生包裹性穿孔。如果检查是在炎症的急性期或亚急性期进行，可能在 CT 结肠成像检查前穿孔就已经存在。肠扩张使这类穿孔更容易被发现，因为肠腔内气体压力增加使腔内气体逸出肠腔外。在 2D

图像上，显示有炎症肠段的结肠周围脂肪间隙内可见界限清晰的囊袋样积气。炎性增厚的征象可在脂肪组织周围被发现。

> 对于急性结肠炎性疾病的患者，CT 结肠成像是禁忌的。对于急性憩室炎的 CT 诊断和监测不需要进行肠腔的扩张。

在急性憩室炎发作后，CT 结肠成像应该有一个足够的等待时间（图 2.40）。

减少穿孔的风险

（见第 6 页"禁忌证"和第 19 页"结肠扩张"。）
最好是应用一种细的可弯曲的导管，而不用坚硬的大直径带大容量导管球囊的直肠导管。CO_2 自动充气比手动充气更好。对于肠管扩张，特别是手动充气，应小心操作。当对梗阻性结肠病患者或累及结肠的疝气患者进行 CT 结肠成像检查时，需要更加小心。无论是充气复杂或疼痛，可行定位扫描来识别狭窄后结肠段是否过度扩张。

> 如果结肠镜检查不充分，只能在不进行息肉切除术或者深部活检时才能即刻行 CT 结肠成像。如果在常规结肠镜下行息肉切除术或深部活组织检查，则需要至少 10 天以后才能进行 CT 结肠成像检查。

只要没有进行组织活检或息肉切除，如果需要，可立即行 CT 结肠成像，但首先需要排除可能与结肠镜检查相关的穿孔（例如操作困难的光学结肠镜检查之后），在行 CT 结肠成像前先行低剂量的腹部 CT 扫描。在结肠手术后，不应在 3 个月

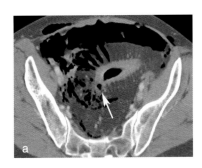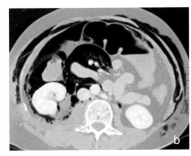

图 2.39　常规结肠镜检时发生乙状结肠穿孔。一例克罗恩患者进行常规结肠镜检查时发生乙状结肠穿孔。(a)轴位 2D 图像显示，不仅乙状结肠由于炎症肠壁显著增厚，而且穿孔处(箭)结肠周围脂肪间隙内见广泛的积气袋。(b)宽窗轴位 2D 图像显示广泛的软组织气肿以及腹膜腔内和腹膜后积气。

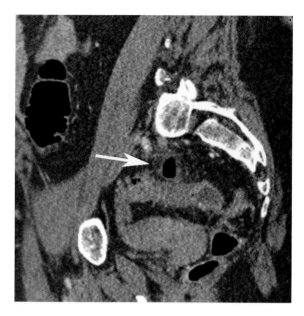

图 2.40　乙状结肠憩室炎的包裹性穿孔。旁矢状位 MPR 图像显示肠腔外少量的积气(箭)和乙状结肠周围脂肪的炎症改变。

以内进行 CT 结肠成像。对于憩室炎症急性发作的患者,需要至少 4~6 周后才能进行 CT 结肠成像检查(这个时间间隔期是根据早期结肠镜检查经验而定的)。

所有相关人员,包括内科医师和放射科医师、管理人员及技术员,均应了解这些风险和禁忌证,以便在检查前就能发现患者的风险因素。进行检查后,患者在离开 CT 检查床之前的 CT 结肠成像数据应该首先评估是否存在穿孔。

穿孔后的处理程序

如果在扩张肠管过程中怀疑出现穿孔,应立即停止充气扩张肠管并经直肠导管将结肠内气体排空。然后,应小心地将导管取出,再行 CT 扫描来确定穿孔的位置。建议建立一个静脉通路,并咨询外科医师。

临床经验显示很少需要手术干预。肠壁内积气和肠外少量游离气体也可以是意外发现,常不会导致症状,也不需要进行进一步治疗。但需要细心观察其临床表现作为短期的监测。有些病例,特别是出现与穿孔有关的症状时,就需要进行手术处理。

心血管反应

根据目前资料,CT 结肠成像不会增加心血管并发症的风险。有报道称少数患者会出现胸痛(可能是由于膈肌抬高导致)。这些症状与心肌梗死无关,也与迷走神经反应无关。有研究报道,极少数患者在 CT 结肠成像检查中会出现迷走神经反应,可能导致心动过缓、高血压和昏厥。据推测,这些反应可能由于小肠过度充气扩张所致。

辐射暴露

众所周知,电离辐射有导致恶性肿瘤的风险,但这种风险是随着年龄的增长而降低的。根据 Brenner 团队的研究,采用标准剂量对 50 岁患者进行 CT 结肠成像导致恶性肿瘤的风险约为 0.14%(1/700)。70 岁患者的风险只有其一半。采用低剂量扫描可以明显降低以后发展成结直肠癌的风险(约 6%)。应注意,所有这些关于非常低的剂量(<100mSv)的电离辐射可导致恶性肿瘤风险降低的假设均是基于线性无阈值理论的。大多数专家认为,辐射诱导恶性肿瘤的风险非常低,无法测量或根本不存在风险。

药物反应

与 CT 结肠成像有关的药物反应可能是由于对比剂、肌松药或泻剂导致。CT 检查本身不会有特殊不良反应或风险。一些可能的不良反应已在相关章节进行叙述(肌松药,第 19 页;静脉注射对比剂,第 32 页;肠道清洁:泻剂,第 10 页)。然而,药物相关不良反应的一览表和处理不在本书讲解的范围内。读者想获取更多的信息,可以参考药物使用说明。但是,放射科医师应该掌握对比剂、解痉剂相关不良反应的临床症状和治疗方法。文献仅报道过解痉剂导致的心动过速和泻剂导致的肾功能受损。

(梁丹 译)

参考文献

患者准备

Borden ZS, Pickhardt PJ, Kim DH, Lubner MG, Agriantonis DJ, Hinshaw JL. Bowel preparation for CT colonography: blinded comparison of magnesium citrate and sodium phosphate for catharsis. Radiology 2010;254(1):138-144

Callstrom MR, Johnson CD, Fletcher JG, et al. CT colonography without cathartic preparation: feasibility study. Radiology 2001;219(3):693-698

Dachman AH, Dawson DO, Lefere P, et al. Comparison of routine and unprepped CT colonography augmented by low fiber diet and stool tagging: a pilot study. Abdom Imaging 2007;32(1):96-104

Hara AK, Kuo MD, Blevins M, et al. National CT colonography trial (ACRIN 6664): comparison of three full-laxative bowel preparations in more than 2500 average-risk patients. AJR Am J Roentgenol 2011;196(5):1076-1082

Iannaccone R, Laghi A, Catalano C, et al. Computed tomographic colonography without cathartic preparation for the detection of colorectal polyps. Gastroenterology 2004;127(5):1300-1311

Juchems MS, Hoffmann MH, Schmidt SA, Apostel A, Brambs HJ, Aschoff AJ. Bowel preparation for CT-colonography: comparison of two different cleansing protocols. Eur J Radiol 2006;60(3):460-464

Kim SH, Choi BI, Han JK, et al. CT colonography in a Korean population with a high residue diet: comparison between wet and dry preparations. Clin Radiol 2006;61(6):483-494

Lefere P, Gryspeerdt S, Baekelandt M, Van Holsbeeck B. Laxative-free CT colonography. AJR Am J Roentgenol 2004;183(4):945-948

Lefere P, Gryspeerdt S, Mang TCT. CT colonography: patient preparation and examination technique. [Article in German] Radiologe 2008;48:126-134

Lefere P, Gryspeerdt S, Marrannes J, Baekelandt M, Van Holsbeeck B. CT colonography after fecal tagging with a reduced cathartic cleansing and a reduced volume of barium. AJR Am J Roentgenol 2005;184(6):1836-1842

Lefere PA, Gryspeerdt SS, Dewyspelaere J, Baekelandt M, Van Holsbeeck BG. Dietary fecal tagging as a cleansing method before CT colonography: initial results polyp detection and patient acceptance. Radiology 2002;224(2):393-403

Liedenbaum MH, de Vries AH, van Rijn AF, et al. CT colonography with limited bowel preparation for the detection of colorectal neoplasia in an FOBT positive screening population. Abdom Imaging 2010;35(6):661-668

Macari M, Lavelle M, Pedrosa I, et al. Effect of different bowel preparations on residual fluid at CT colonography. Radiology 2001;218(1):274-277

Nagata K, Singh AK, Sangwaiya MJ, et al. Comparative evaluation of the fecal-tagging quality in CT colonography: barium vs. iodinated oral contrast agent. Acad Radiol 2009;16(11):1393-1399

Neri E, Halligan S, Hellström M, et al. ESGAR CT Colonography Working Group. The second ESGAR consensus statement on CT colonography. Eur Radiol 2012 Sep 15 [Epub ahead of print]

Pickhardt PJ. CT colonography (virtual colonoscopy) for primary colorectal screening: challenges facing clinical implementation. Abdom Imaging 2005;30(1):1-4

Pickhardt PJ. Screening CT colonography: how I do it. AJR Am J Roentgenol 2007;189(2):290-298

Stoop EM, de Haan MC, de Wijkerslooth TR, et al. Participation and yield of colonoscopy versus non-cathartic CT colonography in population-based screening for colorectal cancer: a randomised controlled trial. Lancet Oncol 2012;13(1):55-64

Taylor SA, Halligan S, Goh V, Morley S, Atkin W, Bartram CI. Optimizing bowel preparation for multidetector row CT colonography: effect of Citramag and Picolax. Clin Radiol 2003;58(9):723-732

Taylor SA, Laghi A, Lefere P, Halligan S, Stoker J. European Society of Gastrointestinal and Abdominal Radiology (ESGAR): consensus statement on CT colonography. Eur Radiol 2007;17(2):575-579

Tolan DJ, Armstrong EM, Burling D, Taylor SA. Optimization of CT colonography technique: a practical guide. Clin Radiol 2007;62(9):819-827

Zalis ME, Hahn PF. Digital subtraction bowel cleansing in CT colonography. AJR Am J Roentgenol 2001;176(3):646-648

Zalis ME, Blake MA, Cai W, et al. Diagnostic accuracy of laxative-free computed tomographic colonography for detection of adenomatous polyps in asymptomatic adults: a prospective evaluation. Ann Intern Med 2012;156(10):692-702

结肠扩张

Burling D, Taylor SA, Halligan S, et al. Automated insufflation of carbon dioxide for MDCT colonography: distension and patient experience compared with manual insufflation. AJR Am J Roentgenol 2006;186(1):96-103

Dachman AH. Advice for optimizing colonic distention and minimizing risk of perforation during CT colonography. Radiology 2006;239(2):317-321

Dyde R, Chapman AH, Gale R, Mackintosh A, Tolan DJ. Precautions to be taken by radiologists and radiographers when prescribing hyoscine-N-butylbromide. Clin Radiol 2008;63(7):739-743

Gryspeerdt SS, Herman MJ, Baekelandt MA, van Holsbeeck BG, Lefere PA. Supine/left decubitus scanning: a valuable alternative to supine/prone scanning in CT colonography. Eur Radiol 2004;14(5):768-777

Macari M, Bini EJ. CT colonography: where have we been and where are we going? Radiology 2005;237(3):819-833

Morrin MM, Farrell RJ, Keogan MT, Kruskal JB, Yam CS, Raptopoulos V. CT colonography: colonic distention improved by dual positioning but not intravenous glucagon. Eur Radiol 2002;12(3):525-530

Pickhardt PJ. Screening CT colonography: how I do it. AJR Am J Roentgenol 2007;189(2):290-298

Rogalla P, Lembcke A, Rückert JC, et al. Spasmolysis at CT colonography: butyl scopolamine versus glucagon. Radiology 2005;236(1):184-188

Rubesin SE, Levine MS, Laufer I, Herlinger H. Double-contrast barium enema examination technique. Radiology 2000;215(3):642-650

Shinners TJ, Pickhardt PJ, Taylor AJ, Jones DA, Olsen CH. Patient-controlled room air insufflation versus automated carbon dioxide delivery for CT colonography. AJR Am J Roentgenol 2006;186(6):1491-1496

Sosna J, Bar-Ziv J, Libson E, et al. CT colonography: positioning order and intracolonic pressure. AJR Am J Roentgenol 2008;191(4):1100

Taylor SA, Halligan S, Goh V, et al. Optimizing colonic distention for multi-detector row CT colonography: effect of hyoscine butylbromide and rectal balloon catheter. Radiology 2003;229(1):99-108

Taylor SA, Laghi A, Lefere P, Halligan S, Stoker J. European Society of Gastrointestinal and Abdominal Radiology (ESGAR): consensus statement on CT colonography. Eur Radiol 2007;17(2):575–579

Tytgat GN. Hyoscine butylbromide - a review on its parenteral use in acute abdominal spasm and as an aid in abdominal diagnostic and therapeutic procedures. Curr Med Res Opin 2008; 24(11):3159–3173

Yee J, Hung RK, Akerkar GA, Wall SD. The usefulness of glucagon hydrochloride for colonic distention in CT colonography. AJR Am J Roentgenol 1999;173(1):169–172

Yee J, Kumar NN, Hung RK, Akerkar GA, Kumar PR, Wall SD. Comparison of supine and prone scanning separately and in combination at CT colonography. Radiology 2003;226(3):653–661

CT 检查技术

Boellaard TN, de Haan MC, Venema HW, Stoker J. Colon distension and scan protocol for CT-colonography: an overview. Eur J Radiol 2011 Dec 7; [Epub ahead of print]

Boellaard TN, Venema HW, Streekstra GJ, Stoker J. Effective radiation dose in CT colonography: is there a downward trend? Acad Radiol 2012;19(9):1127–1133

Crawley MT, Shine B, Booth A. Radiation dose and diagnosticity of barium enema examinations by radiographers and radiologists: a comparative study. Br J Radiol 1998;71(844):399–405

Flicek KT, Hara AK, Silva AC, Wu Q, Peter MB, Johnson CD. Reducing the radiation dose for CT colonography using adaptive statistical iterative reconstruction: A pilot study. AJR Am J Roentgenol 2010;195(1):126–131

Geleijns J, Broerse JJ, Shaw MP, et al. Patient dose due to colon examination: dose assessment and results from a survey in The Netherlands. Radiology 1997;204(2):553–559

Graser A, Wintersperger BJ, Suess C, Reiser MF, Becker CR. Dose reduction and image quality in MDCT colonography using tube current modulation. AJR Am J Roentgenol 2006;187(3):695–701

Hara AK, Johnson CD, MacCarty RL, Welch TJ, Mccollough CH, Harmsen WS. CT colonography: single- versus multi-detector row imaging. Radiology 2001;219:461–465

Hundt W, Braunschweig R, Reiser M. Evaluation of spiral CT in staging of colon and rectum carcinoma. Eur Radiol 1999;9(1): 78–84

Iannaccone R, Laghi A, Catalano C, Mangiapane F, Piacentini F, Passariello R. Feasibility of ultra-low-dose multislice CT colonography for the detection of colorectal lesions: preliminary experience. Eur Radiol 2003;13:1297–1302

Karcaaltincaba M, Karaosmanoglu D, Akata D, Sentürk S, Ozmen M, Alibek S. Dual energy virtual CT colonoscopy with dual source computed tomography: initial experience. Rofo 2009; 181(9):859–862

Lee SS, Park SH, Choi EK, et al. Colorectal polyps on portal phase contrast-enhanced CT colonography: lesion attenuation and distinction from tagged feces. AJR Am J Roentgenol 2007;189 (1):35–40

Lui YW, Macari M, Israel G, Bini EJ, Wang H, Babb J. CT colonography data interpretation: effect of different section thicknesses – preliminary observations. Radiology 2003;229:791–797

Macari M, Bini EJ, Xue X et al. Colorectal neoplasms: prospective comparison of thin-section low-dose multi-detector row CT colonography and conventional colonoscopy for detection. Radiology 2002; 224: 383–392

Mainenti PP, Cirillo LC, Camera L, et al. Accuracy of single phase contrast enhanced multidetector CT colonography in the preoperative staging of colo-rectal cancer. Eur J Radiol 2006;60(3): 453–459

Mang T, Schima W, Brownstone E, et al. Consensus statement of the Austrian Society of Radiology, the Austrian Society of Gastroenterology and Hepatology and the Austrian Society of Surgery on CT colonography (Virtual Colonoscopy). [Article in German] Rofo 2011;183(2):177–184

Morrin MM, Farrell RJ, Kruskal JB, Reynolds K, McGee JB, Raptopoulos V. Utility of intravenously administered contrast material at CT colonography. Radiology 2000;217(3):765–771

Neri E, Vagli P, Picchietti S, et al. CT colonography: contrast enhancement of benign and malignant colorectal lesions versus fecal residuals. Abdom Imaging 2005;30(6):694–697

Neri E, Halligan S, Hellström M, et al. ESGAR CT Colonography Working Group. The second ESGAR consensus statement on CT colonography. Eur Radiol 2012 Sep 15 [Epub ahead of print]

Oto A, Gelebek V, Oguz BS, et al. CT attenuation of colorectal polypoid lesions: evaluation of contrast enhancement in CT colonography. Eur Radiol 2003;13(7):1657–1663

Sosna J, Morrin MM, Kruskal JB, Farrell RJ, Nasser I, Raptopoulos V. Colorectal neoplasms: role of intravenous contrast-enhanced CT colonography. Radiology 2003;228(1):152–156

Spreng A, Netzer P, Mattich J, Dinkel HP, Vock P, Hoppe H. Importance of extracolonic findings at IV contrast medium-enhanced CT colonography versus those at non-enhanced CT colonography. Eur Radiol 2005;15(10):2088–2095

Taylor SA, Laghi A, Lefere P, Halligan S, Stoker J. European Society of Gastrointestinal and Abdominal Radiology (ESGAR): consensus statement on CT colonography. Eur Radiol 2007;17(2):575–579

Tolan DJ, Armstrong EM, Burling D, Taylor SA. Optimization of CT colonography technique: a practical guide. Clin Radiol 2007; 62(9):819–827

Vining DJ. Virtual endoscopy: is it reality? Radiology 1996;200: 30–31

Wessling J, Fischbach R, Meier N, et al. CT colonography: Protocol optimization with multi-detector row CT-study in an anthropomorphic colon phantom. Radiology 2003;228:753–759

CT 结肠成像的风险

Berrington de González A, Kim KP, Knudsen AB, et al. Radiation-related cancer risks from CT colonography screening: a risk-benefit analysis. AJR Am J Roentgenol 2011;196(4):816–823

Berrington de González A, Kim KP, Yee J. CT colonography: perforation rates and potential radiation risks. Gastrointest Endosc Clin N Am 2010;20(2):279–291

Brenner DJ, Georgsson MA. Mass screening with CT colonography: should the radiation exposure be of concern? Gastroenterology 2005;129(1):328–337

Burling D, Halligan S, Slater A, Noakes MJ, Taylor SA. Potentially serious adverse events at CT colonography in symptomatic patients: national survey of the United Kingdom. Radiology 2006;239(2):464–471

Coady-Fariborzian L, Angel LP, Procaccino JA. Perforated colon secondary to virtual colonoscopy: report of a case. Dis Colon Rectum 2004;47(7):1247–1249

Dachman AH. Advice for optimizing colonic distention and minimizing risk of perforation during CT colonography. Radiology 2006;239(2):317–321

Harned RK, Consigny PM, Cooper NB, Williams SM, Woltjen AJ. Barium enema examination following biopsy of the rectum or colon. Radiology 1982;145(1):11–16

Pendsé DA, Taylor SA. Complications of CT colonography: a review. Eur J Radiol 2012 May 15 [Epub ahead of print]

Pickhardt PJ. Incidence of colonic perforation at CT colonography: review of existing data and implications for screening of asymptomatic adults. Radiology 2006;239(2):313-316

Siewert B, Kruskal JB, Eisenberg R, Hall F, Sosna J. Quality initiatives: quality improvement grand rounds at Beth Israel Deaconess Medical Center: CT colonography performance review after an adverse event. Radiographics 2010;30(1):23-31

Sosna J, Blachar A, Amitai M, et al. Colonic perforation at CT colonography: assessment of risk in a multicenter large cohort. Radiology 2006;239(2):457-463

Taylor SA, Halligan S, O'Donnell C, et al. Cardiovascular effects at multi-detector row CT colonography compared with those at conventional endoscopy of the colon. Radiology 2003;229 (3):782-790

Triester SL, Hara AK, Young-Fadok TM, Heigh RI. Colonic perforation after computed tomographic colonography in a patient with fibrostenosing Crohn's disease. Am J Gastroenterol 2006;101(1):189-192

第1节 数据分析与解读方法

完成 CT 检查后，图像数据经网络或数据存储媒体从 CT 扫描仪中转换至工作站，以便将数据转化成可进行评估的 2D 或 3D 图像。

目前有许多工作站专门设计了用于图像后处理和数据解读的 CT 结肠成像软件。各类硬件和软件解决方案也可向 CT 制造商和独立的软件制造商购买。除 2D 轴位和多平面重建图像外，所有这些系统还可模仿内镜检查（因而常用"仿真结肠镜"这一术语），提供交互式、手动、自动或半自动的 3D 结肠腔的"飞越（fly-through）"影像。现在各类 3D 评估和功能性应用已可实现。通常联合 2D 和 3D 图像来进行 CT 结肠成像数据集的分析，应用 2D 或者 3D 图像来发现病变，然后再对照观察（3D 或 2D 图像）以评估所发现病变的特征。

2D 评估

轴位图像

CT 结肠成像获得的数据可采用 2D 轴位图像来评估，无论是在专用的工作站或 PACS 操作台上。这种评估简单易行，不需要进一步评估复杂的 2D 或 3D 重建图像；也不需要额外的硬件或软件，因而也是廉价的方法。

2D 轴位图像是从原始数据中重建的基本标准图像。仅评估从 CT 结肠成像中获得的轴位图像，对于发现较大的息肉（直径≥1cm）具有较高的敏感性

和特异性。通过滚动大量层叠的轴位 CT 图像，整个结肠肠腔可以被连续、逐层地显示。

层厚。0.6~0.75mm 的薄的准直以及 1mm 层厚的重建图像被认为比较好，并被视为目前的标准层厚。重建图像的层厚不应超过 2.5mm。

全屏视图。图像应被放大至全屏尺寸，因为与 CT 结肠成像数据中所包含的全部图像信息总量相比，许多靶结构（例如，测量时直径仅约 1cm 的息肉）会显得太小。

肠腔追踪。在 2D 评估中，所使用的"肠腔追踪"方法是一种标准的技术。肠腔追踪可使观察者全神贯注于单个肠段部分的横断面，通过滚动鼠标沿着充气结肠从一端追踪到另一端（图 3.1）。在评估结肠弯曲部分时应特别注意：因为结肠的上壁和下壁是沿切线位切层，因此会降低息肉的明显性。肠腔追踪可对整个结肠进行连续和系统的评估。

> 应避免为节省时间而试图在单一图像上对多个肠段进行概括性评估，尤其是在冠状位图像上。

靶病灶（≥10mm 的息肉）相对较小，常难以检出，该结构可发生于结肠壁的任何部位，并可位于数据集的任何地方。如检查者未能分别专心检查每一结肠节段，该病灶很容易被遗漏。检查者应忽略第一次 CT 数据集的剩余部分，只需随后在第二步

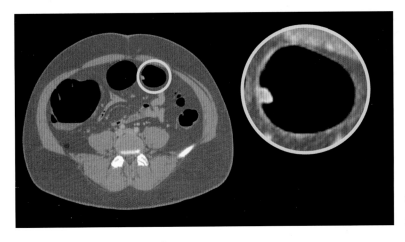

图 3.1 肠腔追踪。肠腔追踪是采用 2D 电影模式从直肠至盲肠连续追踪结肠腔，并总是分别聚焦于单一结肠段的横断面。

重新对其进行评估。

内部结构评估和窗口设置。2D 轴位图像能够从均匀性和密度方面直接评估病变的内部结构。为了获得结肠的细节评估，窗口设置由宽到窄交替地调整是必要的。

CT 结肠成像数据的 2D 解读通常利用 2 个窗口设置：1 个宽窗，类似于经典的肺窗（窗宽：1500HU，窗位：-150HU）及 1 个窄的软组织窗（窗宽：400HU，窗位：10HU）。

宽窗设置。宽窗设置，如肺窗或骨窗（以上推荐的设置介于肺窗和骨窗之间），为肠腔与结肠壁结构之间提供了强烈的对比。这能使图像显示更多的肠壁结构，例如在窄窗设置时不能显示的半月皱襞。因此，利用宽窗设置更有助于发现息肉性病变。然而，对于已检出病变的内部结构的辨别，宽窗设置并不理想。

窄窗设置。软组织窗设置较适合于显示一个病变在组织密度和密度均匀性方面（如软组织密度的

息肉与脂肪瘤或残留粪便的比较）的内部结构。然而，窄窗设置的缺点是会丢失肠壁的细节部分。当设置为窄窗时，薄的半月皱襞或两个邻近结肠肠段的肠壁、小病变及肠周围空气（如肠穿孔）等常常几乎无法区别或很难区别。窄窗设置能较好描绘出那些通常仅表现为肠壁轻度软组织增厚的扁平性病变（图 3.2）。

个体化窗口设置。为了更好地评估 CT 结肠成像上的结肠，必须使整个肠壁成像的同时也显示出肠壁结构的细节和肠壁的厚度以及可能存在的病变。为此，应根据需要调节不同的窗口设置，对任何已检出的病变进行进一步的评估是必不可少的。这有助于检出空气、密度增高区以及脂肪组织。这种窗口调节的选择也影响 2D 息肉手动测量的结果。窄窗使息肉显示变小，而宽窗能显示息肉的真实大小（图 3.3）。

不理想的肠道准备和结肠扩张。尽管这种情况存在某些缺点，但 2D 图像能够用来评估例如从

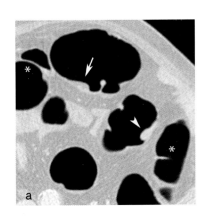
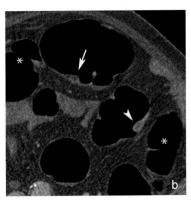

图 3.2 窗口设置和病变辨别。窗口设置对解剖结构显示以及病变辨别的影响。(a)宽窗能很好地显示半月皱襞和肠壁(*)，并很容易检出 2 个息肉：1 个位于横结肠(箭)，另 1 个位于乙状结肠(箭头)。但 2 个息肉的内部结构难以评估。(b)窄窗(软组织窗)造成半月皱襞和肠壁(*)解剖细节的丢失。然而，这一窗口调节可显示横结肠的息肉样病变(箭)为脂肪密度(即脂肪瘤)，乙状结肠的息肉(箭头)为软组织密度。

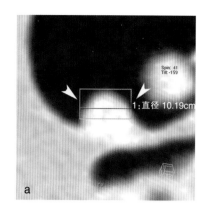
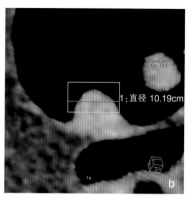

图 3.3　窗口设置和息肉测量。用不正确的窗口设置测量息肉可造成大小分类错误。(a)采用(正确的)宽窗时,测量息肉直径为 11mm(箭头)。(b)当采用软组织窗进行测量时,同一息肉的测量结果明显变小(直径约 9mm),这可导致病灶大小分类错误。

那些有大量残留液体或粪便的患者中获得的不理想的数据组。2D 图像也能对扩张程度较差的肠段进行成像,而 3D 图像则不能。

*俯卧位和仰卧位图像的关系。*同时显示和对照俯卧位与仰卧位的轴位图像能立即判断检出的异常是能移动还是不能移动(图 3.4)。这有助于确定它是附着于肠壁的真实病变还是可移动的假性病变。

2D 多平面重建

除轴位图像外,2D 多平面重建技术(2D-MPR)可从各向同性的数据集中重建出一系列其他平面的图像。大多数工作站带有一个或两个附加的冠状位或矢状位多平面重建图像。

2D-MPR 要解决的主要问题。2D-MPR 的主要作用是解决利用轴位图像进行初步评估时产生的问题。在轴位图像上发现的可疑病变可在相应的冠状位和矢状位图像上进一步评估和辨别其特征。这有助于较容易地将息肉性病变与半月皱襞及复杂的皱褶结构区别开来(图 3.5)。

2D-MPR 和肠腔追踪。在肠腔追踪时,多平面重建也可作为轴位观察的一种补充方法。沿着纵轴进行一个肠段的横断面评估要比解读切线位图像所见更加容易。在切线方向被切层的肠段,更常见到部分容积效应对肠壁的影响。这就是为什么轴位图像不适于评估结肠弯曲的上壁和下壁,以及冠状位图像较少用于评估大肠前壁和后壁的原因。此外,在切线位平面成像的肠段常较大,因而比在轴位截面上更难分析。因此,例如为了评估横结肠弯曲,将轴位图像转换为矢状位图像会更有帮助。这时图像显示的是横结肠垂直于肠腔。

这种评估策略中的一个自动类型是使用一条自动化的中心线的飞越路径来观察结肠。在这种方法中,2D 成像平面是设置成垂直于肠段轴的。

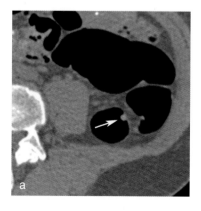
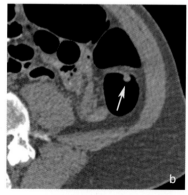

图 3.4　俯卧位和仰卧位扫描在评估无蒂息肉移动性方面的相关性。(a)在俯卧位 2D 轴位图像上,可见降结肠腹侧壁有一个较小的宽基底息肉(箭)。(b)当患者改变体位时,病变没有移动,提示这是一个真的息肉(箭)。通过俯卧位/仰卧位扫描的对照可以同时提高 CT 结肠成像的敏感性和特异性。

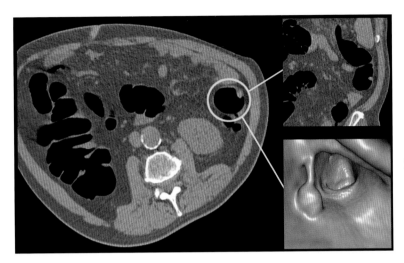

图 3.5　2D/3D 联合评估。通过肠腔追踪在 2D 图像上发现可疑病变后,可以将所发现异常与相应的 MPR 和 3D 图像对照。2D 图像与 3D 腔内视图的相关性增加了诊断信心,并有助于避免误判。因此可确诊一个 1cm 有蒂息肉。

2D 评估的误区

在浏览结肠复杂的解剖结构时,有时会遇到困惑。尤其是患者存在过长结肠或迂曲乙状结肠,以及在结肠弯曲处。另外,在 2D 图像上显示息肉所需要的时间(息肉显示时间)也比在 3D 图像上要短很多。

> 显示 1 个直径 1cm 的息肉可能仅需要几幅图像(最多 10 幅),也就是说,时间相对很短,因此当滚动浏览数据集时很容易将其错过。

另一方面,在 CT 仿真内镜上,除非病灶是隐藏在结肠袋皱褶之后,当一次检查一个肠段时,息肉可以显示好几秒钟(图 3.6)。因此,2D 图像对较小病变的检测率低于 3D 图像,因病变只出现在少数几张图像上并常常被遗漏。

应避免一次性观察多个肠段,尤其是在冠状位图像上。此外,不推荐主要采用冠状位图像进行评估,因为它包含大量切线位切层的肠段。

3D 评估

3D 腔内视图:"仿真结肠镜"

仿真结肠镜是指使用专门软件对结肠进行计算机仿真内镜检查(仿真内镜,3D 腔内检查)的交互技术。与常规结肠镜检查一样,仿真结肠镜可以对大肠进行肠腔内的评估。有的制造商可以提供表面再现技术(surface rendering)或者容积再现技术(volume rendering)用于 3D 重建。

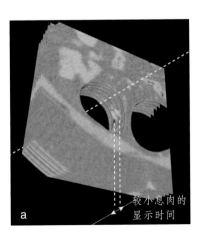
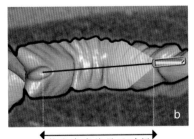

较大息肉的显示时间

较小息肉的显示时间

图 3.6　息肉显示时间。息肉在 2D 电影模式和在仿真结肠镜下的显示时间长度不同。(a)在 2D 电影模式中,该小息肉仅在 2 幅图像上显示。因此,当滚动鼠标浏览 CT 数据集时,仅在 1 秒钟内的几帧图像上可以见到。(b)在 3D 内镜图像上,发生息肉的肠段在读片者的视野中显示的时间达几秒钟。因此,在 3D 图像中较容易检测到息肉。

肠腔内导航。在早期阶段,对 CT 结肠成像数据的导航是非常费时的,并且 3D 重建的质量往往不理想。然而,软件和硬件的发展不断地提高结肠导航的能力,使其更快速便捷,而且 3D 图像也变得越来越清晰。这使仿真内镜逐渐被加入到了具有时间效率的常规检查方法中。

仿真结肠镜现在已经能实时地在计算机工作站上交互进行。大多数产品的结肠导航是自动或半自动的,可采用预先决定或者跟随结肠中心线交替决定导航的路径。这使研究者不仅能交替变换可视化的方向,还能改变仿真内镜的位置。

层厚。高质量 3D 图像的重建需要具有薄层重建的轴位切面(厚<1.5mm)产生的各向同性的数据集。对 16 层或 64 层扫描仪来说,这样的方案现在还符合标准规范。因为层厚的增加,阶梯状伪影也会增加,这会影响图像质量,尤其是 3D 图像。

视角。"仿真内镜"的视角通常是预先设定的,

但大多数情况下也可以调节。习惯的设置为 90°~120°。较小的视角会产生较小的视野,显示较小比例的肠壁表面,但具有更好的放大倍率。较大的视角可以显示更多的表面情况,但也会导致更多的失真(鱼眼效应),因而会妨碍结肠病变的逼真显示(图 3.7)。

对结直肠结构更好的辨别和解读。3D 仿真内镜的一个显著优势是能够在高分辨率的情况下实时地评估结肠,这使得其比 2D 技术更容易显示结肠息肉,尤其是在 2D 图像上不太明显可视的较小病变。2D 图像上显示的结肠的大体解剖结构,如半月皱襞复杂的排列,在 3D 图像上显示得更为详细。在仿真内镜评估一段肠管时,病变在监视器上显示的时间(较长的息肉显示时间)比在 2D 图像上更长。这提高了检测病变的概率。另外,3D 图像显示得更为详细,更易于阅片(图 3.8)。

双向评估。与常规结肠镜检查一样,仿真结肠

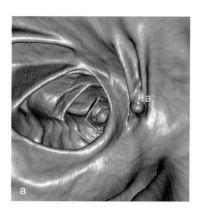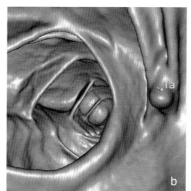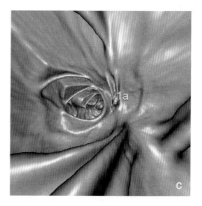

图 3.7 仿真结肠镜的视角改变。"广角"与"远距摄影"视图分别显示升结肠直径 8mm 的无蒂息肉(标示 1a)。(a)仿真内镜通常所用视角(90°~120°的标准设置)。(b)60°视角("远距摄影")能放大息肉,使其更容易识别。然而,部分图像未包括在内。(c)广角视图(>120°)能显示更多的图像,但外周部分的图像会出现变形。

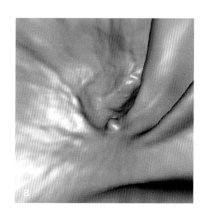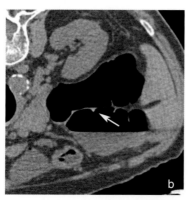

图 3.8 3D 腔内评估能更好识别较小结构。(a)在 3D 腔内视图上评价时,即使是一个直径 3mm 的无蒂息肉也能很容易地识别出来,表现为局限性、圆形的充盈缺损。(b)但在相应的轴位 2D 图像上,微小的软组织密度病变很难识别(箭)。

镜检查有一定的方法学限制。由于结肠的复杂形态和仿真内镜的预定视角，评估时可能会出现盲点，即有些部位仿真内镜无法显示(图3.9)。在这种"盲点"位置的病变是很容易错过的。常见的盲点位于密集的半月皱襞的后方或半月皱襞之间、结肠弯曲的内侧面或直肠远端。

> 从直肠到盲肠(或从盲肠到直肠)的一个单向仿真内镜的飞越将只能显示80%的肠黏膜。因此，当息肉位于半月皱襞之后或在直肠远端时可能会被漏诊。

双向即顺行和逆行操作仿真内镜(图3.10)可以将肠黏膜的显示率从约80%提高到95%以上。其余5%的结肠黏膜，包括那些甚至在双向飞越时仍不能显示的结肠黏膜，通常位于拥挤的结肠袋皱襞和结肠弯曲的内侧面(图3.11)。如果将3D仿真内镜检查作为主要检查方法，双向评估是硬性规定必须采用的。这就是为什么3D阅片比较耗时。

2D图像的相关性。应用于仿真内镜的标准图像只显示一个病变的三维重建表面，没有提供病变

内部结构或衰减特性的信息，所以标准3D图像不能用于鉴别息肉样粪便、标记的粪便或息肉。由于这一原因，3D腔内视图的特异性较低，并且在仅有3D评估的情况下其假阳性率较高。因此，为了正确解读在3D图像上发现的可疑结果，与2D图像上的表现相关联非常有必要(图3.12)。在3D图像上识

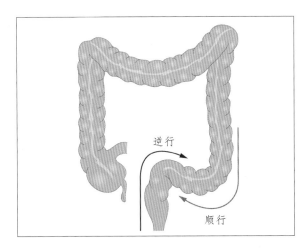

图 3.10 方向的定义。"顺行"和"逆行"的术语与结肠蠕动的方向有关。

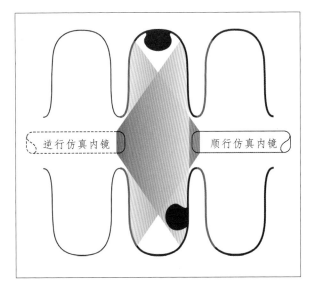

图 3.11 3D仿真内镜顺行和逆行评估的必要性和局限性。在双向的3D腔内评估中，位于结肠袋皱襞上的红色息肉是可视的；但单纯顺行仿真内镜评估时不能显示。即使应用双向评估，结肠内镜仍然会有一些小的盲点；如在结肠段未扩张的情况下，位于两个深结肠袋皱襞之间黑暗处的息肉，仍然可能会被漏诊。

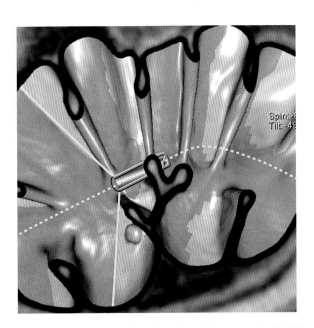

图 3.9 单向3D腔内评估中的盲点。利用3D工具(黏膜着色)将仿真结肠镜无法显示的黏膜表面标记以颜色(此处标为粉红色)。位于皱襞后面的息肉，是这些盲点中的一个。

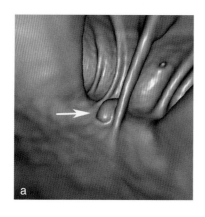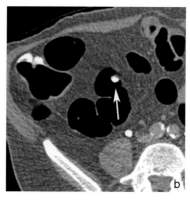

图 3.12　为何 2D 图像对显示病变特征是必要的。(a)3D 腔内视图显示一个息肉样充盈缺损,但不能在 3D 图像上进一步识别其特征(箭)。(b)相应的轴位 2D 图像描绘其为高密度结构, 并识别其为被标记的残留粪便物(箭)。

别标记的粪便的方法将在第 4 章中描述。

俯卧位与仰卧位的相关性。同时显示俯卧位和仰卧位的 3D 或 2D 图像对于确定 3D 图像上发现的病变的移动性是必要的,即病灶是否随患者体位改变而移动。

选择有益的应用。作为初步的评估,3D 腔内评估特别适合于在一个已彻底清洗和充分扩张的肠腔内检测肠息肉。在这些条件下,它也是一种很省时的评估方法。然而,对于病变复杂的患者,或者检查前肠道准备不佳、肠腔内还残留大量粪便或液体,或肠道扩张不充分的患者,将 3D 仿真内镜作为对肠管的主要评估方法实际上不是切实可行的。大量的残留粪便或标记的粪便和液体会使一个已知或可疑的 3D 充盈缺损与 2D 相关性的解释耗费大量时间。残留的粪便和液体也可以掩盖大部分肠壁,从而遮掩其在 3D 腔内视图上的表现。因此,如果肠道清洁不良,2D 成像是更加可行的选择。在肠道扩张不充分需要观察肠壁增厚的征象时,应该使用 2D 图像检查。

进行评估

基本的 2D 评估

在基本的 2D 评估中,横断面 2D 图像被用作检测结肠病变的主要工具。CT 结肠成像数据的基本 2D 评估理想上是在放大或全屏的视图上完成的。如果 CT 结肠成像工作站支持, 应同时显示相应的俯卧位和仰卧位图像。在理想情况下,2D 多平面重建和 3D 图像的快速对照关联应该也是可行的。

利用肠腔追踪方法,2D 评估从仰卧位扫描的直肠开始进行。但只有扩张的结肠才能从直肠一直延续追踪至盲肠。阅片者应一直集中注意力于单个肠段的横断面。位于切线位或斜切位的肠段部分,无论是肠管的前壁还是后壁都必须仔细评估(图 3.13)。矢状位图像也可能有助于评估横结肠。应特别注意任何呈软组织密度的局限性肠壁增厚区。如果发现可疑的腔内病变,应将 2D 多平面重建与相应的 3D 重建图像相互对照,以进一步评估病变的 3D 形态和 2D 内部结构。

下一步工作是,结合在补充位置(俯卧位)上的

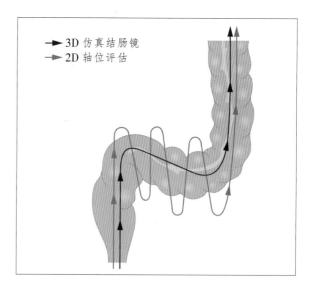

图 3.13　2D 与 3D 图像评估的区别。在 3D 仿真内镜中,仿真摄像头沿着结肠腔的一个中心线(红色路径)通过,而在 2D(电影模式)图像中,当观察肠襞、肠曲和切线位切层的肠段时,必须前后滚动鼠标才能显示肠壁的所有部分(蓝色路径)。

表现,评估所发现的可疑病变是否具有移动性。在完成仰卧位扫描图像的评估后,以同样的方式对俯卧位扫描图像进行评估。标记已辨认的病变,并测量每一处病变的最大直径。在完成对结肠俯卧位和仰卧位图像的评估后,应再次进行结肠外病变的数据组评估。2D 方法评估要比 3D 评估更省时。

基本的 3D 评估

在基本的 3D 评估中,仿真内镜被用作发现息肉的主要工具。

评估从仰卧位扫描时的直肠开始。这种结肠仿真内镜是在逆行方向下,从直肠一直到盲肠不断地移动进行的。任何塌陷的肠段都可在 2D 图像上仔细地进行评估;然后采用 3D 图像继续对下一段(邻近段)扩张的肠段进行评价。随后,为了更好地观察半月皱襞后面的区域,从盲肠到直肠进行完全顺行方向的 3D 内镜评估。仔细观察盲肠端及直肠远端尤为重要,因为这些部位在改变内镜方向时经常检查得很马虎或根本未予检查(图 3.14)。因此,对每例患者,当内镜在盲肠转向时,应仔细对回盲瓣加以识别和检查,因为这一部位也可能是炎症或肿瘤性病变的好发部位(见第 4 章,"回盲部病变",第 131 页)。此外,应确保对整个结肠已全部进行了评估,因为盲肠位置异常也时有发生。在评估过程中,应特别注意局限性息肉样充盈缺损以及任何肠壁的不规则。如果发现了可疑病变,必须要用 2D 图像来评价其内部结构。

在完成仰卧位扫描图像的评估后,对整个俯卧位数据也应该进行双向评估。对于发现的任何病变都应进行数字标记和测量,并注意病变的形式(形态)和位置是否保持不变。在进行 3D 评价时,对仰卧位扫描的 2D 图像进行简单的评估也有助于避免遗漏任何轻度的肠壁增厚或肠管周围反应。在结肠评估完成后,其余的 CT 数据被用于结肠外病变的评估。

联合 2D/3D 评估是最佳实践

> !
>
> 2D 和 3D 评估方法是互补的,每一种方法提供的信息都能补充另外一种方法所提供的信息。因此,不建议仅仅基于单一的 2D 图像或 3D 仿真结肠镜来评估结肠。

联合使用 2D 和 3D 评估可以比单独使用其中一种方法获得更高的敏感性和特异性。

在联合评估过程中,可以采用轴位或多平面 2D 图像或 3D 重建来进行 CT 结肠成像数据的基本评估。哪一种方法更适合基本评估仍有待探讨,但无论使用哪一种方法,另外一种方法也应该有助于改进对可疑表现的评估质量。

根据欧洲胃肠道和腹部放射学会(ESGAR)(Neri 等,2012)的共识,CT 结肠成像数据应联合应用 3D 和 2D 图像进行分析。方法的选择将遵循检查者的经验和偏好以及可应用的软件(表 3.1)。总的来说,基本的 2D 评估可能会更加快捷。

何时使用何种评估策略

对于怎样才是理想的评估策略尚未达成共识。

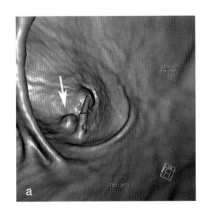
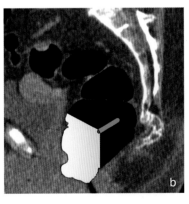

图 3.14　顺行观察直肠远端。从直肠头侧观察到肛直肠交界处。(a)紧邻直肠肛管的无蒂息肉只能在顺行评估时被发现(箭)。这种病变在逆行评估时会漏诊。(b)矢状位 2D 图像显示仿真结肠镜的位置指向靠近肛缘腹侧直肠壁的息肉。

表 3.1　CT 结肠成像数据分析的 ESGAR 共识

阅片模式(评估)	CT 结肠成像数据应联合 3D 和 2D 图像进行解读
	2D 或 3D 图像都被选择来进行初步评估，而相应的备选图像则作为补充
	选择哪一种方法将依据检查者的经验和偏好以及可用的软件
	假设阅片者曾接受过常规 2D 和 3D 图像的充分训练，并意识到其他数据显示可能会引起失真时，其他高级的 3D 视图选项(如虚拟解剖、全景图、文件图等)都是可行的备选方法
病变测量	应在能最佳显示病变尺寸的平面上，对病变的最大直径进行测量，假如存在蒂应将蒂除外，并报告其位置(肠段)
	可以使用 2D(理想情况下应采用宽窗，如窗宽：1500，窗位：−150)和(或)3D 图像对直径进行测量。阅片者应该知道 3D 图像上的测量有时可能是不可靠的

Source：Neri et al.，2012.

重要的是每一个研究者使用其最有经验的系统。然而，在某些情况下，特定的评估策略具有一定优势(表 3.2)。

　　肠腔清洁良好且结肠充分扩张(有或无粪便标记)。当肠腔清洁很彻底并充分扩张时，可以选用省时的 3D 仿真内镜作为基本的评估方法以替代 2D 方法。如果肠腔已彻底清洗，耗时的 2D 图像对照以及俯卧位与仰卧位之间的对照并不太需要，通常只用于有真正的病变时。尤其是对于做筛查的无症状患者，初步的 3D 仿真内镜就可以获得非常满意

表 3.2　2D 或 3D 作为初步评估方法的选择取决于结肠的显示情况

显示情况	基本评估方法
肠腔清洁良好并充分扩张	3D
复杂病变	2D
大量粪便/液体残留	2D
肠道准备不充分	2D
肠腔扩张不充分	2D

的结果。

　　复杂病变。对于复杂病变的评估，比如进展期结肠癌或广泛的炎症后狭窄，使用 2D 作为基本评估方法往往更有效。2D 图像可以提供肠壁增厚、肠壁结构以及任何周围反应的有关信息。通常而言，累及肠管一长段的肠壁中度增厚几乎不能在 3D 图像上显示出来，而在 2D 图像上则可以很容易地被发现。附加的 3D 图像仅可以提供表面形态的信息。

　　大量液体残留。除了提供病变的结构信息外，2D 图像还能对残留大量液体的肠段进行评估。在使用粪便标记时，由于病变与周围液体的对比度增加，被遮盖的病变仍然可能被检测出来(图 3.15)。如果不使用数字减影技术，这些病变在常规的 3D 图像上不会被显示出来。

　　粪便标记的残留粪便或肠道准备不充分。2D 图像也被建议用于评估清洁欠佳的肠道。3D 评估通常不被推荐，因为后者的评估需要有许多 3D 与 2D 图像的相关性信息。这种信息通常是不能评估中、小息肉的。但是，大的息肉和肿瘤还是可以被发

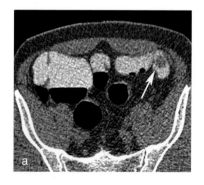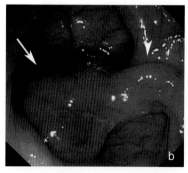

图 3.15　大量液体残留。粪便标记有助于评估残留大量液体的结肠。(a)患者俯卧位的轴位 2D 图像显示一个 2.5cm 的软组织密度充盈缺损影被标记的高密度液体遮盖(箭)。(b)在光学结肠镜检查时，这一充盈缺损相当于一个大的有蒂息肉(箭头：蒂；箭：息肉头部)。

现的,即使是在有大量残留的肠内容物存在,尤其是在使用粪便标记后(图 3.16)。

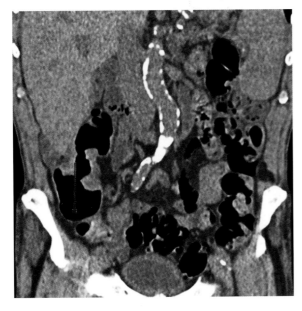

图 3.16 不充分的肠道准备。患升结肠癌的多病变患者。即使有大量未标记的残留粪便,这一冠状位 2D 图像仍显示升结肠有一环周狭窄性肿瘤(红色标记)。在这种情况下,息肉也不难被发现。

不充分的扩张。未充分扩张的肠段必须非常仔细地在 2D 图像上进行评估,并且采用窄窗设置最为理想。应仔细寻找软组织肿块以及肠周改变,例如,脂肪组织浸润就可能是病理过程的一种指征。另外,这些未很好扩张的肠段都应该再进行一次扫描,给予更细致的评估(这时也许有问题的肠段会显示较好扩张)。

评估时间。为评估 CT 结肠成像数据提供一个可参考的评估时间几乎是不可能的。

• 一般情况下,以 2D 分析为主补充 3D 分析来解决问题的方案要比以 3D 分析为主再补充 2D 分析对所发现问题进行定性更加具有时间效率。

• 评估时间取决于真息肉和假阳性病变的数量、检查的质量以及检查者的经验。

• 有多发性结肠息肉或癌的患者比无任何发现的正常结肠需要更长的评估时间。

• 当检查准备质量不理想(肠道粪便残留和扩张不佳)时,评估所需时间较长。

• 随着放射科医师 CT 结肠成像经验的增加,评估时间会缩短。

(李芳倩 译)

第 2 节 3D 应用

除了 3D 虚拟内镜检查,其他各种 3D 应用程序均可用于辅助评估。一种被称为“3D 工具”的程序可用于区分“附加的 3D 投影”与功能性 3D 应用。附加的 3D 投影可以提供额外的 3D 视图,以进一步评估被检测到的病变。3D 工具可用于优化 3D 评估,例如,在 3D 图像上突出结构信息和描绘盲点。特别令人感兴趣的一点是,所谓高级 3D 可视化技术(称为 3D“全景”或“虚拟解剖”视图)的发展可用于对结肠进行更具有时间-效率性的评估。

附加 3D 投影

除了虚拟内镜 3D 视图,现代计算机工作站还包含不同软件制造商提供的一系列各具特色的 3D 成像技术。例如,它们可提供结肠的全景视图或组合的 2D/3D 解决方案以及 3D 靶视图 (一个被选中的感兴趣容积的靶 3D 视图)。一般来说,这些视图不用于结肠的初步评估,但可能有助于任何检测到的病变的进一步分析和解读、用于文档和报告以及将结果传达给送检医师。

全景视图(3D 图)

结肠的全景视图可提供整个扩张结肠的外部概观。几乎所有工作站都有这种功能。整个充满气体的结肠全景视图有两种选择:不透明的“投影”图像(“管腔内空气投影被消除”)或半透明的双重对比视图(组织转换投影,TTP)。CT 数据中结肠的周围结构不再重现。"投影"视图提供了类似于常规结肠单对比成像的不透明图像。半透明双对比视图则类似于双重对比钡剂成像。这些视图不适用于数据的初步评估(图 3.17)。虽然较大的息肉和导致狭窄的肿瘤通常都能很好地显示,但如果存在较小的腔内结构,小腔内结构常显示不充分。全景视图尤其适用于评估结肠解剖和狭窄程度,可以提供结肠段长度和位置的明确概观。检测到的病变标记可以叠加在图像上,以记录其在结肠中的确切位置,这就是为什么这些视图通常被称为"3D 图"。用这种方法,全景视图还可为内镜医师或外科医师提供有用的"路线图",并且应该附加在放射科医师的报告中,使得内镜检查或手术期间更容易发现病变。

2D/3D 组合视图

2D/3D 组合视图是一种混合视图,除了腔内视图外,在同一图像上还给出了腔外周围结构的 2D 表现。这种图像适用于对可疑发现的附加分析,但不能替代标准的 2D 评估。这些视图特别适用于证实诊断的目的(图 3.18)。混合视图的变异是"非变形二分割视图",它被用于 3D 数据分析(见下文"高级 3D 可视化技术")。

3D 靶视图

3D 靶视图或聚焦视图可用于对 CT 结肠成像数据集中感兴趣的子体积的细节性分析。目标病变位于子体积的中心。围绕有病变的子体积周围

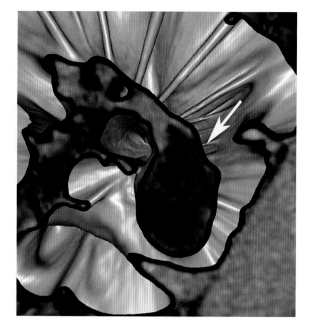

图 3.18 脂肪瘤的 2D/3D 组合视图。这种混合视图可在 3D 腔内视图一侧显示典型的脂肪瘤均匀性和相当于脂肪低密度的内部结构。

的结构,例如内脏或部分肠壁,是不显示的。这使得医师可更好地观察病变,并且如果需要,可从比腔内视图更远的距离进行评估(图 3.19)。

3D 工具

3D 工具用于优化 3D 评估。例如,它们能将结构信息集成到 3D 视图上,或者展示盲点。总之,它们允许在 3D 视图上展示通常需要放射科医师切换到 2D 视图才能获取的额外信息。

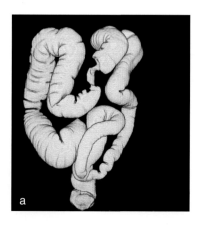
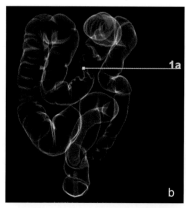

图 3.17 全景 3D 视图(3D 图)。病理损害的总体视图。(a)不透明的全景 3D 视图清楚显示位于横结肠内环周狭窄性肿瘤。(b)半透明全景 3D 视图,类似于双重对比钡剂灌肠的外观,可为送检医师清楚地标记出肿瘤(1a)。

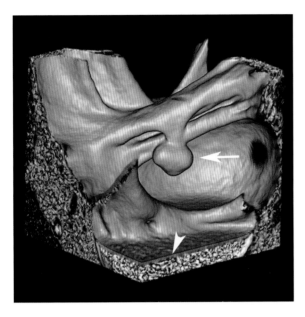

图 3.19　3D 靶视图。该视图对于 CT 数据集中子体积的详细评估非常有用。位于弯曲肠段中难以显示的有蒂息肉(箭)可以不受阻挡地投影出来。由于粪便标记(箭头)，液平面显示为白色。

电子标记

当使用粪便标记时，3D 视图上显示的标记粪便的密度增加不明显。电子标记给不同的密度值分配颜色。然后将颜色信息显示在 3D 腔内视图上，以改善被标记的残留粪便与息肉之间的区别(图 3.20)。

数字减影——电子清洁

被标记粪便和液体的数字减影是可代替电子标记的另一种方法。如果残留的粪便和液体通过口服对比剂获得充分的(即均匀的)标记，可基于它们的高密度，通过阈值化方法，用电子方式从数据集中被减去。这种技术被称为"电子清洁"或"数字粪便减影"。如果与使用泻剂的标准肠道准备方法组合进行粪便标记，该方法易于使用。对于不使用泻剂作为唯一肠道清洁方法的粪便标记患者，其在数字减影的可行性方面的数据有限。

一些市面上有售的工作站包括允许数字化"去除"均匀标记的粪便或液体的软件算法。这项技术旨在改进粪便标记数据集的初步 3D 评估，特别是如果它们包含有大量的残留标记液体，这会使没有粪便减影的 3D 评估受到影响(图 3.21)。

伪影。电子清洁方法的缺点是，从数据集中减去高密度体素可能会引起导致错误解读的伪影。因此，应谨慎使用这些技术，并充分了解可能出现的伪影。必须确保真正的结肠病变不会从数据集中被去除，以及正常结构不会模糊或被视为潜在的病理发现。例如，在减影之后，气-液平面处的部分容积效应可以在 2D 和 3D 视图上产生容易识别的线性伪影(图 3.22)。此外，气-液平面处的部分容积效应，或者来自腔内液体的主动运动或移动，也可能引起息肉样或异常的伪影。由于液体和粪便的不充

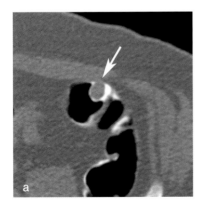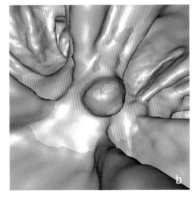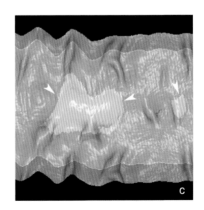

图 3.20　粪便标记中残留对比剂的电子标记。(a)有粪便标记的轴位 2D 图像显示降结肠(箭)前壁上有一个软组织密度的息肉，部分被高密度的标记残留粪便包围。(b)虚拟结肠镜中残留粪便的电子标记。圆形息肉容易识别。在 3D 视图中，围绕着息肉的残留标记粪便被染成绿色。息肉表面上的小绿色斑点是被标记材料轻微涂覆形成的。(c)虚拟解剖(标本)中的电子标记。较亮的区域是残留的标记液体(箭头)。

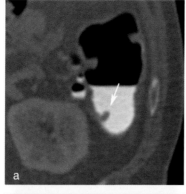 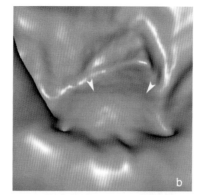

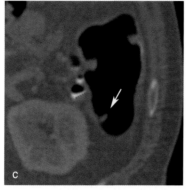 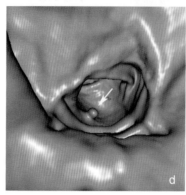

图 3.21　标记的粪便和液体的数字减影("电子清洁")。(a)轴位 2D 图像显示一个典型的被高密度的标记液体包围的均匀性软组织密度的有蒂息肉(箭)。(b)该肠段的相应腔内视图仅显示一液体平面(箭头)。在 3D 图像上无法评估掩盖在这个液体平面以下的结构。(c)应用数字减影,标记液体从轴位 2D 图像中被移除后,息肉被显示出来(箭)。(d)在被标记的残留液体被数字减影后,有蒂息肉(箭)在 3D 视图上也可观察到。在气-液平面处的结肠壁上存在小的线性伪影。

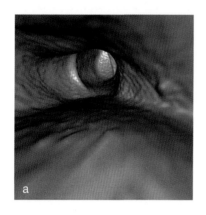 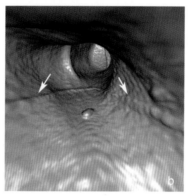

图 3.22　被标记的肠内容物在数字减影后的线性伪影。(a)数字减影前,虚拟结肠镜显示气-液平面。(b)被标记液体数字减影后,气-液平面(箭)处可见一典型的线性伪影,不应误认为是病变。注意被掩盖的无蒂小息肉也变得可见。

分标记,或者存在小气泡而导致不彻底的电子减影,可以产生类似息肉样病变和肿瘤的伪影。这种假性病灶的形态在相应的未减影的 2D 俯卧位/仰卧位图像上是容易识别的(图 3.23)。当使用减影技术时,为了避免错误解读,原始的、未减影的数据集必须始终保留以备有疑问时查询。

电子清洁技术的潜在用处目前还受许多相关伪影以及解读它们需要额外时间的限制。因此,这些方法还无法完全应用于日常实践,并且现在大多数专家并不完全依赖于电子清洁。

用"黏膜着色"描绘盲点

在 3D 虚拟内镜评估中,"黏膜着色"是指一种可用于识别虚拟相机未显示的结肠黏膜区域(未见区域或"盲点")的软件算法。即使使用双向评估,也有 3%~5% 的结肠表面是不能显示的。因此,位于结肠黏膜的这些区域中的病变可能会被遗漏。通过使用这种技术,这些未能显示的区域在全景视图上和在 3D 腔内视图上的 3D 数据集中以彩色显示出来("黏膜着色")。在双向评估之后,这些区域可以逐

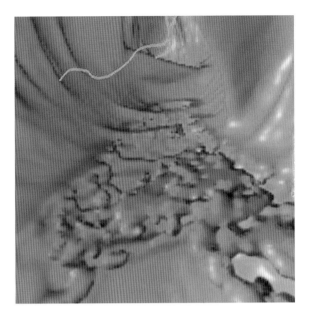

图 3.23　未充分标记的粪便造成不完全的数字减影。在数字减影后,3D 腔内视图显示,由于未被对比剂充分标记的残留粪便引起形状各异的充盈缺损。

段地观察和评估。在完全双向评估后,盲点的逐步评价可使几乎 100% 的肠表面可视化(图 3.24)。

半透明再现

　　CT 结肠成像数据集的主要 3D 评估的一部分涉及在 3D 视图上检测到的可疑病变与 2D 视图相关联的问题。虽然这个步骤对于解读发现是必要的,但通常非常耗时。

　　密度和均匀性。半透明再现是一种软件工具,通过对病变的密度(HU 值)进行颜色编码(图 3.25),提供在 3D 视图上关于可疑发现的内部结构和密度的信息,并将这些颜色覆盖在腔内图像上。根据衰减递增顺序, 结肠壁和结肠的发现依次显示为蓝色、绿色、红色或白色:如显示为蓝色和绿色表示低密度衰减区(如空气或脂肪),而红色表示中等密度衰减区(软组织),白色表示高密度衰减区(被标记的残留物)。颜色反映病变的放射密度,而彩色的均匀性提示放射科医师关于病变的内部结构。通过将病变内部结构的信息添加到 3D 视图上, 软件工具可减少所需的 2D/3D 相关数量。目的是使高密度假性病灶(标记的病变)或具有不均匀性的含气结构(例如残留粪便)在 3D 图像上即可识别,而无需借助于 2D 视图。

　　有效性。半透明再现的益处尚未通过研究证实。然而, 有理由假设它将不会完全替代 2D 相关性。因此,在我们的经验中,其主要优点不是它证实真正息肉的能力,而是清楚地辨认明显的假性病灶(例如,标记的残留粪便)或脂肪瘤,从而减少所需的 2D 相关数量。

　　息肉样病变的鉴别。在半透明再现图像上,结肠直肠息肉呈一有均匀性红色中心的同心环,可以因息肉的大小和形状而呈现不同大小 (图 3.26a)。边缘通常由内向外由绿色变为微红。半透明再现无法区分增生性与腺瘤性息肉。在有蒂息肉中,茎与息肉头部一样被色彩编码,并且根据其直径可以表现为类似于息肉头的颜色编码。

　　粪便。应用 3D 半透明再现只可能根据不均匀的结构及粪便中存在的微小气泡对粪便和息肉进行鉴别。粪便可以通过不均匀的颜色纹理伴含小的气泡描绘为小的、蓝色、局限性的圆形结构来识

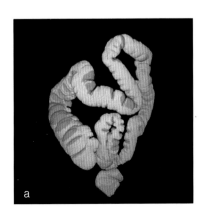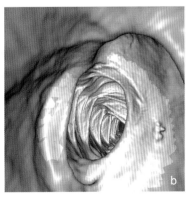

图 3.24　盲点的色彩增强;黏膜着色。(a)在全景 3D 视图上,虚拟内镜未能显示的区域被黏膜着色标记为粉红色。(b)双向 3D 评估后,剩余的盲点可在相应的 3D 腔内视图上逐个予以评估。

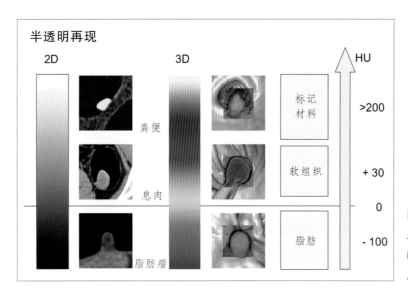

图 3.25　用于半透明再现的颜色编码。不同息肉样结肠病变的 2D 和颜色编码 3D 视图的比较。在 3D 视图中,标记材料显示为白色,息肉显示为红色,脂肪瘤显示为绿色。

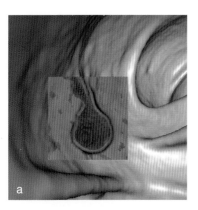
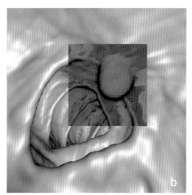
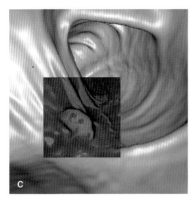
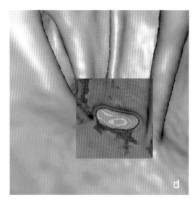

图 3.26　半透明再现。这种技术使用颜色编码来显示一充盈缺损的内部密度和结构。(a)如 2D 图像上所示,一个息肉根据其软组织密度被均匀地编码为红色。(b)脂肪瘤的脂肪密度被编码为绿色。(c)无粪便标记的残留粪便在 2D 图像上呈不均匀的密度,因此编码不均匀。(d)标记的残留粪便在 2D 图像上呈高密度,因此编码为白色。

别(图 3.26c)。

　　标记的残留粪便。由于其高密度,应用半透明再现易于识别标记的残留粪便(图 3.26d)。在 3D 视图中,白色表示至少为 200HU 的密度水平。在 3D 半透明再现图像上,标记的粪便显示为白色,因此易于与息肉的红色"软组织密度"着色区别。

　　脂肪瘤。对应于其低密度的内部结构,脂肪瘤

在半透明再现图像上表现为均匀的绿-蓝色,容易识别(图 3.26b)。

　　嵌顿憩室。被残留粪便嵌顿的憩室在 3D 视图上可以酷似息肉样病变。在半透明再现图像上,它们显示为不均匀着色伴内部一些密度增高区,例如残留钡剂和粪便以及其他密度减低区如空气。

高级 3D 可视化技术

通过 CT 结肠成像方法的 3D 虚拟内镜可模拟常规结肠镜检查，但常规结肠镜检查有一定的方法学限制。由于结肠的复杂解剖，其在光学结肠镜检查时不能总是完全显示。最常被隐蔽的区域是在密集的结肠袋皱襞之后或之间。虽然虚拟结肠镜检查不同于常规结肠镜检查，除了顺行检查之外，还可以进行完整的逆行评估，但是即使双向评估仍然可能出现盲点，其可视化是次优的。此外，双向评估非常耗时。然而，由于通常在 CT 结肠成像期间可使用各向同性多层 CT 数据集，所以除了 3D 虚拟内镜视图之外，还可以创建更多非常规的 3D 可视化视图。这些先进技术使得观察到的结肠表面积比常规 3D 内镜视图所显示的更大，从而增加每一时间单位的表面可视度。理论上，这将消除 3D 评估中逆行飞越的必要性，因为其包括盲点的可视化，使得 3D 评估更加节省时间。另外，还应提高盲区中其他可视性较差的病变的可检测性。

目前，高级 3D 显示包括"虚拟解剖"（例如 GE，飞利浦）、"全景"（西门子）、"展开立方体"（飞利浦）和"未变形二分割"视图（例如 Rendoscopy）。这些 3D 视图可能比常规 3D 技术更节省时间，因为它们通常能够进行单向 3D 评估。

展开的立方体视图

在展开的立方体视图中，结肠的内部以立方体的形式显示。立方体的 6 个表面对应于结肠的 6 个面。因此，立方体的侧壁是结肠的侧视图，前壁是前视图，后壁是后视图。每个视图在一个平面上像一个立方体样展开，并显示在监视器上（图 3.27）。当移动虚拟结肠镜时，前视图显示出正常的 3D 虚拟结肠镜检查图像，而侧视图中的肠壁在一个 90°的角度可视化显示，并且同时在后视图中显示出逆行图像。在展开的立方体视图中的变形程度是相对低的（图 3.28）。

全景视图

全景视图是展开立方体视图的变异，其中侧视图（立方体的侧壁）在边缘处以梯形结构连接。这确保了从一个侧视图到下一个侧视图的连续切换。与此不同，后视图是独立展现的，其肠道皱襞的后侧由软件展开，并且显示在梯形侧视图的边缘（图 3.29）。在监视器屏幕上，该视图表现为一个类似正方形或圆盘的平面，旨在减少立方体侧面之间的不连续性，并更好地利用可用的监视器表面。然而，一般来说，当在正方形监视器上展示时，该梯形形状与逆行视图同时展示时会导致变形。变形在边缘处最大，并朝向中心减小。

目前，这两种成像选择（展开的立方体视图和全景视图）的实用性只来自少量研究的结果。到目前为止，结果表明相同诊断敏感性的评估时间显著减少。

虚拟解剖:Filet 视图

在虚拟解剖中，结肠被沿其纵向轴线切开并在

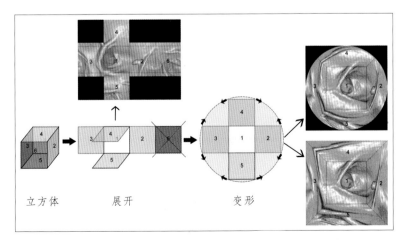

立方体　　　展开　　　　变形

图 3.27　展开的立方体视图与全景视图。在展开的立方体视图（上图）中，顺行和逆行视图，以及四个侧视图在一个平面中展开，犹如展开的立方体。在全景视图中，立方体的后侧被去除，并且结肠的侧壁在边缘处以梯形形状连接。结肠腔的后部显示在梯形侧视图的边缘。这两个视图中，一个半月皱襞后面的有蒂息肉在单向 3D 评估中变得可见。

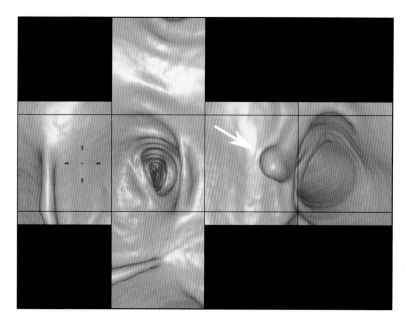

图 3.28   展开的立方体视图。该视图能够在单向 3D 评估中使整个结肠壁完全可视化。此处，展开的立方体视图显示了位于皱襞后面盲点(箭)中的 9mm 无蒂息肉。注意变形程度不大。

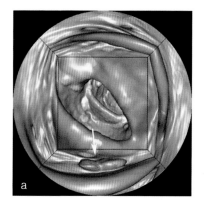
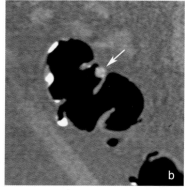

图 3.29   全景视图。(a)图像边缘隐藏在两个半月皱襞之间的盲点中的一个无蒂息肉(箭)。病变在正常单向虚拟结肠镜检查中是不可见的。注意图像边缘皱襞和息肉的显著变形。(b)冠状位 2D 图像显示两个皱襞之间的息肉(箭)。

一个平面中展开,看似被切除的结肠解剖标本的图像。结肠的整个内表面因此被打开,并给观察者呈现一个边缘处重叠的平坦表面(图 3.30)。变形来源于 CT 数据集中结肠的拆开和展平。这在扩张不良的肠段和结肠弯曲处最明显。它可以影响正常解剖结构以及结肠病变的显示。

有一种虚拟解剖显示类型被称为 "Filet 视图" (Philips Healthcare,荷兰,贝斯特)。不同于"硬性规定的"逐段视图,而是利用鼠标使结肠在监视器屏幕上连续移动。切开的结肠被虚拟地拉过一管道,从而可从不同角度观察黏膜表面。这使得结肠袋皱襞和位于皱襞之间的任何病变都能够更好地显示(图 3.31)。

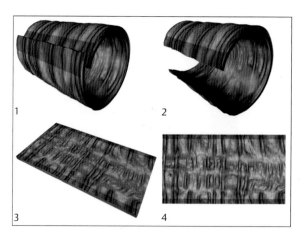

图 3.30   结肠虚拟解剖。结肠沿纵向切开(1),并打开成为一个平面(2)。沿着边缘的暗条(3)显示出重叠区域,它确保结肠的整个环周基本上都能被显示。展现给研究者的结肠视图(4)。

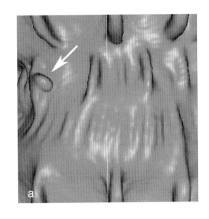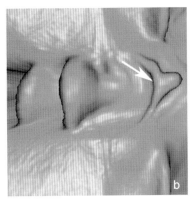

图 3.31　虚拟解剖——Filet 视图。沿着结肠表面的动态视图,Filet 视图能够从各个角度评估半月皱襞的前面和后面。因此,在该 3D 模式中,实际上息肉的检测不依赖于其位置。(a)半月皱襞的前面(箭)。(b)半月皱襞的后面(箭)。

无变形的二分割视图

在无变形的二分割视图(Rendoscopy AG,德国,慕尼黑)中,结肠被沿着纵向轴线切开并分成 2 个半图。然后将 2 个半图彼此相对地放置在镜像中。在 2 个半图上的 3D 肠壁结构显示没有任何变形(图 3.32)。

实用性

由 3D 结构展平为平面图像,或通过改变虚拟摄像机角度引起的黏膜表面图像的放大也具有某些缺点。腔内解剖变得扭曲,特别是在结肠弯曲和扩张不良的肠段(图 3.33)。

立方体视图。在全景视图中,3D 腔内视野的边缘处的变形程度最大。然而,这也是显示附加逆行视图和盲点的地方。位于此处的病变可能会被扭曲,使其难以鉴别。

另外,位于图像边缘的腔内病变呈现给观察者的时间长度要比顺行/逆行评价中短得多,因为这些区域仅在图像的边缘处被短暂地显示。这也可能影响检测率。

在展开的立方体视图中,变形较少。由于完整的逆行视图,在单向评估时病变可显示更长的时间。然而,这明显增加了每单位时间必须评估的结肠的表面积。

虚拟解剖。在这里讨论的所有方法中,虚拟解剖可能是最清晰和最有前途的结肠可视化模式。其允许对结肠进行单向的、有时间效率的评估,而不降低其敏感性。这已经由最近的病例研究证实。Kim 等人的工作组实现了读取时间的显著减少,从标准

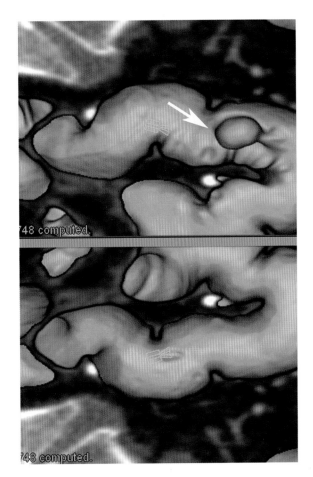

图 3.32　未变形的二分割视图。乙状结肠被沿纵轴展开,显示出一个有蒂息肉(箭)。2 个半图的显示均未变形。

2D 分析的约 14 分钟减少到使用虚拟解剖的仅 9 分钟,对临床上显著病变的检测有着几乎相同的敏感性(>6mm 息肉的检测率为 77% 比 69%)。虚拟解剖目前被认为是一个有潜力的替代方案,可代替初级标准的虚拟结肠镜检查和初步 2D 评估。

结论。众所周知,人类的视觉系统对图像中心

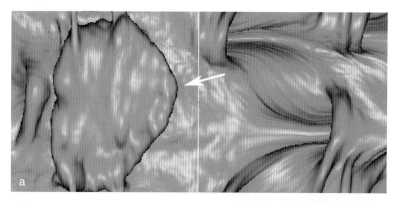

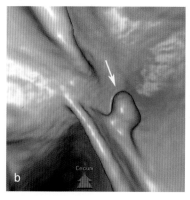
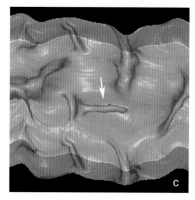

图 3.33　虚拟解剖中的解剖变形。(a)一个半圆形肿瘤(箭)呈扁平状外观;需要 2D 图像来获得关于肿瘤形态的信息。在图像的右侧,结肠弯曲处的肠壁显著变形。(b)另 1 例患者,结肠袋皱襞后面可见一个 8mm 有蒂息肉(箭)。(c)在虚拟解剖视图中,病变显示充分,但显著变形且被拉长(箭)。

的感知性比周围更好。因此可知,显示包含有图像周围额外信息的较大结肠表面区域的图像可能会影响评估的准确性。研究者必须熟悉这些 3D 视图的使用和具体特征,以便有效地使用它们。为了可靠地检测所谓问题区域(深结肠袋、半月皱襞、弯曲等)中的病变,必须承认每一种技术都有其本身的学习曲线并需要特定的训练。

此外,高级 3D 可视化技术的应用也可能会随时产生大量需要解读的图像信息。较大程度的变形以及图像信息量增加可能对检测率有负面影响。到目前为止,只有少数回顾性研究对此进行了调查,结果显示,所需解读时间显著减少,而病变检出率并未显著降低,但仍需要更大量的前瞻性研究,特别是这些技术在筛选中的应用。因此,目前这些方法应该被认为是补充技术,而不是用来替代传统的 3D 虚拟内镜 (这是迄今为止在大型研究中唯一被证实有效的 3D 评估技术)。

(李雯莉　译)

第 3 节　息肉测量

息肉的正确测量标准

CT 结肠成像上发现的息肉通常按大小分为小息肉(直径<6mm)、中等息肉(直径 6~9mm)和大息肉(直径≥10mm)。直径>3cm 的息肉病变被定义为结肠肿瘤。

在 CT 结肠成像上正确测量结直肠息肉很重要,因为一个病灶的大小与癌的风险以及许多包括患者管理在内的其他因素是相关的。这种相关性在"结肠成像报告和数据系统(CRADS)"中受到特别关注,并强调那些接近阈值但不是准确测出的测量结果(例如,直径 5~6mm 或 9~10mm 的息肉)可导致不正确的息肉大小的分类。

• 无蒂息肉:测量息肉的最大径。最大径常位于病变基底部(图 3.34)。

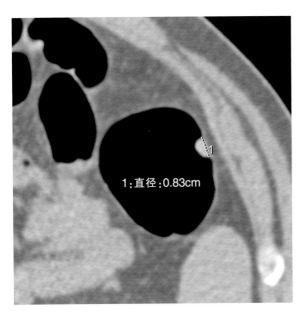

图 3.34 降结肠无蒂息肉的 2D 测量示例。在 2D 测量时,应测量息肉位于其基底部的最大径。多平面重建有助于评估病变的最大直径。

- 有蒂息肉:有蒂息肉应测量息肉头部最大直径。息肉蒂不包含在测量范围内(图 3.35)。
- 扁平息肉:对于扁平息肉,息肉最大径及息肉高度都应测量(图 3.36)。

息肉测量方法

依据工作站的可用软件选项,结直肠病变可在 2D 或 3D 图像上手动测量。除手动测量外,也可使用息肉自动测量软件。

手动测量方法

2D测量。应用二维轴位图像及多平面重建来确定息肉的最大直径。然后在显示息肉最大直径的 2D 平面上进行测量。

> 如果仅在一个平面上评估息肉大小,有可能息肉的最大直径并未在该平面上显示(虽然多平面评估时也可能发生这种情况),尤其是那些卵圆形的息肉。因此,2D 测量有低估息肉大小的风险(图 3.37)。

在 2D 图像上测量息肉大小时,窗宽设置是一

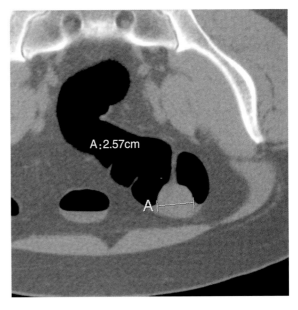

图 3.35 乙状结肠有蒂息肉测量。对于有蒂息肉,测量其息肉头部的最大径。不测量其息肉蒂。

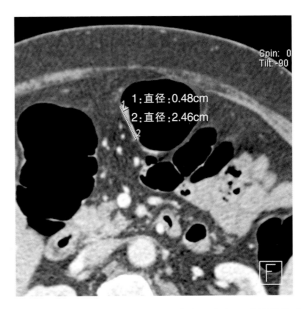

图 3.36 横结肠扁平息肉的测量。该扁平息肉显示长径接近 2.5cm,与周围黏膜相比,其最大高度为 0.5cm。组织学分析证实为绒毛状腺瘤。

个重要因素。宽窗设置使病变显得较大,而窄窗设置使病变显得较小。ESGAR 共识声明建议,应用 2D 视图测量息肉时使用宽窗设置(例如,窗宽:1500,窗位:-150)(图 3.38)。

3D测量。与 2D 测量一样,许多工作站也允许在 3D 视图上对一个病灶做直接的线性测量。与在

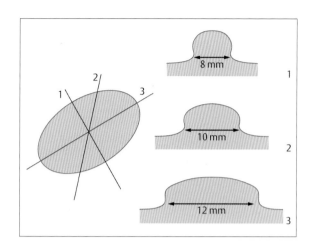

图 3.37　卵圆形息肉的测量方法。息肉的最大直径应该应用显示息肉最大直径最佳化的 2D-MPR 来确定。仅在单一平面上评估会造成对息肉大小的低估。

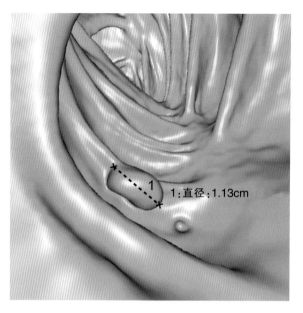

图 3.39　一卵圆形息肉的 3D 测量示例。在 3D 图像上测量这个卵圆形息肉的最大直径。

2D 上测量一样,也测量病灶的最大直径(图 3.39)。

　　在 3D 腔内视图上,对线性息肉测量法准确度方面的论据存在争论。根据一些研究,在 3D 图像上的线性测量是优于手动 2D 测量的,而另一些作者报道称,当使用 3D 显示来估测息肉直径时有较大的测量误差。相较于 2D 图像,3D 图像可能较易于判断形态学及测量最大面积。然而,在识别黏附于息肉上的粪便微粒,或者一部分被掩盖在残留液体中的息肉时,仍需要附加 2D 图像。对于此类病变,3D 测量是不准确的。此外,与息肉面对面的虚拟摄像头的位置有关的视角错误也会影响 3D 测量,因而,3D 测量可能有时是不准确的。

自动测量方法

　　自动测量方法是依据计算机算法独立地测量息肉的最大直径。这一方法有望比手动测量法提供更准确的息肉大小信息。自动测量的一个先决条件是先由放射科医师对病灶做手工标记。测量结果通常会自动地汇集到影像数据中。自动测量的益处是减少同一观察者本人和不同观察者之间的测量差异(图 3.40),因为无论任何一个放射科医师在何处标记病变和启动自动测量后,软件测量结果报告的息肉大小总是较一致的,不会因不同标记人而产生差异。这些技术尤其适用于对称的,即边界清楚的、光滑的、圆形的息肉。但对于其他形态更复杂的病变,例如大的分叶或形状不规则的病变,此算法仅能检测到病变的一部分,因而会导致测量不准确(图 3.41)。另一个不准确的原因是,当息肉位于半

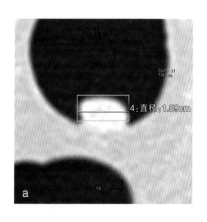

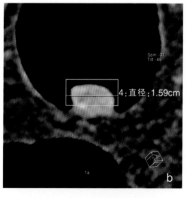

图 3.38　窗宽设置对息肉表观大小的影响。(a)设置为宽窗时,这枚无蒂息肉在自动测量时直径接近 1.6cm。(b)改设为窄窗后,测量框内的息肉变小。

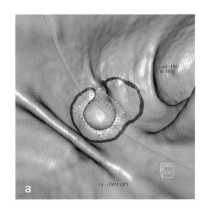 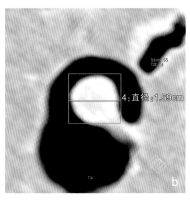

图 3.40 应用自动测量方法测量横结肠内一个有蒂息肉。(a)在 3D 腔内视图上,将一虚拟立方体覆盖并包绕这个有蒂息肉的头部,以便可以测量其最大直径。(b)2D 图像显示息肉被测量的最大直径,测得息肉头部直径接近 1.6cm。

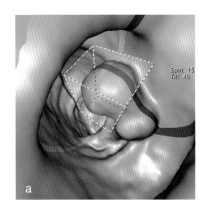 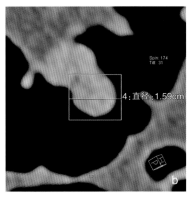

图 3.41 乙状结肠内一个 2cm 分叶状息肉的不准确测量。(a)3D 腔内视图展示了一个宽基底的分叶状息肉,仅部分息肉包含在自动测量范围内。(b)1.3cm 大小的测量记录并非该分叶状息肉的实际大小。本例应实施手动校正测量。

月皱襞上时,皱襞的一部分可能会被错误地包含在测量范围内(图 3.42)。此外,小息肉(直径<6mm)及扁平病变的测量通常准确度也较低,在某些情况下甚至无法使用自动测量系统。

> 为了避免测量错误,对自动测量结果一定要进行可视性检测。

以上描述的例子中,手动测量更可靠。然而,最近的体模研究结果已显示,息肉大小的自动测量总体上优于手动测量。其测量不仅更准确,且重复性更好。然而,息肉大小的自动测量的准确性需要临床应用证实,因此目前其只能作为对手动测量的一种补充。

息肉体积测量

除了对息肉最大直径的线性测量外,一些作者建议测量体积。其基本原理是为患者的随访监视提供一个相对于最大横截面积更具有可比性的参数依据,因为容积的较小变化比直径变化更容易测量

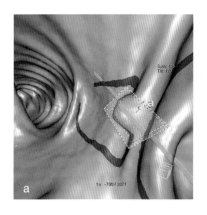 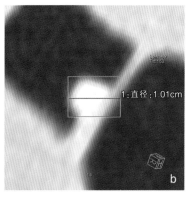

图 3.42 在半月皱襞上无蒂息肉的非准确测量。(a)3D 腔内视图显示自动测量范围不仅包含了息肉,还有邻近皱襞。(b)在相应 2D 图像上,该误差导致实际息肉大小被高估(直径 10mm,而实际为 8mm),导致息肉大小的分类错误。

(图 3.43)。然而,体积自动测量的可行性与准确性仍有待临床应用证实。

粪便标记的影响

当使用粪便标记方案检查时,一些息肉可能会被标记的液体围绕。CT 图像上,被标记液体的衰减值不仅会影响息肉的检测能力,还会影响病变最大直径的测量。平均密度超过 800HU 的腔内对比剂会引起射束硬化伪影。另外,邻近息肉的高 CT 值衰减可能会引起息肉的 CT 值假性升高,被称为假性强化。这会导致被腔内对比剂围绕的息肉显得比实际更小。因此,要想检测到息肉并正确地测量息肉,需要校正窗口设置。如果标记的残留液体密度超过 500HU,宽窗设置(骨窗:窗宽 3500,窗位 400)更适合于既检测息肉又测量息肉大小。

CT 结肠成像与光学结肠镜的差异

在同一患者中完成的光学结肠镜的发现与 CT 结肠成像的发现之间可以有许多差异,包括可疑病变在结肠段的位置及其大小的不一致。

在光学结肠镜中,按照结肠段来对所发现病变进行定位并没有确切的标准作为依据,而是依靠先进的内镜和参考结肠内的解剖学结构来估计其位置和长度。因此,可能会出现一个病变被描述位于降结肠,而实际上位于延长的乙状结肠。

如果在结肠镜下检测到一个息肉,其大小往往是相对于张开的活检钳的宽度来估算的(图 3.44)。很明显,这不是一个精确的测量方法。然而,还有其他由于应用广角镜引起的与视角或变形有关的因素,可能也会影响其准确测量的能力。

在最近的一项模型研究中,使用活检钳来测量息肉的大小并将测量结果与 CT 测量结果相对照。研究结果显示,CT 测量的息肉大小远比平常用结肠镜测量方法测得的息肉大小更准确。通常,结肠镜测量方法会导致轻微高估息肉大小。切除的息肉标本常常比活体上的息肉小。切除标本的大小取决于息肉是整个切除还是零碎切除,以及标本是否为了组织学分析而进行固定并引起收缩。

充分了解所报告的息肉位置和大小可能出现的变化具有临床关联性,因为这涉及患者的管理问题。CT 结肠成像在升结肠内检测到的一个 9mm 的息肉,很可能与结肠镜检查在横结肠内检测到的一个 11mm 的息肉是同一个息肉(假定两种方法间存在测量上相容性),而不是两个不同的息肉,其中每个息肉只见于一次检查,而在另一次检查中不可见。CT

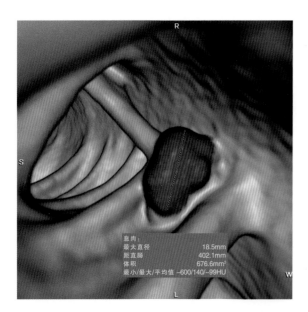

图 3.43　息肉体积测量。一个直径 18mm、有蒂、分叶息肉的体积测量。红色区域对应于息肉头部。现代计算机算法不仅测量最大直径,还能测量病变体积:本例体积为 676mm³,与直肠距离也被测出。

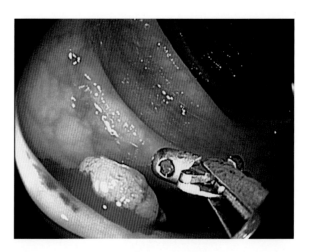

图 3.44　结肠镜测量息肉大小。在光学结肠镜下,息肉大小是应用张开的活检钳来评估的。

结肠成像与光学结肠镜间的这些不一致按以下标准是容许的，这种标准常见于为了解释 CT 结肠成像和光学结肠镜的一致表现时的科学评估：如果每种方法检测到的息肉位于相同或相邻的结肠段，且大小差异不超过 50%，则所见被认为是一致的。

（李志　熊斐　译）

第 4 节　计算机辅助检测息肉

计算机辅助检测（CAD）软件是 CT 结肠成像的一项最新发展。CAD 软件根据预先设定的形态学标准自动地检测并标记特定的影像内容。在乳房 X 线摄影术中，CAD 已被认可并在临床中用于乳腺癌的检测。在 CT 结肠成像中，CAD 被用于检测结肠和直肠腔内的息肉样结构。CAD 系统的检测结果（或发现）被加亮并呈献给阅片者，由阅片者来确定被 CAD 系统标记为"可疑"的发现是真实病变（真阳性）或不是真实病变（假阳性）。目前各个厂家都研发了商业上可用的 CAD 软件，CAD 有望在不久的将来被常规地作为一种程序用于诊断过程中。新近的实验显示，CT 结肠成像中的 CAD 已可作为第二阅片者模式应用于临床，有助于提高放射科医师的诊断准确性。一些 CAD 算法近来已得到了美国 FDA 的许可。

原则

程序

大部分结肠 CAD 算法是基于以下（高度简化）步骤：

1. 从轴位 CT 结肠成像数据组中分割（提取）含有病变（息肉）的靶器官（结肠）；

2. 检测"候选"息肉；

3. 将"候选息肉"分类为可能息肉或假性病变，随后标记可疑的病变（图 3.45）；

4. 将 CAD 标记结果呈现给放射科医师。

分割。CAD 设计的第一个步骤是从轴位 CT 结肠成像数据组中提取或分离出结肠。这是为了减少数据处理的数量，由此加速计算机的计算速度和限制对靶器官的 CAD 标记，单纯以它们的局部结构为基础，排除可混淆为真实病变的结肠外结构的标

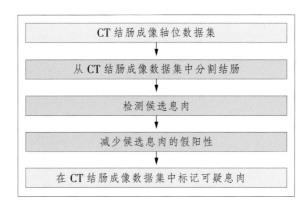

图 3.45　基本 CAD 算法应用于 CT 结肠成像。

记。应用简单而快速的分割方法检测充盈空气的区域。如果需要，更复杂但较慢的算法也可用来分析被分割的区域，连接被分割的结肠肠段，以此确保所有不塌陷的肠段都被包含在内。

候选息肉的检测。从数据组中分离出结肠肠腔后，下一步是检测候选的息肉。该步骤的目的是发现任何具有息肉状外观的结构。通常，在检索中会用到几何学特性。大部分息肉有一界限清楚、圆形的、凸起的帽状形态，而半月皱襞呈纵行的脊状外观。其余肠壁除了靠近结肠袋处有轻微凹陷外，几乎都是扁平的。这一步骤的目的是利用几何形态特征使少数候选息肉的检出简单化，但同时维持其被检出的高敏感性。为此，Yoshida 和 Dachman（2005）应用一个体积形状指数（图 3.46）来帮助医师辨别息肉与非息肉结构。

候选息肉的分类。最后一步是排除假阳性候选息肉。候选病变常依照各种特点如结构、体积和形状相继被特征化。通过以这些特征为基础的统计分类，每个候选病变被归类为真阳性或假阳性。按照这一方法将一个 CAD 分类器置于一个大组的真性息肉病例中经过"训练"后，使其最终能在敏感性与假阳

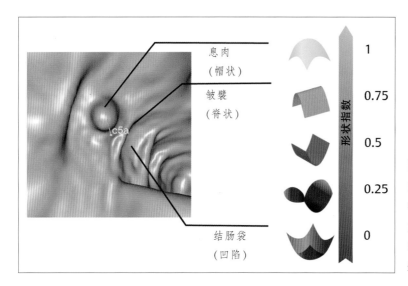

图 3.46　形状指数。用于结肠壁上相关结构的 CAD 计算的几何模型,应用形状指数将结构分类。CAD 识别帽状结构为息肉(形状指数为 1),而皱襞和结肠袋有一个纵行脊状或马鞍样形状 (形状指数为 0~0.75)。(Modified from Yoshida and Dachman 2005.)

性标志数量间取得良好的平衡。

呈献给放射科医师。随后 CAD 结果作为最后分析呈献给阅片者。被标记在附有数字、十字细网、彩点等影像数据中的病变通过 2D 和 3D 图像呈献给阅片者(图 3.47 和图 3.48)。大部分厂家还提供了 CAD 检测的编号列表。

大部分 CAD 算法是专为靶病变的特定大小范围设计的,如 5~25mm,这种设计降低了软件识别那些没有包括在这个大小范围内的病变的敏感性。但是,较大的病变即使没有 CAD 也容易被观察者识别,而较小的病变在临床上并不容易引起关注。

两种可能的设置

CAD 系统可以粗略地分为设置能够被修改

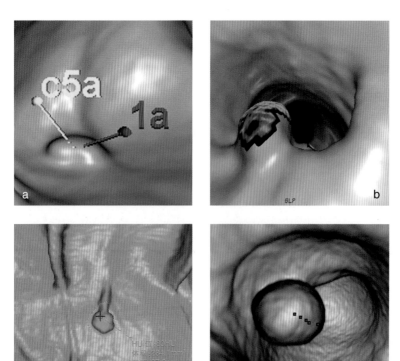

图 3.47　通过不同 CAD 系统检出的病变的标记。(a)有编号标记的注释(c5a)(Siemens)。(b,c)着色(b,GE Healthcare;c,Philips)。(d)红点标记(Vital Images,Medicsight)。

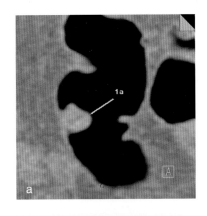
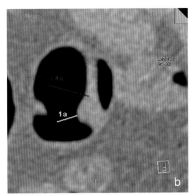
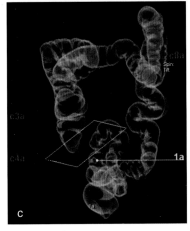
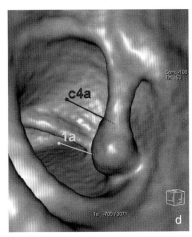

图 3.48　工作站上 CAD 标记的病变。在 2D 图像(a,b)、全景图(c)和仿真结肠镜(d)上检出的病变被 CAD 清晰地标记出来。病变同时被研究者和 CAD 系统标记。研究者放置在有蒂息肉(1a)上的标记与 CAD 标记器标志(c4a)的颜色不同。

的系统和设置已预先限定而且不能修改的(封闭的)系统。

　　预先限定设置的系统。在封闭的 CAD 系统中,检查者不能因为其敏感性和特异性问题修改计算机算法的操作点。具体例子是西门子公司的息肉增强观察(PEV)算法。封闭系统的优点是使用方便,并减少了操作者出错的可能性。对于同一患者,CAD 结果具有可重复性,而且系统总是给出完全一致的结果。另外,当人-机系统结合(CAD 系统和放射科医师结合)作为一个总体的诊断系统进行分析时,它允许接受阅片者对诊断精确度有影响的预测性特征。而当 CAD 系统设置可被使用者调整时,这种受阅片者影响的分析类型就较难描绘出特征,并且 CAD 系统总的诊断效果在日常临床中就难以预测。

　　可修改的系统。可修改的 CAD 软件允许放射科医师去调整特定形态的搜索参数,并由此影响 CAD 系统的性能。例如 Medicsight(英,伦敦)生产的系统,它包含在许多工作站内,如 Vitrea(Vital

Images,Inc.,Minnetonka,美国,明尼苏达州)以及 Viatronix(Viatronix,Inc.,美国,纽约,石溪)。

　　其中一个重要的设置是球度设计(sphericity)。球度过滤允许 CAD 算法的搜索特征因靶病变(息肉)的形态而改变。球度设计可以描绘靶病变"圆的状态"(图 3.49)。例如,在 Medicsight 的 CAD 算法中,球度过滤能够以 0.1 的递增量调整到 0.0~1.0 之间。过滤设置为 1.0 时,只有完全圆形(球体形)的结构被标记,而其他结构不被识别。在过滤设置接近0.0 时,实际上扁平表面的结构也能被检测到。高球度设置,由于选择圆的形态,导致低敏感性(一些不完全球形的息肉将不被识别)和较高特异性。如果使用低球面滤过设置,情况正好相反:敏感性会增加,甚至扁平息肉也能被检测到。然而,这将导致特异性下降,其他突起的结构或息肉状的假病灶也会被检测到(图 3.50)。

　　球度过滤器的可调整性虽然具有直观性,但可能会使实际患者人群中息肉形状的极大多样性(包括许多高度非球形的息肉样结构)过度简化,且用

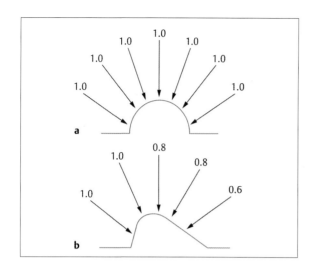

图 3.49　CAD 算法取决于病变球度。(a)一个完全球形的息肉获得 1.0 的球度值。(b)息肉越扁平,球度越小。(Modified from Dehmeshki et al. 2007.)

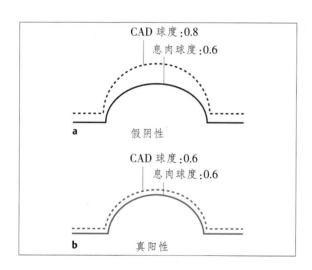

图 3.50　球度设置。(a)当球度设置为 0.8 时,CAD 仅能检测到那些几乎完全为球形的息肉。较扁平的息肉无法被标记(较低敏感)。(b)当球度设置为 0.6 时,较扁平的息肉也能检测到。其敏感性增加,但特异性下降。

户难以评价其对最终准确性的影响,尤其是因为阅片者+CAD 的总体特异性的降低所导致的不必要的光学结肠镜检查,会影响患者的检查率。

结论。调节 CAD 系统的能力使放射科医师能够把系统调节为适应于其专业水平或个人倾向;例如,一个缺乏经验的阅片者可能希望系统能提供更多的 CAD 标记,以减少息肉漏诊的风险,尽管这样做可能会出现更多假阳性结果。然而,这还意味着

使用不适当的设置有可能会使病变检出的敏感性和总体系统特异性降低,导致更多不必要的诊断检查。更精确和固定的系统能提供较好的方法来使 CAD 算法特征化,从而对临床总体敏感性、特异性及应用 CAD 的成本效益比产生更具预测性的影响。

CAD 软件系统的可比性

现在各种用于 CT 结肠成像的 CAD 系统都能从各个制造厂商买到。然而,各个厂家在开发他们的系统时,通常使用的是不同的计算机算法。因此,即使两个系统的性能特点(敏感性和特异性)是相似的——通常不是如此——CAD 算法也常常计算出完全不同的假阳性和真阳性结果。这也会发生在相同厂商的不同程序版本中。虽然它们的敏感性范围都为 80%~90%,但假阳性结果的数量差异相当大。不同系统通常最适用于某种特殊的肠道准备方法或一个特殊的目标患者人群。这也是因为 CAD 算法常常在特定患者群体 (例如那些高发疾病)中训练的缘故。如果该软件随后用在一个与之前不一样的患者群体(例如患病率低的疾病患者),结果可能会有所不同。

实际应用

当用于日常工作时,CAD 算法的结果会受到几个因素的影响。对于肠道彻底清洁和肠道扩张理想的患者,大部分算法能获得最佳结果。有些因素,如由于肠道扩张不良或存在残留液体,在仰卧位和俯卧位扫描时,病变的可视度不同会影响病变的可检测性,无论是对于放射科医师,还是 CAD 系统都如此。位于塌陷肠段内或被粪便和液体掩盖的病变是无法被 CAD 分辨的。一位观察者在进行常规的 CAD 评估时, 必须使用俯卧位或仰卧位图像评估,以增加敏感性。

肠道准备及检测方案。理想状态下,CT 结肠成像的 CAD 系统应当能适用于任何数据集, 无论是什么肠道准备方法和检查方案。然而,一些 CAD 算法是专门为特定的方案设计的。虽然对于彻底清洁的肠道,许多 CAD 系统只是呈现好的结果,但一

些供应商提供的 CAD 系统会具有粪便标记的功能。大多数 CAD 系统是设计用于一个特定层厚范围的。一个应用于某种肠道准备或检查技术时有较高敏感性的 CAD 系统，当使用其他准备或检查方法时，会有截然不同的表现；然而，另一个系统可能更强大，并能适应改变检查条件或状况，并在两个不同群组中有同样好的表现。因此，对于 CAD 系统在临床实践上的应用，如果想得到最佳的可能结果，很重要的一点是算法要与使用的患者准备及检查方案相匹配。任何在常规方案上的偏离都有可能影响 CAD 系统的性能。

肠道准备欠佳。不充分的肠道准备会遗留大量的粪便残渣，导致放射科医师和 CAD 系统评估困难。CAD 算法不仅检测息肉，还检测其他息肉样的结肠结构，包括息肉状粪便，尤其是当这些残渣的内部密度相对均匀时。因此，当 CAD 用于分析准备不佳的患者的数据集时，会导致大量(常常超过 100个)的假阳性病灶的标记，致使分析无益(图 3.51)。这种情况下，不应使用 CAD。

扁平病灶。尽管在不同 CAD 系统之间的假阴性结果谱不同，在检测不甚明显的扁平或非息肉性病变时，大多数敏感性较低。这是因为大部分算法最适合于检测圆形息肉样病变，而不是扁平或微小突起的病变。改变算法的工作点来检测不太圆的形状，例如，调整球度滤过设置接近 0.0 来提高检测率，但这样常会伴随假阳性识别率的提高。

肿瘤。肿瘤检测的情况很相似。CAD 算法的目的是检测息肉样结构，而不是主要检测肿瘤。如果肿块表面有适合 CAD 算法的息肉样曲度，肿瘤仍

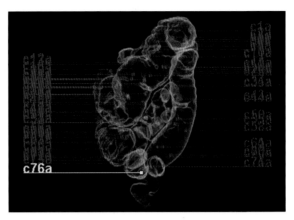

图 3.51 未达到最佳肠道准备的患者的 CAD 评估。CAD 不适用于含有大量残渣粪便物的患者，因为系统不仅要标记息肉，还要标记所有息肉样粪便颗粒，并将其呈现给阅片者。这种肠道准备不佳患者的全景 3D 图像显示有超过 75 个 CAD 标记。

然是可被检出的(图 3.52)。检测率的差异取决于所使用的 CAD 软件，但它们的检测率是低于息肉的。对肿瘤也敏感的算法目前还在研发中。

> 结肠外的结构和器官不包括在 CAD 评估范围内，但必须由放射科医师评估。

假阳性结果。除敏感性外，在 CAD 实际应用中的另一个主要参数是每个患者的假阳性检测率。在腺瘤患病率低的筛查人群中，由 CAD 额外检测到显著病变(真阳性检出)的患者百分比可能较小。另一方面，几乎每个患者都会发生假阳性的 CAD 结果，也因此显著增加了累积的评估时间。通常引起假阳性标记的是残留粪便、标记伪影、球状或半月

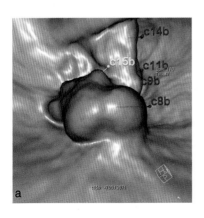
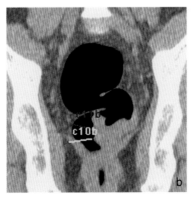

图 3.52 一个息肉样直肠癌的 CAD 标记。由于肿瘤表面常呈分叶状、裂隙状，被识别的肿瘤常有多个 CAD 标记。(a)3D 腔内视图。(b)冠状位 2D 图像。

状的皱襞、回盲瓣、肛管及结肠外的病变。假阳性的 CAD 标记也常出现在结肠外的空腔器官,例如小肠和胃(图 3.53)。由此推测,CAD 软件的绝大多数假阳性结果是容易被放射科医师识别的。然而,CAD 上大量的假阳性结果终究是不利的:

1.随着假阳性率的增加,需要占用时间解读扫描图像。

2.放射科医师误解 CAD 报告的假阳性结果的风险会增加,因而特异性可能降低。

3.使用 CAD 软件容易让人疲劳,且阅片者的注意力会下降。最糟糕的情况是,阅片者误解了 CAD 软件报告的众多假阳性结果中的真阳性结果,并导致敏感性下降。

因此,将假阳性结果最小化是非常重要的。

CAD 使用方法

CAD 软件是为自动检测息肉病变而设计的,因此原则上有助于阅片者评估数据。下面我们将讨论将 CAD 数据整合入常规实践的不同方法,包括"第一阅读者""第二阅读者"和"同时阅读者"三种方法。

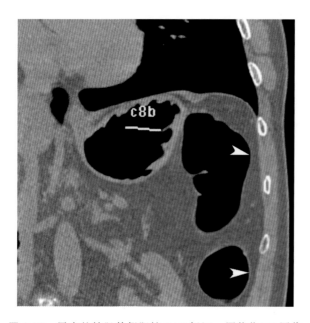

图 3.53 胃内的结肠外假阳性 CAD 标记。冠状位 2D 图像显示,在充气扩张的胃黏膜皱襞上有一个 CAD 标记(c8b)。这种标记容易根据其位置分辨出是假阳性结果。箭头所示为脾曲和降结肠。

CAD 作为第一阅片者

第一阅片者方法的基本目的是用 CAD 筛选出未检测到异常的病例, 所以呈现给放射科医师的只是潜在病变。因此, 在第一阅片者的模式中, 阅片者只需在 CAD 的协助下阅片, 并且其注意力仅局限在 CAD 标记上, 而忽略 CAD 未能吸引其注意的结肠区域。从法医学和伦理角度考虑,第一阅片者方法是有问题的。但是, 这能显著减少平均阅片时间, 并处理更多患者, 有益于大型的结直肠癌筛查项目。众所周知, 在没有危险因素的无症状人群中, 息肉和肿瘤的患病率是较低的,因此分离出有阳性表现的数据集,可以节省放射科医师涉及评估大量不包含异常数据所需的时间和精力。

缺点。这种方法的主要缺点是,在目前可应用的 CAD 算法中, 只有那些由算法检测到的息肉病变会报告给放射科医师。所有未被算法标记的病变不会报告给放射科医师,也就无法检测出来。因此,CAD 系统的最大阅片能力受其最大性能的限制, 阅片者的潜在敏感性相应于算法的最大敏感性。所以第一阅片者方法需要一个高敏感性的 CAD,最好达到 100%,但要达到这一水平,目前的唯一可能是以增加假阳性数量为代价。目前已发布的 CAD 算法的敏感性为 80%~90%; 在这个水平上,在第一阅片者方法中提出的通过分离数据的方法将涉及增加被遗漏的异常(假阴性)的数量。

其他缺点都与 CAD 算法聚焦在结肠息肉病变有关。非息肉样病变和结肠外病变未被检测到。进展的结肠肿瘤或其他病变,如弥漫性炎性肠壁增厚,较少能被准确检测,或完全检测不到。从性质上讲,CAD 是"看不到"结肠外器官的,这意味着结肠外病变通常会被遗漏。然而,许多作者已指出结肠外病变的低患病率和相对的低临床相关性(所有检出的变化中只有 11% 被认为有临床意义)。

另一方面, 作为第一阅片者方法运行时,CAD 还应具有低假阳性率,否则, 由于过多的假病灶需要放射科医师来评估,将会降低其应用的效能。

除了诊断局限性外,计算机辅助的患者预筛选从法医学角度也应受到质疑。基于目前可用的 CAD 软件的第一阅片者方法,无论是在检查结肠上或任何 CAD 的其他放射学应用中都不太可行。

CAD 作为同时阅片者

在同时阅片方案中,放射科医师在初次解读数据时就可得到 CAD 的预计算结果。其缺陷是可能会将放射科医师的注意力转移到 CAD 标记上,导致无意中对未标记的区域较少注意。这个问题在肺和乳腺的 CAD 系统诊断研究经验中已经有所体现。随着时间推移,这可能会使阅片者的方法变成第一阅片者模式。这种模式在结肠检查中是否有类似影响目前还不清楚。Halligan 及其同事的研究结果(2011)表明,同时阅片方法在改进阅片者的息肉检出率方面不如第二阅片者方法;但另一方面,它可能会比下面将要讲述的第二阅片者方法更有效率(图 3.54)。

CAD 作为第二阅片者

在 CAD 作为第二阅片者方法中, 阅片者首先在没有 CAD 结果的情况下评估数据,CAD 结果在随后才给出。在这种方法中,CAD 还有另一功能,即检测放射科医师在无 CAD 辅助评估时遗漏的病变。因此,利用 CAD 作为第二阅片者能够增加放射科医师对结肠息肉的检出率(图 3.55)。

优点。 该策略的明显优势在于敏感性潜在增加。缺点是需要额外的时间来解读。

第二阅片方法的早期研究表明,尤其是经验较少的阅片者,更能从附加使用的 CAD 中获益。这可以部分弥补阅片者间在训练方面的差别等因素。但仍要强调的是,CAD 也可遗漏息肉和肿瘤,而且对于没有 CT 结肠成像经验的放射科医师来说,CAD 不是魔法钥匙。

最近 Dachman 等(2010)和 Halligan 等的两项多观察者研究表明,如不出现临床无法接受的特异性降低情况, 第二阅片者 CAD 的应用可提高经验丰富的阅片者检测息肉的敏感性。因为它能在没有

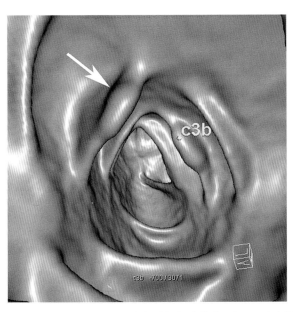

图 3.54　CAD 作为同时阅片者时的阅片偏倚。在 3D 腔内视图上,阅片者发现一个位于半月皱襞上的扁平病变,该病变被 CAD 标记(c3b)。而对面皱襞上的另一处扁平息肉(箭)却未被 CAD 标记,如果阅片者潜意识下只关注 CAD 标记,则这枚息肉可能会被遗漏。

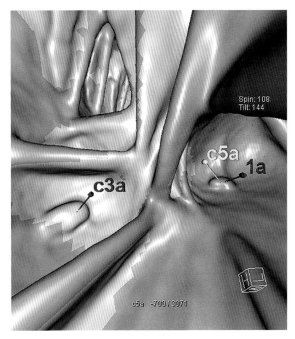

图 3.55　应用 CAD 作为第二阅片者。在初始评估时,阅片者只看到 1 枚息肉(1a),因为第 2 枚位于两个相邻皱襞间的盲点中。黏膜着色标记盲点为淡粉红色。CAD 算法将 2 枚息肉都检测到(c5a,c3a),使阅片者注意到被遗漏的息肉。

临床不能接受的特异性减低的情况下提高敏感性,第二阅片者方法是目前唯一被推荐作为 CT 结肠成像患者数据评估的 CAD 方法。

缺点。这种方法的缺点是比无辅助的评估要花费更多时间,因为 CAD 标记必须被另外评估并被整合到结果中。CAD 算法的特点在这里起部分作用:与产生许多假阳性结果(所有结果必须全由放射科医师评估)相比,其高敏感性和低假阳性率所花费的额外时间更少。

肿瘤与结肠外病变。关于检测非息肉病变如结肠肿瘤和结肠外病变的评估,第二阅片者方法和第一阅片者方法不同。如果使用第二阅片者方法,目前 CAD 算法对肿瘤检测的限度意味着对最终结果影响不大,因为阅片者会在初始的非辅助阅片时根据其大小和典型外观即可轻易地识别恶性病变。

如何实施

放射科医师利用 CAD 对患者的数据集进行常规评价

放射科医师首先对在俯卧位或仰卧位扫描的患者数据进行一个全面的、无辅助的检阅(见"数据分析与解读方法"),在初步报告上记录病理发现。

CAD 估算:

在放射科医师评估前、评估期间或评估后(依赖于软件),CAD 算法也处于启动状态;所需的时间取决于软件。重要的是,CAD 估算也要在两种扫描图像上(俯卧位和仰卧位)进行,由于技术的原因,有些病变可能只能在两种体位中的一种显示。同样,由于各种原因也会出现 CAD 在患者的一个体位观察到一个病变,而在另一个体位时却将其遗漏了,甚至在两种体位都能看到的病变也会遗漏。放射科医师在这期间不会看到 CAD 结果。理想的情况是,CAD 结果已被预先估算好,或 CAD 算法快于阅片者的评估,因而在放射科医师完成非辅助下的评估时,CAD 结果也已得到。

放射科医师评估 CAD 结果:

一旦放射科医师完成非辅助的评估,就可评估 CAD 结果。个体结果被逐一评估(例如,按序号)。与放射科医师结果一致的 CAD 标记易被接受。任何额外的 CAD 标记都必须根据 3D 形态和可能存在的 2D 结构仔细评估,区分真阳性和假阳性。判定要以诊断息肉和假性病变的一般形态学 CT 结肠成像标准为基础。例如,息肉病变应呈均匀的软组织密度,并且在俯卧位和仰卧位扫描时都能显示。一个符合这些标准的病变可被区分为真阳性病变。被判定为假阳性的标记可忽略或删除。所有按这种方法检测到的额外息肉都应包含在放射科医师报告中。

CAD 对阅片时间的影响

普遍认为,CAD 软件能够减少阅片时间。然而,只有在放射科医师仅仅注意那些被 CAD 软件标记的息肉而不必细致观察其余结肠时才会如此。因此,任何时间的减少主要发生在 CAD 作为第一阅片者时。

如果 CAD 算法被作为第二阅片者,与非辅助评估相比,阅片时间平均增加 2 分钟,因为解读每个 CAD 表现都需要时间,不论它们是假阳性还是真阳性。所需要的总时间取决于 CAD 发现的候选病变的数量。因此,产生少量假阳性表现的算法更有时间效率。但是,大部分假阳性发现都可以根据它们的形态识别。

最近,同时阅片方法已显示出比第二阅片者方法更有时间效率(阅片时间比非辅助阅片仅多 1 分钟;Halligan 等,2011),但在提高阅片者的息肉检测率上不太有效。

CAD 使用需知

使用 CAD 时需牢记的几个要点(表 3.3):
- CAD 算法能够检测结肠的息肉样结构,但不能解释检测到什么。因此,CAD 只能指出放射科医

表 3.3　CT 结肠成像中计算机辅助检测(CAD)原则

CAD:
- 被推荐只作为"第二阅片者"用于常规实践
- 两种扫描体位(俯卧位和仰卧位)的计算是必不可少的
- 只用于检测;不影响解读
- 不能弥补放射科医师在 CT 结肠成像方面的经验缺乏
- 对非息肉样病变和肿瘤敏感性较低
- 不能检测结肠外的异常

师可能会遗漏的候选息肉。

- 解读 CAD 发现时,无法假定每个阅片者都能正确评估所有被标记的表现。真阳性的 CAD 结果可被放射科医师错误地排除,而 CAD 标记的假阳性表现却被解释为真阳性。因此,当利用 CAD 算法解读发现时,无论使用哪种方法,都必须要求医师具有真正扎实的结肠病变和假性病变的 CT 形态学知识。

　　CAD 算法能够提高放射科医师的检测能力,但无法弥补解读能力的不足。因此,只有当放射科医师在无辅助的 CT 结肠成像阅片和 CAD 的应用中得到充分锻炼时,才能使用 CAD,否则不适合使用 CAD。

- 由于 CAD 算法是为检测结肠息肉结构而设计的,它们不仅要标记息肉,还有许多其他息肉样形态的结构。CAD 软件最大的错误来源是伪装的息肉样假性病变,例如,粪便残渣、黏液、液体、填塞的憩室、运动伪影或肌痉挛、解剖结构如回盲瓣、突出的球状半月皱襞或肛管(图 3.56)。

- 位于结肠外被气体扩张的空腔器官的结构,如小肠或胃,也可能被 CAD 误报为病理性的表现。评估 CT 结肠成像数据集时,阅片者越有经验,其对于识别 CAD 呈现的假阳性越肯定。但 CAD 仍有增加假阳性诊断率的风险,尤其是对于经验缺乏的阅片者。

- 非息肉样或扁平病变,甚至是肿瘤和其他病变,在一些软件上较少被 CAD 检出,而结肠外实性器官的病变完全无法检测。

未来前景

　　CAD 算法未来发展的重点在于增加敏感性并减少假阳性发现的数量。提高临床相关的结肠非息肉病变的检测能力,如狭窄性肿块也是需要的。大部分系统是为彻底清洁和良好准备过的肠道患者设计的。一些厂商也在开发用于患者粪便标记或简化肠道准备方案的 CAD 系统。在呈现给阅片者的 CAD 结果方面也应有所改善。其中一个例子是,在俯卧位和仰卧位扫描图像上 CAD 标记的自动关联。这将省去阅片者必须通过人工搜索的方法以匹配其他扫描图像上的相关结果——这常常是一个耗时的过程。监测直径为 6~10mm 的小息肉的建议(C-RADS;见第 5 章)需要探索 CAD 结果与基线 CAD 结果的暂时性的相互关系,这将有助于这一复杂的随访过程的评估。CAD 检测也能以 2D 或 3D 的关键图像形式呈现给阅片者,以代替传统的数值表。这种影像长廊可提供充分的信息使放射科医师能够快速地浏览 CAD 发现,允许在需要进一步特征化的潜在性真正息肉与明显的假阳性病变之间

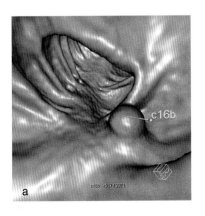 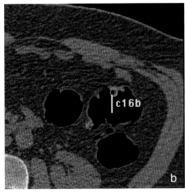

图 3.56　由 CAD 造成的息肉样粪便残渣假阳性标记。(a)3D 腔内视图上,一个 CAD 标记放置在宽基底的息肉样充盈缺损上。(b)2D 图像显示一个有中心气泡的不均匀性结构,为典型的粪便残渣。

进行具有时效性的区分(Mang,Hermosillo 等,2012)。

总之,CAD 是能够增加结肠息肉检测敏感性的有效工具。若正确地在第二阅片者方案中使用,CAD 可被推荐用作常规诊断性检查。

(李志 译)

参考文献

数据分析与解读方法

Bruzzi JF, Moss AC, Brennan DD, MacMathuna P, Fenlon HM. Colonic surveillance by CT colonography using axial images only. Eur Radiol 2004;14(5):763–767

Burling D; International Collaboration for CT Colonography Standards. CT colonography standards. Clin Radiol 2010;65(6):474–480

Dachman AH, Schumm P, Heckel B, Yoshida H, LaRiviere P. The effect of reconstruction algorithm on conspicuity of polyps in CT colonography. AJR Am J Roentgenol 2004;183(5):1349–1353

East JE, Saunders BP, Burling D, Boone D, Halligan S, Taylor SA. Surface visualization at CT colonography simulated colonoscopy: effect of varying field of view and retrograde view. Am J Gastroenterol 2007;102(11):2529–2535

Fletcher JG, Johnson CD, Welch TJ, et al. Optimization of CT colonography technique: prospective trial in 180 patients. Radiology 2000;216(3):704–711

Hara AK, Blevins M, Chen MH, et al. ACRIN CT colonography trial: does reader's preference for primary two-dimensional versus primary three-dimensional interpretation affect performance? Radiology 2011;259(2):435–441

Macari M, Bini EJ. CT colonography: where have we been and where are we going? Radiology 2005;237(3):819–833

Mang TG, Schaefer-Prokop C, Maier A, Schober E, Lechner G, Prokop M. Detectability of small and flat polyps in MDCT colonography using 2D and 3D imaging tools: results from a phantom study. AJR Am J Roentgenol 2005;185(6):1582–1589

Mang T, Schima W, Brownstone E, et al. Consensus statement of the Austrian Society of Radiology, the Austrian Society of Gastroenterology and Hepatology and the Austrian Society of Surgery on CT colonography (virtual colonoscopy). [Article in German] Rofo 2011;183(2):177–184

McFarland EG. Reader strategies for CT colonography. Abdom Imaging 2002;27(3):275–283

McFarland EG, Brink JA, Pilgram TK, et al. Spiral CT colonography: reader agreement and diagnostic performance with two- and three-dimensional image-display techniques. Radiology 2001;218(2):375–383

Neri E, Vannozzi F, Vagli P, Bardine A, Bartolozzi C. Time efficiency of CT colonography: 2D vs 3D visualization. Comput Med Imaging Graph 2006;30(3):175–180

Neri E, Halligan S, Hellström M, et al. ESGAR CT Colonography Working Group. The second ESGAR consensus statement on CT colonography. Eur Radiol 2012 Sep 15 [Epub ahead of print]

Pickhardt PJ, Lee AD, McFarland EG, Taylor AJ. Linear polyp measurement at CT colonography: in vitro and in vivo comparison of two-dimensional and three-dimensional displays. Radiology 2005;236(3):872–878

Pickhardt PJ, Lee AD, Taylor AJ, et al. Primary 2D versus primary 3D polyp detection at screening CT colonography. AJR Am J Roentgenol 2007;189(6):1451–1456

Taylor SA, Laghi A, Lefere P, Halligan S, Stoker J. European Society of Gastrointestinal and Abdominal Radiology (ESGAR): consensus statement on CT colonography. Eur Radiol 2007;17(2):575–579

van Gelder RE, Florie J, Nio CY, et al. A comparison of primary two- and three-dimensional methods to review CT colonography. Eur Radiol 2007;17(5):1181–1192

Yasumoto T, Murakami T, Yamamoto H, et al. Assessment of two 3D MDCT colonography protocols for observation of colorectal polyps. AJR Am J Roentgenol 2006;186(1):85–89

Yee J, Kumar NN, Hung RK, Akerkar GA, Kumar PR, Wall SD. Comparison of supine and prone scanning separately and in combination at CT colonography. Radiology 2003;226(3):653–661

3D 应用

de Vries AH, Liedenbaum MH, Bipat S, et al. Primary uncleansed 2D versus primary electronically cleansed 3D in limited bowel preparation CT-colonography. Is there a difference for novices and experienced readers? Eur Radiol 2009;19(8):1939–1950

Geiger B, Chefd'hotel C, Sudarsky P. Panoramic views for virtual endoscopy. Med Image Comput Comput Assist Interv 2005;8(Pt1):662–669

Johnson CD, Fletcher JG, MacCarty RL, et al. Effect of slice thickness and primary 2D versus 3D virtual dissection on colorectal lesion detection at CT colonography in 452 asymptomatic adults. AJR Am J Roentgenol 2007;189(3):672–680

Johnson KT, Fletcher JG, Johnson CD. Computer-aided detection (CAD) using 360 degree virtual dissection: can CAD in a first reviewer paradigm be a reliable substitute for primary 2D or 3D search? AJR Am J Roentgenol 2007;189(4):W172–W176

Juchems MS, Fleiter TR, Pauls S, Schmidt SA, Brambs HJ, Aschoff AJ. CT colonography: comparison of a colon dissection display versus 3D endoluminal view for the detection of polyps. Eur Radiol 2006;16(1):68–72

Kim SH, Lee JM, Eun HW, et al. Two- versus three-dimensional colon evaluation with recently developed virtual dissection software for CT colonography. Radiology 2007;244(3):852–864

Mang T, Kolligs FT, Schaefer C, Reiser MF, Graser A. Comparison of diagnostic accuracy and interpretation times for a standard and an advanced 3D visualisation technique in CT colonography. Eur Radiol 2011;21(3):653–662

Park SH, Lee SS, Kim JK, et al. Volume rendering with color coding of tagged stool during endoluminal fly-through CT colonography: effect on reading efficiency. Radiology 2008;248(3):1018–1027

Pickhardt PJ. Translucency rendering in 3D endoluminal CT colonography: a useful tool for increasing polyp specificity and decreasing interpretation time. AJR Am J Roentgenol 2004;183(2):429–436

Pickhardt PJ, Choi JH. Electronic cleansing and stool tagging in CT colonography: advantages and pitfalls with primary three-dimensional evaluation. AJR Am J Roentgenol 2003;181(3):799–805

Pickhardt PJ, Taylor AJ, Gopal DV. Surface visualization at 3D endoluminal CT colonography: degree of coverage and implications for polyp detection. Gastroenterology 2006;130(6):1582–1587

Silva AC, Wellnitz CV, Hara AK. Three-dimensional virtual dissection at CT colonography: unraveling the colon to search for lesions. Radiographics 2006;26(6):1669–1686

Vos FM, van Gelder RE, Serlie IW, et al. Three-dimensional display modes for CT colonography: conventional 3D virtual colonoscopy versus unfolded cube projection. Radiology 2003;228(3):878–885

Zalis ME, Hahn PF. Digital subtraction bowel cleansing in CT colonography. AJR Am J Roentgenol 2001;176(3):646–648

息肉测量

Bethea E, Nwawka OK, Dachman AH. Comparison of polyp size and volume at CT colonography: implications for follow-up CT colonography. AJR Am J Roentgenol 2009;193(6):1561–1567

Burling D, Halligan S, Taylor SA, Honeyfield L, Roddie ME. CT colonography: automatic measurement of polyp diameter compared with manual assessment—an in-vivo study. Clin Radiol 2007;62(2):145–151

Dachman AH, Zalis ME. Quality and consistency in CT colonography and research reporting. Radiology 2004;230(2):319–323

de Vries AH, Bipat S, Dekker E, et al. Polyp measurement based on CT colonography and colonoscopy: variability and systematic differences. Eur Radiol 2010;20(6):1404–1413

Jeong JY, Kim MJ, Kim SS. Manual and automated polyp measurement: comparison of CT colonography with optical colonoscopy. Acad Radiol 2008;15(2):231–239

Lee SS, Park SH, Choi EK, et al. Colorectal polyps on portal phase contrast-enhanced CT colonography: lesion attenuation and distinction from tagged feces. AJR Am J Roentgenol 2007;189(1):35–40

Liedenbaum MH, de Vries AH, Halligan S, et al. CT colonography polyp matching: differences between experienced readers. Eur Radiol 2009;19(7):1723–1730

Neri E, Halligan S, Hellström M, et al. ESGAR CT Colonography Working Group. The second ESGAR consensus statement on CT colonography. Eur Radiol 2012 Sep 15 [Epub ahead of print]

Park SH, Choi EK, Lee SS, et al. Polyp measurement reliability, accuracy, and discrepancy: optical colonoscopy versus CT colonography with pig colonic specimens. Radiology 2007;244(1):157–164

Park SH, Choi EK, Lee SS, et al. Linear polyp measurement at CT colonography: 3D endoluminal measurement with optimized surface-rendering threshold value and automated measurement. Radiology 2008;246(1):157–167

Pickhardt PJ, Lee AD, McFarland EG, Taylor AJ. Linear polyp measurement at CT colonography: in vitro and in vivo comparison of two-dimensional and three-dimensional displays. Radiology 2005;236(3):872–878

Pickhardt PJ, Lehman VT, Winter TC, Taylor AJ. Polyp volume versus linear size measurements at CT colonography: implications for noninvasive surveillance of unresected colorectal lesions. AJR Am J Roentgenol 2006;186(6):1605–1610

Slater A, Taylor SA, Burling D, Gartner L, Scarth J, Halligan S. Colonic polyps: effect of attenuation of tagged fluid and viewing window on conspicuity and measurement—in vitro experiment with porcine colonic specimen. Radiology 2006;240(1):101–109

Summers RM. Polyp size measurement at CT colonography: what do we know and what do we need to know? Radiology 2010;255(3):707–720

Taylor SA, Laghi A, Lefere P, Halligan S, Stoker J. European society of gastrointestinal and abdominal radiology (ESGAR): Consensus statement on CT colonography. Eur Radiol 2007;17:575–579

计算机辅助检测息肉

Baker ME, Bogoni L, Obuchowski NA, et al. Computer-aided detection of colorectal polyps: can it improve sensitivity of less-experienced readers? Preliminary findings. Radiology 2007;245(1):140–149

Bogoni L, Cathier P, Dundar M, et al. Computer-aided detection (CAD) for CT colonography: a tool to address a growing need. Br J Radiol 2005;78(Spec No 1):S57–S62

Dachman AH, Obuchowski NA, Hoffmeister JW, et al. Effect of computer-aided detection for CT colonography in a multireader, multicase trial. Radiology 2010;256(3):827–835

Dehmeshki J, Halligan S, Taylor SA, et al. Computer assisted detection software for CT colonography: effect of sphericity filter on performance characteristics for patients with and without fecal tagging. Eur Radiol 2007;17(3):662–668

Graser A, Kolligs FT, Mang T, et al. Computer-aided detection in CT colonography: initial clinical experience using a prototype system. Eur Radiol 2007;17(10):2608–2615

Halligan S, Altman DG, Mallett S, et al. Computed tomographic colonography: assessment of radiologist performance with and without computer-aided detection. Gastroenterology 2006;131(6):1690–1699

Halligan S, Mallett S, Altman DG, et al. Incremental benefit of computer-aided detection when used as a second and concurrent reader of CT colonographic data: multiobserver study. Radiology 2011;258(2):469–476

Kim SH, Lee JM, Shin CI, et al. Effects of spatial resolution and tube current on computer-aided detection of polyps on CT colonographic images: phantom study. Radiology 2008;248(2):492–503

Lawrence EM, Pickhardt PJ, Kim DH, Robbins JB. Colorectal polyps: stand-alone performance of computer-aided detection in a large asymptomatic screening population. Radiology 2010;256(3):791–798

Mang T, Bogoni L, Salganicoff M, et al. Computer-aided detection of colorectal polyps in CT colonography with and without fecal tagging: a stand-alone evaluation. Invest Radiol 2012;47(2):99–108

Mang T, Hermosillo G, Wolf M, et al. Time-efficient CT colonography interpretation using an advanced image-gallery-based, computer-aided "first-reader" workflow for the detection of colorectal adenomas. Eur Radiol 2012 Aug 18 [Epub ahead of print]

Mang T, Peloschek P, Plank C, et al. Effect of computer-aided detection as a second reader in multidetector-row CT colonography. Eur Radiol 2007;17(10):2598–2607

Mani A, Napel S, Paik DS, et al. Computed tomography colonography: feasibility of computer-aided polyp detection in a "first reader" paradigm. J Comput Assist Tomogr 2004;28(3):318–326

Petrick N, Haider M, Summers RM, et al. CT colonography with computer-aided detection as a second reader: observer performance study. Radiology 2008;246(1):148–156

Regge D, Halligan S. How it works, how to use it, performance. Eur J Radiol 2012 May 15 [Epub ahead of print]

Summers RM, Yao J, Pickhardt PJ, et al. Computed tomographic virtual colonoscopy computer-aided polyp detection in a screening population. Gastroenterology 2005;129(6):1832–1844

Taylor SA, Burling D, Roddie M, et al. Computer-aided detection for CT colonography: incremental benefit of observer training. Br J Radiol 2008;81(963):180–186

Taylor SA, Charman SC, Lefere P, et al. CT colonography: investigation of the optimum reader paradigm by using computer-aided detection software. Radiology 2008;246(2):463–471

Taylor SA, Greenhalgh R, Ilangovan R, et al. CT colonography and computer-aided detection: effect of false-positive results on reader specificity and reading efficiency in a low-prevalence screening population. Radiology 2008;247(1):133–140

Taylor SA, Robinson C, Boone D, Honeyfield L, Halligan S. Polyp characteristics correctly annotated by computer-aided detection software but ignored by reporting radiologists during CT colonography. Radiology 2009;253(3):715–723

Yoshida H, Dachman AH. CAD techniques, challenges, and controversies in computed tomographic colonography. Abdom Imaging 2005;30(1):26–41

Yoshida H, Näppi J, MacEneaney P, Rubin DT, Dachman AH. Computer-aided diagnosis scheme for detection of polyps at CT colonography. Radiographics 2002;22(4):963–979

CT结肠成像的表现

第4章

第1节　结肠和直肠的正常解剖

充分掌握大肠的解剖学知识及常规 2D 和 3D CT 形态学知识对正确解释 CT 结肠成像结果非常重要。与传统结肠镜一样，仿真结肠镜也使用解剖学标志来作为结肠定位的指南(图 4.1 和图 4.2)。通过识别和记录异常结肠的位置及长度，可为之后的传统内镜或手术治疗提供重要信息；这些重要信息需在放射科医师的报告中注明，同时标注出现病变的位置。

肠壁的 CT 形态学

在 CT 结肠成像上，大肠肠壁可呈现 3 种典型结构:结肠带、结肠半月皱襞和结肠袋。

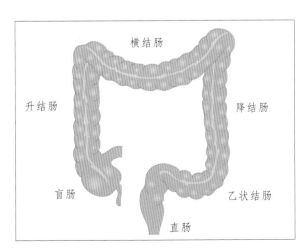

图 4.1　结肠段解剖:盲肠、升结肠、横结肠、降结肠、乙状结肠和直肠。

结肠带。结肠带是结肠肠壁纵行平滑肌纤维形成的 3 条 1cm 宽的带状结构。结肠带在近端结肠(盲肠、升结肠、横结肠)较为清楚，向远侧结肠逐渐变薄，最终在乙状结肠消失。在 CT 结肠成像上，结肠带在横结肠及升结肠处最易于识别，显示为管腔内细微的纵向切迹(图 4.3)。

结肠半月皱襞。半环状皱襞(也称为结肠半月皱襞)是新月形的结肠皱褶，是一种可变化的功能结构而不是一种固定的结构。由于这个原因，同一患者的半月皱襞在仰卧位及俯卧位扫描图像上表现不一。半月皱襞通常是薄而柔软呈软组织密度的结构(图 4.4)，可在 2D 及 3D CT 结肠成像上清楚显示。憩室炎患者由于肠壁肌肉肥大，可伴随突起的或球形的皱襞。但在肠管弯曲或盘曲处(图 4.5)及盲肠底部(图 4.6)常发现复杂(多条皱襞在一起)的皱襞结构。如果肠道扩张不足，两条相对的皱襞之间可相互接触形成皱襞伪影(又称吻合皱襞)，给结肠评估造成困难。

结肠袋。结肠袋是结肠半月皱襞与结肠带之间表面平滑的结肠壁的向外膨出。三条结肠带构成三排结肠袋，而每个结肠袋位于两条结肠带之间。结肠袋的深度取决于结肠的扩张度。当结肠扩张不充分时，结肠袋则较深。

肠壁厚度和特征。当有炎症或肿瘤病变时，对肠壁厚度的评估非常重要。肠壁厚度的变化可以是局限性增厚或弥漫性增厚。当结肠充分扩张时，正常结肠壁的厚度可以变得很薄 (直径≤2mm)(图 4.7)。

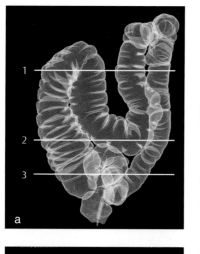
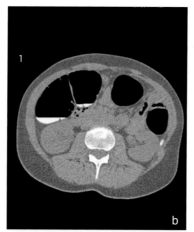
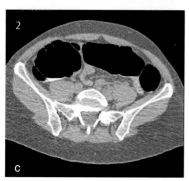
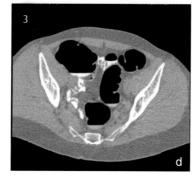

图 4.2 轴位 2D 图像中结肠的正常解剖形态。(a)在全景结肠 3D 空间视图上标记出相应的结肠平面(1~3)。(b)在左侧结肠弯曲处(1)相对应的 CT 轴位图像显示位于右侧的升结肠、位于中间的横结肠和位于左侧的降结肠。(c)在上髂嵴水平处(2)相对应的 CT 轴位图像显示位于右侧的升结肠、位于中间的横结肠最低部和位于左侧的降结肠。(d)在小骨盆平面(3)相对应的 CT 图像显示盲肠位于右侧,乙状结肠位于左侧,直肠与乙状结肠交界处位于图像中央。

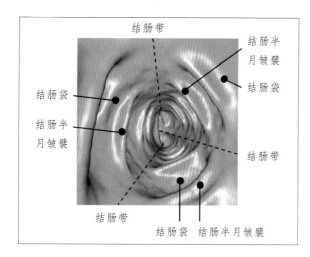

图 4.3 结肠带、结肠半月皱襞和结肠袋。这一结肠腔内 3D 视图清楚地显示结肠带在肠腔内呈孤立的纵向切迹伴半月皱襞(也称半环状皱襞),结肠袋于二者之间而相间存在。

在 2D 图像上,结肠壁显示为介于充气肠腔与结肠旁脂肪组织之间一层薄的软组织密度边界,正常结肠肠壁只轻微摄取静脉注射的对比剂(图 4.7)。如果结肠扩张不充分,肠腔变细,结肠壁自然就变厚。在这种情况下,由于肠壁的生理特点,如果肠

管不扩张或呈塌陷状态,就会出现假性肠壁增厚(厚达 5mm;Wiesner 等,2002)及不规则改变而酷似病理变化(图 4.8),使肠壁厚度评估的可靠性受到限制。由于这一原因,在应用 CT 结肠成像进行诊断时,只有当结肠充分扩张时才能诊断肠壁增厚和描述为病理状态。大肠通常有一光滑的边界,周围被均匀性低密度的结肠旁及直肠旁脂肪组织包绕。

CT 结肠成像的诊断标准

正常大肠壁

3D 形态:

- 半月皱襞、结肠袋、结肠带
- 表面光滑、规则
- 注意:在低剂量扫描时由于图像噪声,可造成肠表面不规则颗粒样形态

2D 结构:

- 充分扩张时肠壁十分薄(厚度不超过 1~

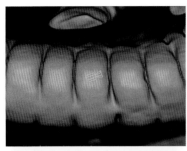
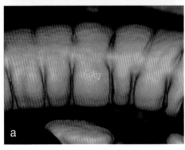

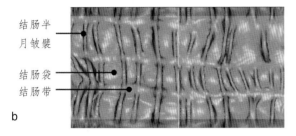

结肠半
月皱襞

结肠袋
结肠带

b

图 4.4　结肠半月皱襞的 3D 图像。(a)在 2D 与 3D 的组合图像上,结肠半月皱襞显示为细条状新月形的结构。(b)虚拟解剖图像清楚显示了 3 排被 3 条结肠带分隔的结肠半月皱襞和结肠袋。

2mm)
- 薄层、软组织衰减密度
- 注意: 由于肠管扩张不良可造成假性肠壁增厚

移动性:
- 腹膜后的肠管(升结肠和降结肠)在患者变换体位时不会移动
- 有结肠系膜的肠管(盲肠、横结肠、乙状结肠)可随它们的肠系膜活动而移动

静脉注射对比剂:
- 中等程度强化

粪便标记:
- 肠壁上可涂布对比剂

在腔内图像上,正常结肠壁表面光滑。但在低剂量扫描时由于噪声增加,肠壁会出现轻微不规则变化,表面粗糙和颗粒样(图 4.9)。结肠袋的形成程度取决于结肠的蠕动程度。

肠段和肠管扩张

结肠在解剖学上分为 6 段:直肠、乙状结肠、降结肠、横结肠、升结肠和盲肠。结肠曲是结肠的急剧弯曲处,以之作为结肠分段的重要解剖学标志,在

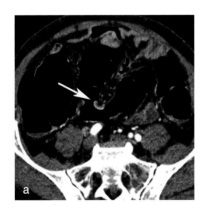
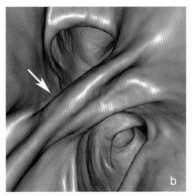
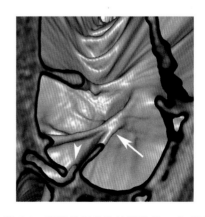

图 4.5　在乙状结肠内复杂的皱襞结构类似一个息肉样的结肠肿块:"弯曲处假瘤"。(a)轴位 2D 图像显示在乙状结肠襻盘曲深处一软组织密度的肠壁局部增厚(箭)。(b)相应的 3D 腔内视图显示了数个紧密排列的半月形皱襞(箭)。

图 4.6　盲肠处复杂的皱襞结构。在 2D/3D 组合冠状位图像中,检出盲肠内复杂的皱襞结构 (箭)。这些皱褶并不是平行的,而是聚集的,并且可以看到扩张的阑尾(箭头)。

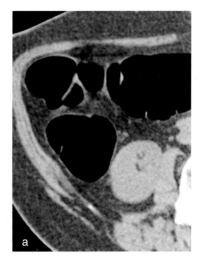 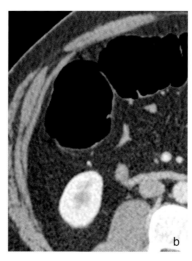 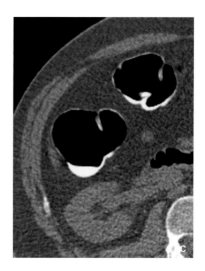

图 4.7　2D 图像的正常结肠壁。在结肠充分扩张的条件下,正常结肠壁非常薄,几乎不可见。在静脉注射对比剂后,结肠壁中度强化,较易辨别。粪便标记法能在结肠壁上涂上一层薄薄的对比剂。(a)结肠壁平扫 2D 图像。(b)注射静脉对比剂之后。(c)粪便标记法后的结肠壁 2D 图像。

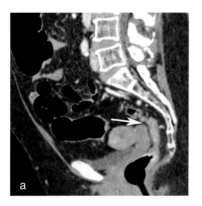 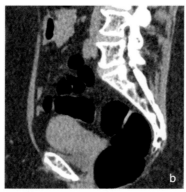

图 4.8　结肠壁厚度随肠腔扩张程度而变化。(a)患者仰卧位,直肠扩张不充分,显示肠腔狭窄和肠壁变厚(箭),但直肠周围脂肪组织正常。(b)患者俯卧位,直肠扩张良好,清楚显示肠壁无增厚。

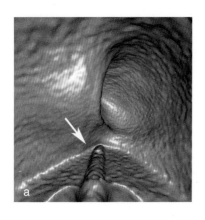 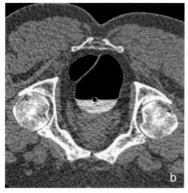

图 4.9　有图像噪声的正常结肠壁(低剂量扫描)。(a)在低剂量 CT 扫描图像上,直肠壁呈颗粒状和不光滑的 3D 腔内表现 (鉴别诊断:炎性肠病)。作为辅助鉴别,注意液平面和直肠肠管的假颗粒样表面(箭)。(b)相应的俯卧位 2D 图像清晰显示正常厚度的直肠壁且没有炎性改变。

右侧腹部可将横结肠与升结肠分开,而在左侧腹部可将横结肠与降结肠分开。但这并不是为结肠分段而设计的。

盲肠、横结肠、乙状结肠通常位于腹腔内,即它们具有肠系膜。当患者的体位从俯卧位变成仰卧位,由于肠系膜的活动,这些肠段会发生运动和移位。相反,升结肠和降结肠由于位于腹膜后间隙,通常在位置上是固定的。

个别结肠段的扩张程度与患者的体位和习惯有关。结肠内的气体通常会上升至最高水平,当患者处于仰卧位时,位于腹深部背侧的肠段如乙状结肠和直肠常比位于更靠近腹侧的肠段如盲肠、横结肠或升结肠更少扩张。一般来说,在俯卧位时由于腹腔的压迫,肠管在总体上扩张也较差。然而,直肠常有较好程度的扩张,而横结肠常较少很好地扩张。

直肠。直肠长 15~20cm。当所有结肠段都扩张时,直肠与盲肠具有最大的直径。在 CT 结肠成像上,只有直肠壶腹是可见的;而由于括约肌的存在,肛管无法评估。通常,有 3 个新月形横皱襞突入肠腔,它们被称为直肠横襞(也称作 Houston 瓣膜)。这些皱襞中有 1 个被称作 Kohlrausch 皱襞,常位于直肠的右侧壁,位于肛门以上 5~8cm 处(图 4.10)。2 个相对较小的直肠横襞位于直肠左侧壁上,但变异较多。直肠在俯卧位比在仰卧位更易扩张。

> 当评估直肠时,通过"倒置"(朝向肛管观察)的虚拟摄像头检查肛管近段非常重要,因为这段区域在逆行观察中是观察不到的,可能被遗漏。

由于肛门括约肌的收缩,此处的肠壁上常会出现很多放射状的皱襞(图 4.10c)。而且,在这个部位经常会发现内痔。

乙状结肠。乙状结肠经常是纤曲的,且长度冗长很常见。肠腔的横断面是圆形的,但结肠袋形各异。有时,肠管内会看到几个半月形的皱襞,或只是见到规则的、光整或平滑的肠壁,但也常见一些突起的、间隔紧密的半环周或全环周皱襞。因而无论在 2D 和 3D 视图上,都很难清晰观察皱襞之间浅深不一的结肠袋的内部而妨碍全面评估(图 4.11)。乙状结肠的评估常常具有挑战性,这取决于肠管的扩张程度和袋形,以及肠襻的长度和数量。发生于乙状结肠的憩室疾病会进一步使肠管的节段性评估复杂化,因为憩室病变会引起结肠痉挛和结肠半月皱襞增厚(图 4.12)。当患者处于俯卧位时,乙状结肠常扩张较好。然而,如果乙状结肠冗长,其近端、偏腹侧部分的肠管在仰卧位时也能更好地扩张。

降结肠。降结肠相对较直,且呈管状。这段结肠的横断面通常较圆,其半月皱襞通常较短小且形状较为规则(图 4.13)。结肠袋形多变,尤其是在远端部分袋形可不显著。在仰卧位,降结肠通常扩张不良、塌陷,或由于残留液体,仰卧位比俯卧位更难于评估。结肠左曲通常呈锐角,但有时会形成复杂的弯曲行程。

横结肠。由于肠壁上三条显著的纵行结肠带的存在,横结肠在横断面上通常呈三角形(图 4.14)。其典型的三角形是由于半月皱襞在这一肠段内通常是相当规则的形状造成的。横结肠通常是结肠中

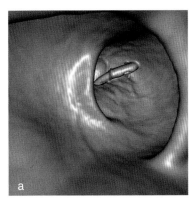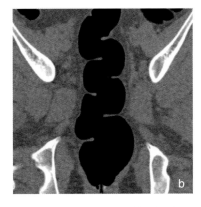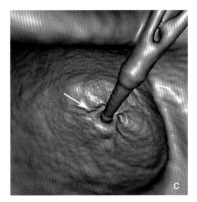

图 4.10　CT 结肠成像上的直肠解剖。(a)顺行仿真内镜图像显示肠管两侧突出的新月形皱襞;即直肠的横向皱襞或 Houston 瓣膜。在远段直肠,可见到充气用的 Foley 导管(但在 3D 图像上充气的气囊不显示)。(b)曲面多平面重建显示直肠横皱襞,可见到 Foley 导管(但充气的球囊未显示)。(c)为了观察肛管近端(箭),朝向肛管的 3D 腔内视图未检测到病变。

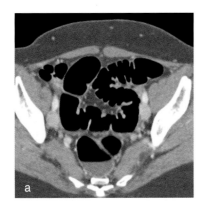
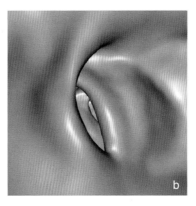

图 4.11　延长的乙状结肠影响评价。(a)这一轴位 2D 图像显示见长、纤曲的乙状结肠伴肠腔内显著的、紧密靠拢的结肠半月皱襞。(b)在 3D 腔内视图上,结肠纤曲造成的影响是阻挡视野。

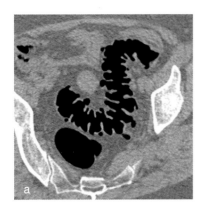
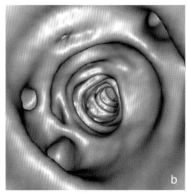

图 4.12　1 例憩室病患者,憩室病影响乙状结肠的评估。乙状结肠肠腔变窄并有许多憩室。注意紧密排列的结肠半月皱襞以及极浅和较深的袋形节段("手风琴样"外观)。(a)2D 图像。(b)3D 腔内视图。

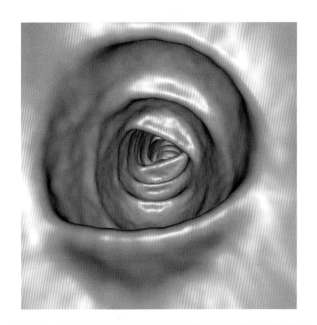
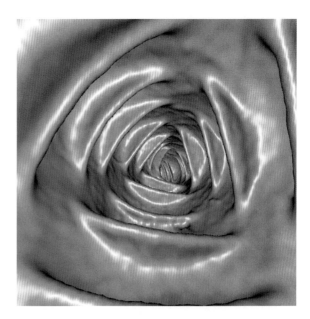

图 4.13　3D 仿真内镜下降结肠的正常解剖。降结肠的直径比乙状结肠的宽,并在横断面上呈圆形,其结肠半月皱襞通常较小并均匀一致。

图 4.14　3D 仿真内镜下横结肠的正常解剖。横结肠由于显著的纵行结肠带,其在横断面上呈三角形状。

最长的一段，有的甚至可向下延伸至小骨盆腔内。有报道称，横结肠是造成结肠长度差异最重要的因素。横结肠在仰卧位比在俯卧位时更容易扩张，且在仰卧位时液体潴留较俯卧位少。结肠右曲(肝曲)比结肠左曲圆钝，有时会出现S形的曲度。

升结肠。类似于降结肠，升结肠的肠管走行通常也是较直的。其肠腔直径通常较宽，但这取决于肠管的扩张程度，而且也有变异。与横结肠一样，升结肠的肠腔也形似三角形。

盲肠和回盲瓣。盲肠长6~8cm，宽度几乎一致，其盲袋位于回盲瓣近端。在所有结肠段中，盲肠与直肠具有最大的直径。盲肠一般位于右髂窝，但也可延伸入小骨盆腔内。3条结肠带汇集于盲肠端，有时可以在3D仿真内镜上显示为三角形的皱襞结构[盲肠"三射状皱襞(triradiate fold)"]。阑尾是自盲肠下端距回盲瓣下约2cm处向内后侧延伸的一条细管状器官，阑尾孔有时显示为在盲肠处像缩进盲肠壁的一个小裂隙状的切迹(图4.15)，或者可能像息肉一样突入肠腔。尤其在接受过阑尾切除术的患者，倒转的阑尾残端所造成的息肉状表现可导致假阳性的息肉诊断。只有向阑尾内充入空气才有可能显示阑尾腔，但这在临床上没有诊断学意义。正常的阑尾也可能是处于塌陷状态或其腔内充盈标记的或未标记的液体。回盲瓣、阑尾孔以及结肠三射状皱襞被认为是盲肠的"解剖学标志"。

回盲瓣连接着回肠末端与结肠。回盲瓣通常位于盲肠的内侧或后内侧。在少数情况下，回盲瓣可见于肠壁的后侧或侧面。回盲瓣将盲肠与升结肠分开，其有突入肠腔的上、下两唇。在3D腔内视图上，回盲瓣的形态各异：可呈唇形、中间形或乳头状。其中，唇形和中间形回盲瓣常呈现为薄唇形以及裂隙形开口，而乳头状回盲瓣呈息肉状(图4.16)。在3D图像上回盲瓣口并非经常可见，因为它并不总是扩张的。两个黏膜皱襞从回盲瓣延伸至盲肠的前壁和后壁。这给人以回盲瓣位于一个突出的皱褶之上的印象。回盲瓣口通常面向盲肠，所以仿真内镜从盲肠开始可以更好显示回盲瓣口(即顺行法)(图4.15)。

> 由于大的乳头状回盲瓣可被误认为息肉，而息肉和肿瘤常发生于这一区域，每次检查结肠时都应检查回盲瓣。

这确保了整个结肠均可以真正被检查到并全部被描述。应注意在升结肠中无蒂息肉以及增厚的皱襞可酷似回盲瓣。2D图像在这方面有很大帮助，它能够确保回肠末端到回盲瓣的整个过程都能观察到。

回盲瓣在2D结构上常是非均质、不均匀衰减的结构。由于脂肪组织的积累，它可以显示出不同低衰减值，而且当它呈现出均匀的低密度时，称作回盲瓣脂肪瘤(图4.16)。然而，由于存在显著的生理学变异，CT上的衰减值对鉴别肿瘤与回盲瓣并不是一个合适的依据。

位置异常与长度变异

通过沿结肠中央管腔路径的CT结肠成像测

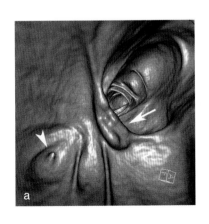
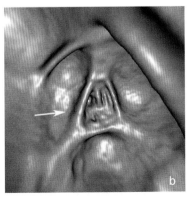

图4.15 3D仿真内镜下盲肠的正常解剖结构。回盲瓣、阑尾孔以及三射状皱襞均被视为盲肠的"解剖学标志"。(a)阑尾孔(箭头)在盲肠的开口显示为一小的切迹。向升结肠方向观察，可见回盲瓣具有唇状的外形(箭)。(b)盲肠上的三射状皱襞(此处不是同一患者)常形成或多或少坚固的三角形皱褶结构(箭)。

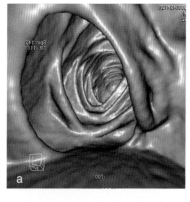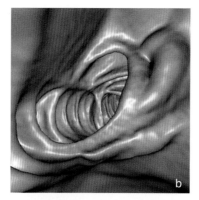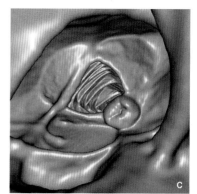

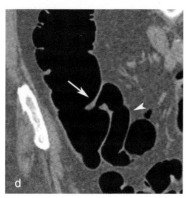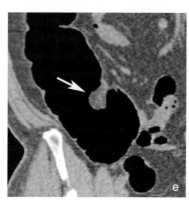

图 4.16　回盲瓣各种形态。(a)唇形。(b)中间形。(c)乳头状。(d)相应的 2D 冠状位图像显示唇状回盲瓣在内侧结肠壁(箭)以及回肠末端(箭头)。(e)解剖变异:回盲瓣脂肪瘤样的内部结构(箭)。

量,最近公布的正常结肠的平均长度为 1.9m;然而,有报道称,结肠长度及位置变化范围很大,为 1.2~3m(Khashab 等,2009)。有关研究结果表明,结肠的总长度在女性群体中平均长于男性群体,并且在超重人群中短于较瘦人群。研究报道,横结肠和乙状结肠在大肠中是最长的节段,其次为降结肠、升结肠、直肠和盲肠。

结肠延长。结肠延长(别名:结肠过长,结肠冗长)是指异常长的结肠或结肠段,尽管并没有统一的阈值,即超过某一阈值即可定义为结肠延长或冗长(图 4.17)。肠管冗长通常发生于乙状结肠或横结肠。一段冗长的乙状结肠可伸展至上腹部,直接位于横结肠或脾曲之下。在有些患者,延长的乙状结肠可以延伸至右侧的升结肠。一段延长的横结肠可

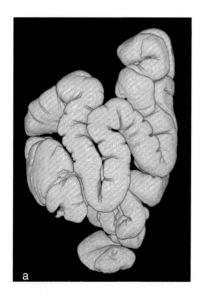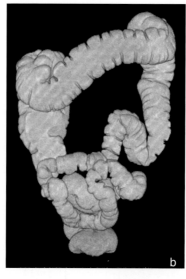

图 4.17　结肠冗长。(a)全景 3D 图像展示了显著冗长的乙状结肠、降结肠和横结肠。(b)另 1 例患者的全景 3D 图像显示仅乙状结肠延长;其他的结肠段长度及位置均正常。

向下延伸至小盆腔内。

　　位置异常。在成年患者中,位置异常的结肠或某一结肠段的位置异常可以是先天性的, 也可以是后天获得性的。先天位置异常的原因是肠管不恰当的旋转(肠旋转不良)或肠襻的固定(图 4.18)。简单地说,肠旋转不良可分为结肠不完全旋转或完全不旋转。不完全旋转指累及右侧结肠的部分性肠管旋转异常。完全不旋转时,结肠肠管位于腹部左侧,而小肠主要位于腹部的右侧。获得性异常主要指严重的器官巨大症或巨大的腹腔内肿块压迫或挤压结肠肠管(见第 4 章)。

　　这种位置异常不要与当患者由俯卧位变为仰卧位时的体位变化相混淆,即可活动的腹腔内结肠段(乙状结肠、横结肠、盲肠)正常的位置移动。

　　　　　　　　　　　　　　　　　(李琳　译)

第 2 节　憩室疾病

　　在西方国家,憩室疾病是大肠最常见的疾病,在 50 岁人群中的发生率为 10%~30%, 在 80 岁人群中的发生率为 30%~60%。憩室疾病通常是无症状的,发病诱因通常包括在工业化国家中的高龄因素以及低纤维膳食。其他病因学因素包括富含红肉及高脂肪和高盐饮食。

发病机制

　　憩室前期。在病变的早期阶段,称为“憩室前疾病”,此期可见典型的结肠肌层变厚、结肠带缩短和结肠管腔变窄。随着疾病进展,结肠的管径不规则及结肠袋皱褶出现,这将导致结肠壁普遍性、均匀性增厚超过 4mm。结肠半月皱襞变得突出、紧密,结肠袋间的肠段缩短形成“手风琴样”外观(图 4.19)。结肠的扩张程度也减小。在这一阶段尚无憩室形成,但肠壁上较小的(1~2mm)暂时性膨出已经存在。

　　憩室疾病。随着疾病的进展,憩室形成。在解剖学上,这些向外膨出的病变被称为“假性憩室”,因为它们并不累及结肠壁的所有层面,只是累及黏膜层与黏膜下层。它们包括穿过肠壁薄弱点处的固有肌层累及黏膜和黏膜下层的疝出,例如那些有供应动脉穿过固有肌层的地方。发生真性憩室(通常位于近端结肠)是罕见的情况。这些真性憩室的特征是所有肠壁各层(黏膜层、黏膜下层、固有肌层)均向外膨出。但影像检查无法区分这两种变异。

CT 结肠成像上的形态学

憩室

　　在 2D CT 图像上,憩室表现为局限性、边界锐利、充气的肠壁膨出。如果口服对比剂,有些憩室可包含残留液体,例如在有液体标记时,液体将会被标记。在 3D 腔内视图上,憩室呈边界清楚、通常为

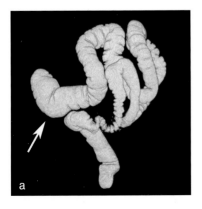
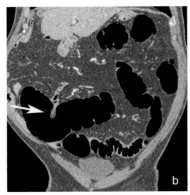

图 4.18　结肠段的异常位置。盲肠横位并向上翻转。(a)全景 3D 图像显示冗长的乙状结肠及横结肠。升结肠横向倒转,盲肠向上翻转(箭)。(b)2D 冠状位图像显示盲肠横位并向上翻转。注意回盲瓣置于头侧(箭)。

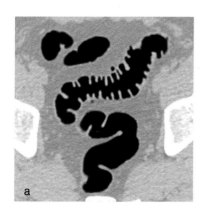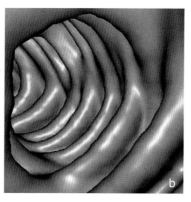

图 4.19　憩室前期。显著的、排列紧密的结肠半月皱襞及缩短的结肠袋间段，形成了"手风琴样"外观。(a)在 2D 图像上，容易观察到 2 个细小憩室。(b)相应的 3D 腔内视图。

全黑的外环，而息肉通常具有一边界不清和不完全性的外缘（图 4.20）。憩室的这种典型 3D 征象也被看作是"完全的边缘征"，在有足够经验的医师不难将其与息肉区别开来。在 2D 图像上，以形态学为基础，憩室与息肉容易相互区分（见"结肠息肉样病变"）。

翻转憩室

　　十分罕见的情况是憩室可翻转并因此突入结肠内腔，在 2D 或 3D 图像上酷似假息肉样病变。相应的仿真内镜 3D 图像是非特异性的，也显示为息肉样病变。2D 图像是做出正确诊断必不可少的：伴有假性息肉形式的翻转性憩室，在其翻转部分的结肠旁脂肪组织的中心性凹陷处可测得脂肪密度值，从而可与真性息肉相鉴别。

嵌顿憩室

　　在 CT 结肠成像中一个常见的现象是嵌顿憩室，即憩室内充满残留的粪便物质（图 4.21）。粪便内容物会变硬并形成粪石，后者可通过憩室颈突入结肠腔形成息肉样外观。

　　在 3D 图像上，嵌顿憩室可酷似突起的息肉样病变，并易于与息肉样病变混淆。

　　在 2D 图像上，除了肠腔内息肉状的假性病变外，病灶大部分位于结肠腔环周外，而且这部分病灶常包含中心低密度、周边高密度环的不均匀物质（滞留的粪便物和纤维）。嵌顿憩室中有时会包含先前的影像检查后残留的对比剂，或者残留一些空气，这些都有助于鉴别假性病变与息肉样病变。

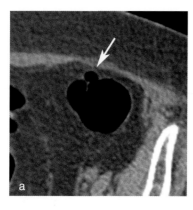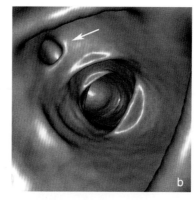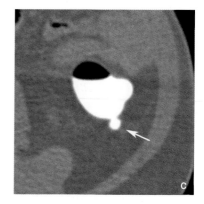

图 4.20　憩室。(a)轴位 2D 图像显示了结肠壁上的充气膨出（箭）。(b)相应的 3D 腔内"正面"视图显示憩室的开口呈清晰的全黑圆环（完全的边缘征）（箭）。(c)粪便标记后，憩室的轴位 2D 图像显示了憩室腔内高密度的对比标记液体（箭）。

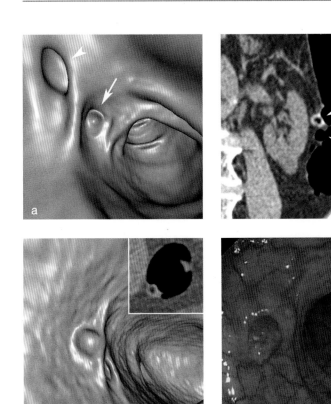

图 4.21　单纯憩室旁的一个嵌顿憩室。(a) 3D 腔内视图显示一个局限性的息肉状充盈缺损(箭)毗邻于一个典型的憩室(箭头)。注意完整的边缘征。(b)相应的冠状位 2D 图像显示一个典型的嵌顿憩室(箭),其内部结构不均匀并伴有一高密度的外周圈环(钡剂,纤维)和一个中心低密度(积存的气体)。在其下方恰好有一个单纯膨出于肠壁外的含气憩室(箭头)。(c)另一患者的嵌顿憩室。3D 腔内视图显示一息肉样充盈缺损,相应的 2D 图像(插图)显示为典型的不均匀结构伴中央低密度气袋。(d)相应的内镜视图显示一个从肿大、水肿的憩室颈突入结肠肠腔内的圆形粪便物。

憩室病

　　憩室病的特点是有多个憩室,主要发生于乙状结肠(图 4.22)。受累的结肠段显示痉挛性狭窄、肠壁轻度增厚、肠腔变窄且扩张度降低。不对称的、紧密排列的结肠袋皱襞使受累的结肠段形成手风琴样外观。这种变化往往是造成内镜检查不充分的原因。然而,在 CT 结肠成像上评估严重憩室病患者同样困难。三维腔内分析尤其受到限制,因为这种分析常受到痉挛狭窄内腔、突出紧密排列的结肠半月皱襞以及乙状结肠纡曲行程的限制(图 4.23)。通常,在仰卧位或俯卧位或两个位置上受累肠段扩张均不理想。结肠的这些部分首先应在上述两个位置的 2D 图像上仔细评估,以免漏诊息肉或肿块(图 4.24)。至于 3D 图像,现代技术,如平面视图或全景视图均有助于显示紧密排列的结肠

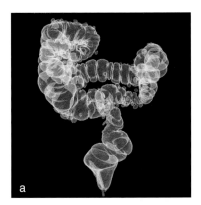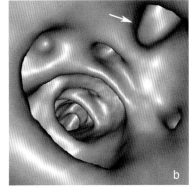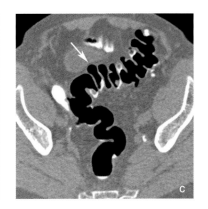

图 4.22　全结肠憩室病。(a)全景 3D 图像显示结肠大量憩室,尤其在乙状结肠。(b)3D 腔内视图显示乙状结肠多发憩室。注意完整的边缘征(箭)。(c)轴位 2D 图像显示在乙状结肠处的肠壁(箭)许多含气膨出。有几个憩室内充满了粪便及标记物。

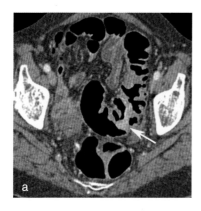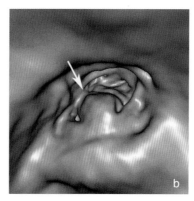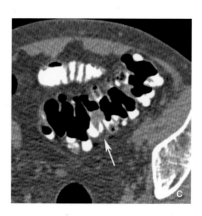

图 4.23　严重憩室病影像解读的限制。(a)轴位 2D 图像显示乙状结肠严重的憩室病,伴随痉挛性的管腔缩窄及突出的紧密排列的结肠半月皱襞。这种情况很难与有蒂的、呈软组织密度的强化息肉相鉴别(箭)。(b)由于未充分扩张,其相应的 3D 腔内视图不能用作诊断。一个息肉样充盈缺损几乎无法被辨别出来(箭)。(c)另 1 例患者,粪便标记法使一有蒂息肉在 2D 图像上显示为一软组织密度的充盈缺损(箭)。

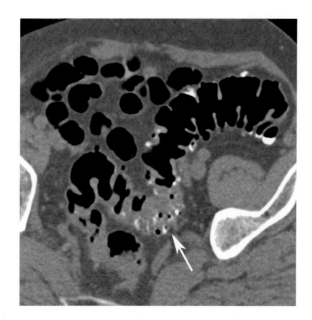

图 4.24　憩室病患者乙状结肠塌陷,即使再次注入空气仍然无法使肠管扩张(箭)。这类患者的肠壁评估只能在 2D 图像上完成。轴位 2D 图像显示多发的憩室,但只有少数憩室被空气和标记物充盈。

袋皱襞之间的区域,尽管也可能存在肠管扩张不足造成观察困难的情况(图 4.25)。

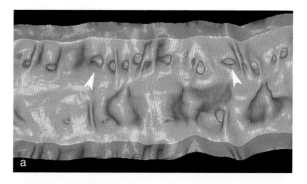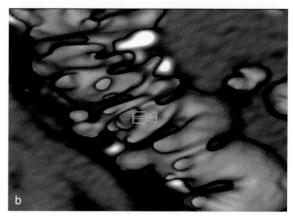

图 4.25　在憩室病中应用的高级 3D 显示技术。(a)虚拟解剖显示结肠段被折成一个平面,其上可见伴有典型的全边缘征的多发憩室(箭头)。(b)粪便标记后,2D 及 3D 组合图像显示多发憩室,其中有些憩室充满标记的残留液体。

憩室与憩室炎

憩室：

- 2D：充气的结肠腔向外膨出
- 2D：可被标记的液体充盈
- 2D：边缘因有结肠旁脂肪分界锐利
- 3D：全黑外环伴锐利外缘
- 注意：憩室在 3D 腔内视图（正面）上可显示为一假性病变

嵌顿憩室：

- 3D：息肉样假性病变
- 2D：病理特征为憩室充盈粪便或高密度物质（纤维、钙盐、残留钡剂）及中央低密度空气袋
- 2D：大多数憩室位于结肠周边以外

憩室炎：

- 2D，3D：多发憩室
- 2D，3D：节段性结肠痉挛伴轻度肠壁增厚和肠腔狭窄
- 2D：不对称性突出的结肠袋形
- 2D，3D：结肠手风琴征

（李琳　译）

第 3 节　结肠息肉样病变

CT 结肠成像上息肉样病变的特征

如果在结肠中检测到息肉样充盈缺损，则需要 CT 形态学影像标准来进一步分析，以判断其是真性息肉还是假性病灶。有一个系统且可行的方法来描述被检测的每个待定息肉的特征，其基于三个主要影像标准逐步评估：形态、结构和移动性。

> 结肠息肉样充盈缺损通常按三个标准描述特征：
> 1. 形态；
> 2. 内部结构；
> 3. 移动性。

形态

首先，评估充盈缺损的外部形态特征，即形状和外观（图 4.26）。这步在 3D 腔内视图和轴位或多平面重建 2D 图像上实施。三维评估通常更简单，因为病变的空间层面呈现更好。充盈缺损的形状可以是圆形、无蒂、有蒂或扁平状。外观可能呈平滑、分叶状、结节状或不规则形（图 4.27）。

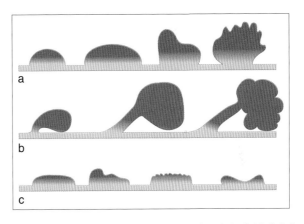

图 4.26　息肉样病变形态。(a) 无蒂息肉：圆形、卵圆形或分叶状。(b) 有蒂息肉：蒂的长度不一；息肉头部可为圆形或分叶状。(c) 扁平息肉：平滑、不规则形或结节状，中央凹陷。

内部结构

其次，在静脉注射或口服对比剂时，需评估充盈缺损内部结构的密度和均匀性，以及对比剂摄取（图 4.28）。这一步常在 2D 轴位图像上实施。

结肠内病变常为均匀的软组织密度。只有脂肪瘤表现为均匀的脂肪密度。大多数结肠病变在静脉注射碘对比剂后出现强化；息肉和肿瘤的密度会增加 50~60HU。另一方面，口服对比剂来标记粪便残渣（粪便标记）对鉴别诊断也很重要，并且此时结肠病变本身不会摄取（图 4.29）。一些软件制造商提供

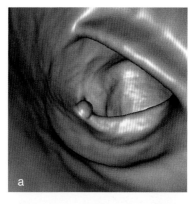
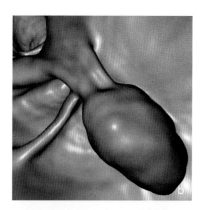
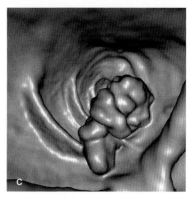
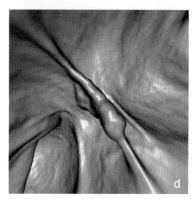

图 4.27　虚拟结肠成像上息肉样病变的三维形态。(a)无蒂的圆形息肉:宽基底的、表面光滑的圆形充盈缺损。(b)有蒂息肉:椭圆形的息肉头部通过一根蒂与黏膜相连。(c)无蒂的分叶状息肉:外观不规则、分叶状。(d)半月皱襞上的扁平息肉:斑块状黏膜的突起导致皱襞显现增厚。

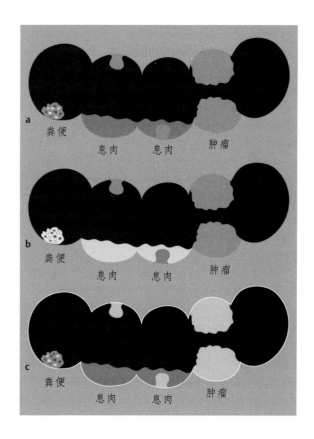

图 4.28　静脉注射对比剂前后以及有无粪便标记情况下,粪便残渣与液体、息肉、肿瘤的密度与强化。(a)平扫 CT 图像上,息肉、肿瘤、残留液体和粪便的密度没有显著差别。(b)粪便标记后,标记的粪便、残留液体与结肠病变区分明显。(c)静脉注射对比剂后,息肉和肿瘤强化,与低密度的粪便、液体区分出来。

名为 3D 半透明视图的工具,通过这种方式,肠腔内充盈缺损的内部结构能利用颜色编码在 3D 视图上表现出来(见第 3 章)。

移动性

最后,评估结肠充盈缺损的移动性。当患者改变体位,从仰卧位变为俯卧位时,未黏附在肠壁上的充盈缺损会在重力的影响下变换位置。这种移动性的差异可以鉴别肠壁上生长出来的病变与移动的粪便残渣(图 4.30),诊断信心相对较高。

假性移动。然而,在临床实践中,有蒂息肉可能也会移动,因其头部与肠壁仅通过一根蒂相连,其位置相对于肠壁可发生改变,导致假性移动。可移

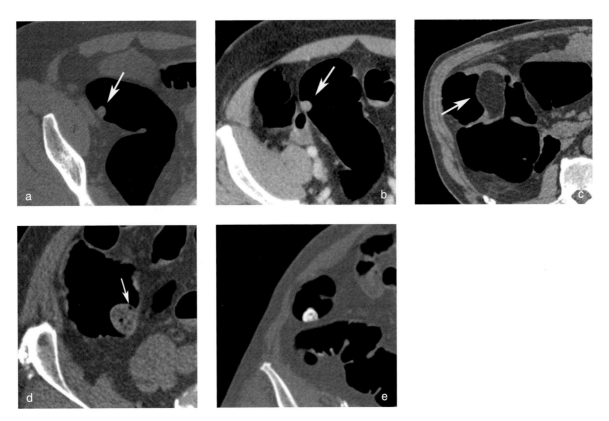

图 4.29　2D 视图上评估息肉样充盈缺损的内部结构。(a)CT 平扫图像上的一个息肉,呈均匀的软组织密度(箭)。(b)静脉注射对比剂后,息肉均匀强化(箭)。(c)一个呈均匀脂肪密度的脂肪瘤(箭)。(d)CT 平扫图像上,残留的息肉样粪便表现为内部结构不均匀,明显含有低密度的小气泡(箭)。静脉注射对比剂后(此处未展示),该残留粪便未强化。(e)粪便标记后,息肉样粪便的密度明显增加。

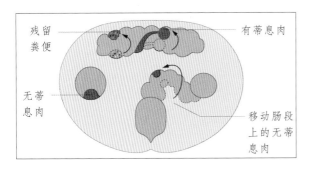

图 4.30　患者由仰卧位变换为俯卧位(或反过来)时,息肉样病变移动的图示。当患者翻转体位时,残留粪便物质在重力的影响下发生移动。无蒂息肉通常位置不变,而有蒂息肉可能出现蒂的摆动。注意:无蒂息肉似乎可以移动(假性移动),因其位于移动的结肠段(尤其是乙状结肠)。

动肠段上的病变没有腹膜后的固定,如横结肠、乙状结肠和盲肠,都可由于整个肠段的移动而出现假性移动(Laks 等,2004)。27%的病变可能受到这一情况影响,这也意味着当病变的位置在俯卧位与仰

卧位扫描出现改变时,不应机械地将其解读为粪便残渣物质。

临床实践中,息肉性病变的特征主要根据形态学、结构和移动性来判断,见表 4.1 和图 4.31。

仰卧位和俯卧位时病变的关系。 为评估充盈缺损的移动性, 应该比较仰卧位与俯卧位的图像。手动评估俯卧位与仰卧位之间的关系时,建议按照以下流程:

1.在对应的体位上(俯卧位或仰卧位)识别感兴趣肠段。

2.记录病变在腔内的位置与结肠解剖学标准的关系。

首先,识别病变在肠段的位置有助于在对应的图像上找到病变。一个简单的方法是使用全景 3D 视图(3D 图)或冠状位 2D 视图,因为它们能更好地总体观察肠段。一旦在对应的图像位置识别出肠段,就可仔细评估并寻找病变。这种方法可以很容

表 4.1　CT 结肠成像上息肉性病变的特征

	病变	假病灶
形态	有蒂、无蒂、扁平、圆形、椭圆形、分叶状	圆形、分叶状、奇异型、成角
结构	均匀、软组织密度、脂肪密度	不均匀、空腔气泡、高密度或低密度
粪便标记	无标记	标记
静脉注射对比剂	强化	不强化
移动性	重力下不改变位置、假性移动 [a]	移动

[a] 移动肠段,有蒂病变。

易完成关系的评估。

如果病变的确切关系仍然无法确定,或定位病变缺乏信心,或完全无法定位时,应在肠段水平寻找腔内标志,如肠内的典型解剖学结构位置与病变的关系(图 4.32)。例如,病变与半月皱襞或结肠带、一个憩室或另一个病变的空间关系会有助于定位。如果病变与腔内周围环境的关系保持不变,即可排除移动性。如果找到了相同的腔内区域,但仍未检测到病变,则其为一个可移动的发现,即假病灶。

这种方法在发现的真实移动与假性移动难以区别时尤其重要,如移动肠段上的无蒂息肉。现在可以使用多种软件解决方案来自动识别两次扫描中相应的肠段。这种软件主要依靠穿过结肠中心通道的纵向比较。然而,自动相关仅适用于完全扩张的结肠。

息肉

定义。息肉是所有宏观可见的、高于结肠黏膜平面并突向肠腔生长的组织。大多数息肉样结肠病变起源于黏膜。黏膜下病变,或结肠外的器官和肿块可能也会引起结肠黏膜或整个结肠壁的突起,导致结肠腔内的"充盈缺损"。区别如下:

- 黏膜息肉;
- 黏膜下息肉;
- 结肠外起源的息肉样充盈缺损。

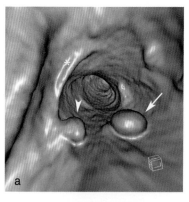
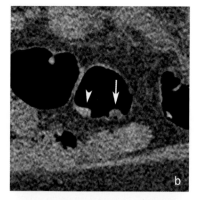
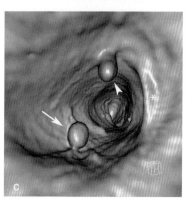
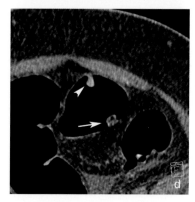

图 4.31　以形态、内部结构和移动性为基础的息肉样充盈缺损的特征。(a)该 3D 腔内视图显示乙状结肠上 2 个无蒂、圆形的充盈缺损(箭,箭头)。其中 1 个(箭头)靠近半月皱襞(*)。(b)相应的轴位 2D 视图上显示一个充盈缺损呈结构均匀的软组织密度(箭头)。第 2 个充盈缺损(箭)结构不均匀,中心含有一个气泡。(c)当患者变为仰卧位时,真性息肉仍位于肠壁上(箭头),且与半月皱襞(*)的距离相同。第 2 个充盈缺损相对于肠段的基底部分,在重力的影响下发生了移动(残留粪便)。(d)轴位 2D 图像上显示真性息肉仍位于腹侧的肠壁位置(箭头)。而息肉样的粪便残渣移动到了背侧的肠壁(箭)。

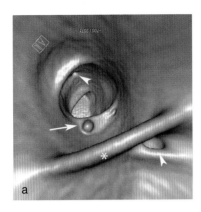
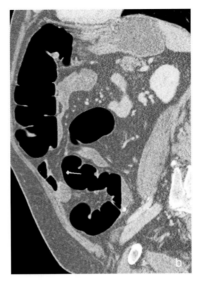
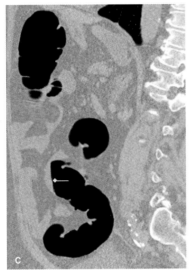
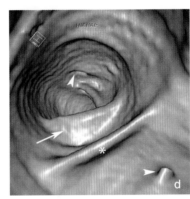

图 4.32　通过俯卧位和仰卧位扫描图像的关系评估一个外观可疑的充盈缺损的移动性。(a)仰卧位 3D 腔内视图显示，乙状结肠的半月皱襞上一个无蒂的息肉样充盈缺损，提示为无蒂息肉。在充盈缺损上标注出结肠段的独特形态学特征，如憩室(箭头)和半月皱襞(*)。(b,c)在俯卧位扫描图像上，利用冠状位或(比如此处)矢状位视图定位对应的肠段。(d)在确定相同皱襞(箭)及其他肠腔内标志(箭头)的确切关系后，发现俯卧位扫描图像上未见到息肉样病变，即可排除该息肉。

黏膜息肉

对于结肠息肉，通常要与腺瘤性和非腺瘤性息肉相鉴别，尽管它们在 CT 结肠成像上无法区分。

腺瘤性息肉

腺瘤-癌序列。腺瘤性息肉是发生在结肠黏膜上的最常见的良性肿瘤。然而，80%~90%的结直肠癌是由最初的小腺瘤性息肉经腺瘤-癌序列发展而来的(图 4.33)。这需要 10~15 年的时间，几个基因发生突变，引起小息肉(<5mm)发展为大的进展期腺瘤(>10mm)，最后成为浸润性的癌。恶变的风险随着病变大小的增加而增加。在直径<1cm 的腺瘤中，浸润性癌的发生率<1%，在直径>1cm 的腺瘤中的发生率<5%，在直径>2cm 的腺瘤中的发生率为 30%~50%。

> 进展期腺瘤定义为，病变大小至少为 10mm 和(或)存在大量的绒毛状成分(>25%)和(或)存在高级别异型增生。这种良性病变被认为与相对较高的癌变过程风险相关。因此，它是预防结直肠癌的理想靶病变。

由于腺瘤病变的大小对恶性风险有很高的预后价值，因此检测及正确测量腺瘤性息肉是 CT 结肠成像的重点。所以，及时内镜下切除所有腺瘤有助于降低结直肠癌的发病率。

组织学。根据组织学结构，腺瘤可划分为管状、绒毛状、管状绒毛状腺瘤。管状腺瘤最常见，占结直肠腺瘤的 80%~85%。其通常表面光滑，直径<1cm。在所有直径<5mm 的息肉中占 30%~40%。管状腺瘤分化良好，且恶变率较其他类型低。管状绒毛状腺瘤在所有结直肠腺瘤中占 10%~15%，通常直径>1cm，

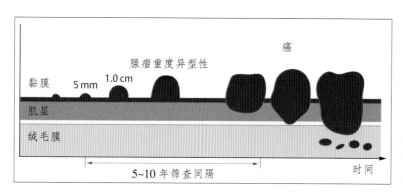

图 4.33　腺瘤-癌序列。总体上,所有结直肠癌中 80%~90% 是由腺瘤性息肉经历几年时间引起的。息肉恶变风险随着大小的增加而升高。

且恶变率比管状腺瘤更高。纯绒毛状腺瘤很少,仅占结直肠腺瘤的 5%。其表面常呈分叶状,基底宽,并且直径通常 >2cm。该病变是所有腺瘤类型中恶变率最高的。绒毛状腺瘤是由绒毛成分 >25% 的腺瘤和浸润性癌聚集在一起,形成的结肠进展期肿瘤。锯齿状的腺瘤也存在恶变,推测这些病变的恶变过程存在一条独有的路径,使得较小的病变转化为浸润性癌时比传统的腺瘤-癌序列更快。

非腺瘤性息肉

非腺瘤性息肉是一个混杂的群体。在组织学上,一般将其分为增生性息肉、黏膜息肉(高于正常黏膜上皮)、幼年性息肉、炎性息肉和错构瘤。增生性息肉是最常见的非腺瘤性息肉病变,占 75%。大多数增生性息肉直径 <6mm。然而,直径 >10mm 的病变可能常呈扁平状或不规则形,CT 结肠成像难以将其鉴别出来。通常所有的非肿瘤性息肉有个共同特征,即没有恶变潜能。在直径 <6mm 的息肉中,非腺瘤性息肉占大多数(高达 80%),在所有直径 ≥6mm 的息肉中约占 40%。

宏观标准

结直肠息肉根据宏观形态学可分为宽基底无蒂息肉、扁平息肉和有蒂息肉。由于技术上的原因,通常无法在 CT 上区分肿瘤性与非肿瘤性息肉,或息肉的具体类型。因此将相同的 CT 形态学成像标准应用于黏膜息肉的各种组织学类型。现今的 CT 结肠成像只能依靠主要的形态学特征(无蒂-扁平-有蒂)和大小进行分类。

然而,最近文献报道中,腺瘤性息肉的检出率高于非腺瘤性息肉。这一结果可能与非腺瘤性息肉不太明显有关。大部分增生性息肉较小（直径 <6mm）,且被报道常为扁平或细长的形状,在气体扩张结肠时变平,甚至消失。

巴黎内镜分类

巴黎分类(2002)是内镜下评估食管、胃和结肠表面肿瘤性病变(0 型)的一种分类。根据这一分类,光学结肠镜下发现的肿瘤性病变分为息肉样结直肠肿瘤(0~Ⅰ型)和非息肉样结直肠肿瘤(0~Ⅱ型)。息肉样病变又分为无蒂(0~Ⅰs 型)和有蒂病变(0~Ⅰp 型)。此外中间型的病变,即"亚蒂"息肉(0~Ⅰsp 型)也有提及,并且应被视为无蒂病变。非息肉样肿瘤病变,即所谓的扁平病变,相对于邻近的直肠黏膜进一步分为轻微隆起(0~Ⅱa 型)、完全平坦(0~Ⅱb 型)和凹陷(0~Ⅱc 型)。虽然这一内镜分类越来越多地与 CT 结肠成像联系起来,但还未确定将其用于 CT 结肠成像是否有意义。

CT 结肠成像的现状

研究结果。对有症状的患者的初步研究表明其结肠息肉的检测率很高。尤其值得注意的是,这些研究中有的使用的是单层 CT 扫描仪(表 4.2)。Halligan 及其同事(2005)早期进行的一个包括 1999—2003 年间 24 个发表研究的荟萃分析显示,息肉测量值 ≥10mm 的患者检测敏感性 >90%。尽管初期对此热情高涨,但随后的一些大型前瞻性研究中只有部分证实了这一结果。

2003 年,Pickhandt 及其同事的一个里程碑式的前瞻性研究报道了在无症状人群中,CT 结肠成像对直径 ≥10mm 的腺瘤性息肉的患者检测敏感性为 93.8%。然而在随后的研究中,其他学者,如

表 4.2　单层 CT 结肠成像:息肉检测研究结果(敏感性)

息肉大小 作者,年	例数	≤5mm 息肉(%)	患者(%)	6~9mm 息肉(%)	患者(%)	≥10mm 息肉(%)	患者(%)
Hara 等,1997	70	25~27[a]	45[a]	56~69[b]	66[b]	67~73	75
Dachman 等,1998	44	0~15	—	33[c]	—	83[d]	—
Fenlon 等,1999	100	55		82	94	91	96
Fletcher 等,2000	180	—	—	47	88[b]	75	85
Yee 等,2001	300	59[a]	82[a]	80	93	90	100
McFarland 等,2002	70			36	71	68	88
Pineau 等,2003	205	—	—	75	84[e]	78	90

[a] <5mm;[b] ≥5mm;[c] 5~8mm;[d] ≥8mm;[e] ≥6mm。

Cotton 及其同事(2004)和 Rockey 及其同事(2005)报道对同样大小病变检测的敏感性为 34%~53%。这些研究结果差异较大,主要是由于研究的方法学不同,并且可能是检查技术、数据分析、CT 结肠成像检查者个人专业性的差异导致解读不同。最近,大型前瞻性的单中心和多中心研究报道了其高敏感性。这些大型前瞻性的研究(ACRIN 6664 试验、Munich 筛选试验和 IMPACT 试验)结果证明,当整个过程完成较好时,例如,有合适的检查技术及掌握必要专业知识的部分放射科医师,此时对于无症状患者,CT 结肠成像检测到有临床意义的直径≥10mm 的息肉的敏感性可达 90% 以上(表 4.3)。对于检测临床更加相关的进展期肿瘤,Kim 等(2007)及

Stoop 等(2012)的两个研究报道了 CT 结肠成像几乎与常规结肠镜相当。最近,更多的前瞻性试验已经完成,如马德拉远程放射研究(比利时马德拉-葡萄牙)和 SIGGAR 试验(英国),初步结果表明,CT 结肠成像在检测相关结直肠腺瘤或结直肠癌的表现与结肠镜相当。

无蒂息肉

形态。在 3D 视图上,无蒂息肉呈半球状,通常为圆形或卵圆形,或其他分叶状腔内充盈缺损(图 4.34)。较小的病变常常表面光滑。有时,无蒂息肉也会有分叶状或结节状外观(图 4.35)。这些息肉常较大,且外观略不规则,这可能是有绒毛成分的征象

表 4.3　多排探测器 CT 结肠成像:息肉检测研究结果(敏感性)

息肉大小 作者,年	例数	≤5mm 息肉(%)	患者(%)	6~9mm[a] 息肉(%)	患者(%)	≥10mm 息肉(%)	患者(%)
Macari 等,2002	105	12	—	70	—	93	—
Iannaccone 等,2003	158	51		83		100	
Pickhardt 等,2003	1223			86[a]	89[a]	92	94
Macari 等,2004	68	12		53		100	100
Cotton 等,2004	600	8	14	23	30	52	55
Van Gelder 等,2004	249	33~37		64~75	76~80	75~77	84[a]
Rockey 等,2005	614			47	51	53	59
Johnson 等,2007	452			55[b]	71[b]	95[b]	95[b]
Johnson 等,2008[c]	2531			70[a]	78[a]	84	90
Graser 等,2009[d]	307	59.2		90.2	91.3[a]	93.9	92
Regge 等,2009[e]	937	—		58.6		84.1	

[a] 使用大小分类"≥6mm"的标记研究;[b] 双重阅片;[c] ACRIN 6664 试验;[d] 慕尼黑癌症干预试验;[e] IMPACT 试验。

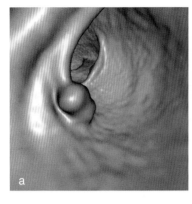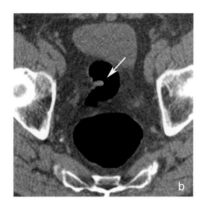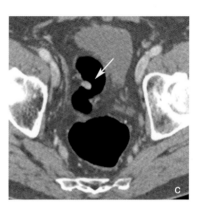

图 4.34　半月皱襞上的无蒂、卵圆形息肉。(a)3D 腔内视图显示一个卵圆形息肉样病变。需要 2D 视图以进一步鉴别。(b)俯卧位 2D 轴位平扫图像上,于直肠乙状结肠交界处呈一均匀的软组织密度息肉病变(箭)。(c)在相应的仰卧位 2D 对比增强图像上,病变仍在原位置,并摄取了静脉注射的对比剂,表明这是 1 枚息肉(箭)。

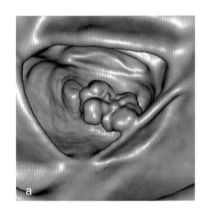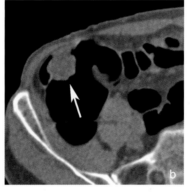

图 4.35　升结肠上直径 2~4cm 的分叶状无蒂息肉。(a)3D 腔内视图显示 1 枚表面分叶状的息肉样病变。(b)在相应的 2D 轴位图像上病变呈软组织密度(箭)。病理结果显示为绒毛状腺瘤。

(图 4.36)。息肉通常趋向于圆形,与粪便残渣物质不同,其边缘或边界不锐利。如果在 3D 视图上正面观察息肉,其边缘为典型的不完全黑环影("不完整边缘征"),而憩室的正面观有一个完全的黑环("完整的边缘征",见"憩室")(图 4.37)。

　　内部结构。在 2D 视图上,息肉为结构均匀的软组织密度。平扫图像上,良性结直肠息肉的平均密度是(50±15)HU。如果静脉注射对比剂,息肉密度将增加 50~60HU(见图 4.34)。对比增强可能有助于在未标记的残渣液体中检出息肉,或将息肉与粪便残渣相区分。粪便标记检查时,粪便残渣与液体会摄取口服对比剂,而息肉不摄取,因此息肉仍呈均质的软组

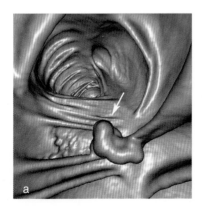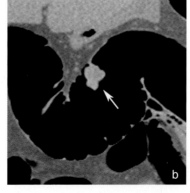

图 4.36　横结肠半月皱襞上的 1 枚 2.1cm 的分叶状息肉。(a)3D 腔内视图显示 1 枚表面分叶状的息肉样病变。(b)2D 冠状位图像显示其内部结构为均匀软组织密度。

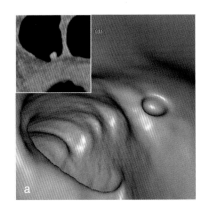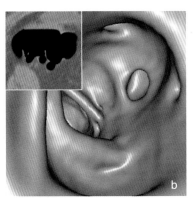

图 4.37　3D 腔内视图鉴别无蒂息肉与憩室。(a)3D 腔内视图显示 1 枚病变边缘不完整环形的无蒂息肉。相应的 2D 图像(插图)明确诊断其为息肉性病变。(b)另 1 患者的 3D 腔内视图显示一个病变边缘完全黑环状的憩室。其相应 2D 图像(插图)显示为肠壁上气体充盈的外突。

织密度(图 4.38)。息肉可能常常表现为标记材料黏附在其表面,不应误认为是标记的粪便残渣。有报道称,带有绒毛组织结构的息肉比非绒毛结构息肉表现出这种对比剂黏附的比例更高(图 4.39)。

移动性。由于无蒂息肉起源于黏膜,当患者改变体位时,其通常不表现出移动性,而剩余的标记材料(除了黏附在肠壁上的标记材料)将从一侧肠壁移动到另一侧肠壁。位于可移动肠段上的息肉是一种特例,可混淆诊断。可移动的肠段包括腹腔内

肠系膜较长的肠段,如乙状结肠、横结肠和盲肠。当患者从俯卧位移动为仰卧位,这些肠段中的结肠或结肠系膜可能会移动。这将导致俯卧位与仰卧位图像上息肉位置的明显改变,这种现象提示其为典型的粪便残渣物质。这一现象被称为假性移动(图 4.40)。

有蒂息肉

形态与内部结构。相当高比例的较大息肉是

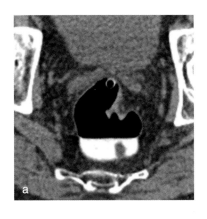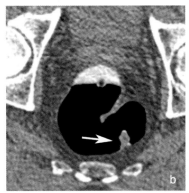

图 4.38　粪便标记检查时直肠上的无蒂息肉。(a)仰卧位口服对比剂后,2D 轴位图像显示 1 枚很容易鉴别的被淹没的无蒂息肉,其在标记液中呈一软组织密度的充盈缺损。(b)相应的俯卧位图像显示高密度的标记液随着重力移动,而息肉仍位于原来的位置(箭)。只有息肉表面稍微涂布对比剂。

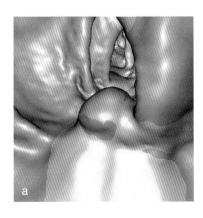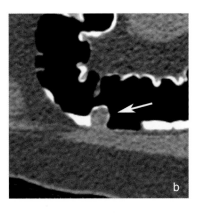

图 4.39　粪便标记后对比剂涂布息肉。(a)在 3D 腔内视图上电子标记时,息肉上被标记的黏附粪便被颜色编码。(b)2D 视图显示高密度的对比剂涂布在软组织密度的息肉上(箭)。

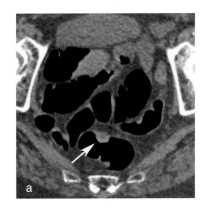
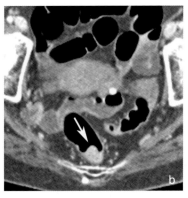

图 4.40　可移动肠段上无蒂息肉的假性移动。(a)俯卧位扫描时显示,在直肠乙状结肠交界处的前壁上有 1 枚无蒂的软组织密度息肉(箭)。(b)当患者翻转体位后,息肉移动到肠段的后壁上。病变的强化表明其是 1 枚息肉(箭)。需注意的是,息肉所在的整个结肠段位置都发生了变化(Mang et al. 2007)。

有蒂的。有蒂息肉有一个圆形或卵圆形的头部,表面光滑或分叶。息肉头部通过长度不一的蒂附着于肠壁(图 4.41)。在 2D 视图上,有蒂息肉的评价标准与那些无蒂病变相似。息肉头部和蒂呈均质的软组织密度,静脉注射对比剂后强化。当使用粪便标记时,有蒂息肉不会摄取口服对比剂,因此依然呈均质的软组织密度(图 4.42)。在内镜和 CT 结肠成像上测量有蒂息肉大小时,只测量头部的直径(见第

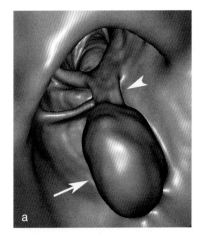
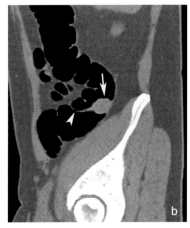
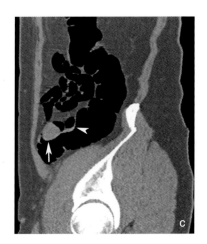

图 4.41　患者改变体位时降结肠上 1 枚有蒂息肉的移动。(a)3D 腔内视图显示 1 枚有蒂息肉。息肉头部(箭)通过蒂与肠壁连接。(b)仰卧位扫描的多平面重建矢状位图像显示一均匀软组织密度的息肉头部(箭)位于结肠背侧肠壁上。(c)当患者改为俯卧位时,蒂上的息肉头部移动到结肠的腹侧肠壁上(箭)。注意:息肉头部在仰卧位和俯卧位体位时的位置不同(b,c from Mang et al. 2007)。

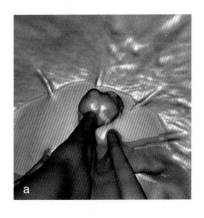
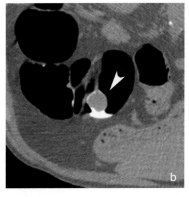

图 4.42　有蒂息肉部分位于标记的残留液体中。(a)粪便标记和电子标记的 3D 腔内视图显示,1 枚息肉部分淹没在被编码为绿色的残留液体中。(b)相应的 2D 轴位视图显示如组织密度的息肉(箭头)部分被高密度的标记残留粪便物围绕。

3 章）。

　　移动性。移动性或活动度是有蒂息肉鉴别诊断标准的一个重要方面。由于蒂的形态学原因，息肉头部在其蒂上可以在结肠腔内从肠壁的一侧移动到另一侧，因此能够证实其移动性（活动度）。蒂越长，息肉头部的移动性潜力就越大。为将其与移动的残渣粪便物质区分，除了已经提到的 2D 图像上结构的不同，鉴别特定的息肉形态也有帮助：例如，鉴别 2D 视图上的蒂结构，或 3D 腔内视图上的整个息肉形态。

CT 结肠成像的诊断标准

结肠息肉

3D 形态：
- 无蒂或有蒂，圆形或卵圆形，或其他分叶状的腔内充盈缺损
- "正面"视图：充盈缺损外缘呈一个不完整的环形影

2D 结构：
- 局限性圆形增厚的结肠壁呈均匀的软组织密度（约 30HU）
- CT 无法在组织学上区分息肉亚型

移动性：
- 无蒂息肉没有移动性

- 注意：可移动结肠段（横结肠、乙状结肠、盲肠）上的息肉可表现出移动假象
- 有蒂息肉也可出现移动假象

静脉注射对比剂：
- 增强（80~90HU）（鉴别诊断：粪便残渣不强化）

粪便标记：
- 不摄取口服对比剂
- 有助于鉴别息肉与标记的肠内容物
- 口服对比剂可黏附在息肉表面，尤其是那些覆有绒毛组织结构的息肉

扁平病变

　　定义。结肠的扁平或非息肉样病变的特征是其高度相对低于宽度（图 4.43）。目前扁平病变的确切定义各不相同，并仍然需要讨论：

- 在组织学上，当病变的高度小于邻近正常黏膜高度的 2 倍时，称该腺瘤为扁平状。
- 内镜下常用的扁平病变定义是，其黏膜呈扁平状，且高度小于病变最大直径的 1/2（图 4.44）。然而这个定义可能太宽泛，例如，一个宽 1.1cm 且高 0.5cm 的病变，其更像息肉样表现，因此一些息肉样病变可能会被归类为扁平病变。
- 一个较新的且越来越被接受的 CT 结肠成像上的扁平病变定义是，病变直径 ≥6mm，且高度不

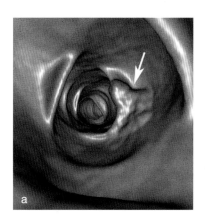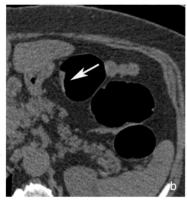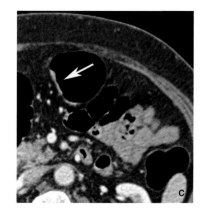

图 4.43　横结肠上注射对比剂后的扁平腺瘤。(a)3D 腔内视图显示一半月皱襞上的一个扁平状隆起的病变（箭）。(b)俯卧位扫描时相应的 2D 轴位平扫图像显示一轻度、斑片状的肠壁增厚（箭），呈均匀的软组织密度。(c)仰卧位扫描时，病变未发生移动，静脉注射对比剂后呈轻度强化，表明这是一枚息肉。病理结果显示为绒毛状腺瘤。

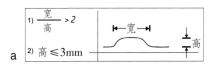

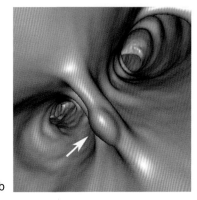

图 4.44 "扁平"病变的不同定义。(a)常使用的定义(a 中的 1)是扁平病变的高度小于其最大直径的 1/2。(b)根据该定义,这枚卵圆形息肉(箭)将被错误地报告为扁平病变(其高度小于最大直径的 1/2)。而推荐的 CT 结肠成像定义(a 中的 2)是高度超过 3mm 的不属于病变扁平。

超过周围黏膜 3mm。

● 测量值至少 1cm(典型的直径数厘米)的扁平病变常被称为"毯状病变"或"侧向发育型肿瘤"。

分类

根据 2002 年巴黎内镜分类(2003),扁平的肿瘤性病变相对于邻近黏膜水平分为轻微隆起(0~Ⅱa 型)、完全平坦(0~Ⅱb 型)和凹陷(0~Ⅱc 型)。进一步的亚分类,也称为"混合型病变",被定义为轻微隆起并中央凹陷(0~Ⅱa+Ⅱc 型)与凹陷并边缘轻度隆起(0~Ⅱc+Ⅱa 型)。

患病率与恶性潜能。大多数(超过 75%)非息肉样结肠病变为非肿瘤性的,其中大部分是增生性的(Pickhardt 等,2010)。

文献报道的扁平肿瘤的患病率差异很大。以往认为扁平肿瘤性病变在西方人群中很少发生,但目前已知其比率比以往认为的要高,在所有结直肠肿瘤中占 7%~40%。扁平肿瘤相较于息肉样病变的恶性潜能是争论的焦点。虽然一些学者报道其恶变的潜能更高,但最近来自美国国家息肉研究的数据并未显示出扁平病变的恶变风险更大。息肉样病变直径的恶变风险预测标准较可靠,而非息肉性"扁平"肿瘤病变不同,其形态学亚型更为重要。恶性肿瘤更多发生于凹陷型扁平病变,而隆起型与完全平坦型非息肉样肿瘤的恶变风险则被认为与息肉样病变相当(2002 年巴黎内镜分类)。然而,绝大部分扁平状肿瘤病变都呈轻微隆起的形态,完全扁平型或凹陷型病变非常少见。

检测能力。文献中,CT 结肠成像对扁平肿瘤的检测率存在差异,通常低于息肉样病变。据报道其范围为 50%~80%(Park 等,2006;Pickhardt 等,2004)。由于其形态学特点,扁平病变通常较不明显,因此在 CT 结肠成像上比无蒂息肉更难检测到。原则上,只有当病变高于其黏膜水平时,CT 结肠成像才能检测到。CT 结肠成像能较好地检测到高度大于 1~2mm 的扁平病变,然而,对于完全不突起于黏膜水平或突起小于 1mm 的病变,目前的分辨率可能难以检测到(图 4.45)。

形态。在 CT 结肠成像上,扁平病变呈肠壁局限性的斑片状增厚,中心凹陷或不凹陷。随着 3D 重建图像质量的提高,3D 视图较 2D 视图常更易于识别

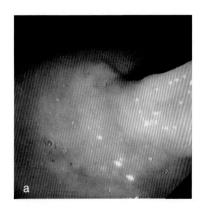
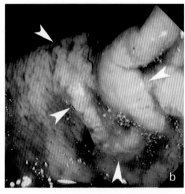

图 4.45 光学结肠镜下扁平管状腺瘤的表现。(a)光学结肠镜下显示一勉强可见的稍微隆起的扁平病变。(b)靛蓝胭脂红染色后,更易于显示病变的范围(箭头)。病理结果显示为高度异型增生的管状腺瘤。对于这种扁平病变的检测,CT 结肠成像或光学结肠镜都存在挑战。

扁平病变。三维图像可显示出肠壁扁平隆起的界限,通常表面光滑。偶尔病变表面也可呈轻微结节状(图4.46)。中心凹陷的扁平病变常表现为边缘轻微隆起。如果扁平病变位于半月皱襞,常表现为边界光滑或结节状增厚或突起于半月皱襞,此时在3D腔内视图上尤其明显。皱襞上的增厚可呈纺锤形或雪茄形,因此常常描述其为"雪茄形"外观(图4.47)。

内部结构与移动性。在2D视图上,扁平病变呈肠壁局部低度增厚的均匀软组织密度。如果扁平病变位于半月皱襞上,可明显看到增厚的软组织密度。为进一步的形态学鉴别,将其与邻近正常宽度的皱襞比较会有帮助(图4.46和图4.47)。窄窗设置(软组织窗)比宽窗设置更易于识别扁平病变。若静脉注射对比剂,扁平病变显示有强化,这有助于将其与假性病灶相区别。如果使用粪便标记,粪便残渣将摄取口服对比剂,而扁平病变则不会,并仍将呈均匀的软组织密度(图4.48)。被标记的残渣可能也会黏附于病变表面,导致其表层覆有一层淡薄的标记材料。射束硬化伪影可降低被

肠内容物包围的扁平病变的检测率。扁平病变无蒂,且当患者体位由仰卧位变为俯卧位时,病变不会发生任何移动。

如果在CT结肠成像上检测到一个扁平息肉,放射科医师的报告中应建议患者再接受光学结肠镜检查,并且如有可能,应在内镜下切除行组织学检查。

CT 结肠成像的诊断标准

扁平病变

3D形态:
- 扁平,肠壁上斑块状隆起,中心凹陷或不凹陷,表面光滑或结节状
- 半月皱襞局限性的梭形增厚("雪茄形"外观)

2D结构:
- 肠壁局限性的斑块样低度增厚,最高

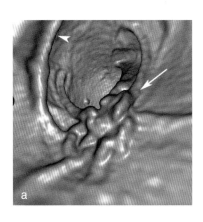
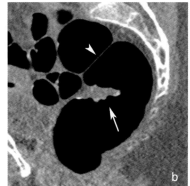

图4.46 直肠Kohlrausch皱襞上大的扁平绒毛状腺瘤。(a)3D腔内视图显示近似肠壁处一扁平不规则增厚。直径3cm,表面呈结节状(箭)。箭头所示是一正常宽度的皱襞作为参考。(b)2D矢状位图像显示病变呈软组织密度(箭)。应注意长有腺瘤的皱襞(箭)要厚于正常宽度皱襞(箭头)。

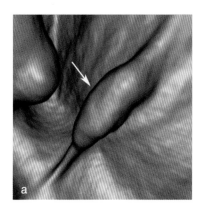
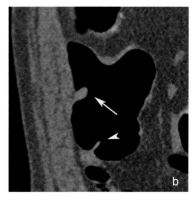

图4.47 盲肠半月皱襞上的扁平腺瘤。(a)3D腔内视图显示一雪茄形皱襞增厚(箭)。(b)2D冠状位图像显示软组织密度的病理增厚皱襞(箭)对比正常宽度的皱襞(箭头)。

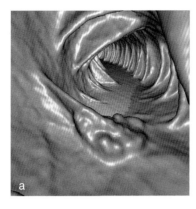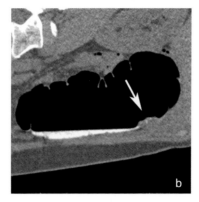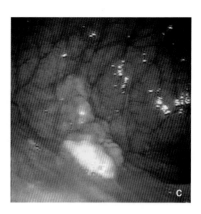

图 4.48   粪便标记后横结肠上的扁平绒毛状腺瘤。(a)3D 腔内视图显示半月皱襞上一表面结节状的扁平病变(箭)。残留的标记液被电子标记。(b)俯卧位扫描的相应 2D 图像显示结肠壁斑块状软组织密度的增厚,其表面涂布标记材料。(c)光学结肠镜下活检证实为绒毛状腺瘤。

3mm,呈软组织密度,软组织窗比肺窗更易识别

移动性:

- 扁平病变无蒂,且不表现移动性

静脉注射对比剂:

- 对比增强有助于鉴别诊断

粪便标记:

- 不摄取口服对比剂
- 有助于将扁平病变与粪便残渣相鉴别
- 标记材料可黏附于扁平病变表面

如何处理"微小"息肉

在 CT 结肠成像上测量值<6mm 的息肉仍然存在分类争议。通常,在拥有现代的扫描仪器、最佳采集参数和专用的软件情况下,技术上可能能够在二维或三维图像上描绘出小息肉的充盈缺损(图 4.49)。然而,这是假设息肉都呈球形而非扁平状,且肠道准备最佳,无任何固体粪便残渣情况下(图 4.50)。然而考虑到小息肉的大小,CT 图像上若根据前面描述的 2D 形态学标准来鉴别假病灶会存在局限性(图 4.51),且微小息肉常常无法与残留未标记的粪便、未标记的液体或黏液滴,或小的黏膜下层的循环血管引起的黏膜轻微突起相鉴别。尤其是未标记的粪便残渣小颗粒可黏附在肠壁上,并因此不表现出典型的移动性。由于其体积较小,根据 2D 形态学标准无法鉴别粪便残渣小颗粒与微小息肉,因为粪便小颗粒可能不会像大多数粪便残渣一样表现出典型的不均匀性。这将会降低 CT 结肠成像检出微小息肉的特异性。

对于这些微小病变,如果依据其假阳性结果,

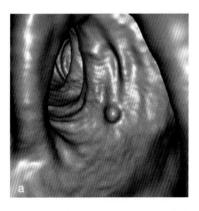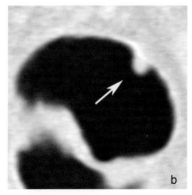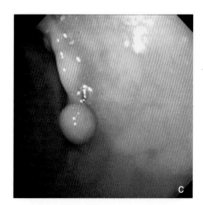

图 4.49   乙状结肠上 5mm 的小型无蒂息肉。(a)3D 腔内视图可轻易地辨认出息肉。(b)2D 轴位图像显示为均匀软组织密度的息肉(箭)。(c)光学结肠镜证实了该结果。

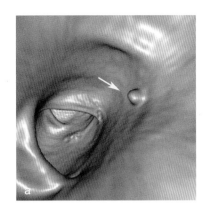
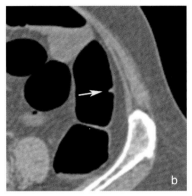

图 4.50　降结肠上直径 4mm 的较小无蒂息肉。(a)肠道准备良好且结肠充分扩张时，在 3D 腔内视图上可轻易地辨别出小圆形充盈缺损。(b)2D 轴位图像显示病变结构呈软组织密度。

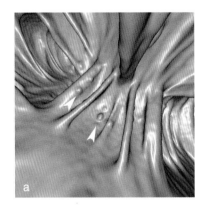
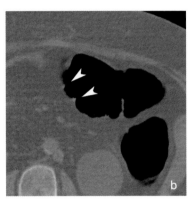

图 4.51　小息肉鉴别的局限性。(a)3D 腔内视图显示测量直径为 3mm 或更小的多个小息肉病变(箭头)。(b)在相应的 2D 轴位图像上，由于息肉太小，无法可靠地评估这些微小病变的内部结构。鉴别微小息肉与黏附肠壁的残留粪便的可能性较小。

始终建议进一步行肠镜检查，会导致大量不必要的结肠镜检查。此外，大部分测量值<6mm 的小息肉是非肿瘤性组织学结构，因此无恶变的潜能。甚至对于腺瘤，在这种大小情况下恶变的可能性也极其低，过程也可能非常缓慢(<1%发生组织学进展)。这种小病变的内镜切除不仅费用高，还与严重并发症风险相关，如出血或穿孔。因此，内镜随访这些小息肉的价值存在疑问。

基于这些原因，欧洲胃肠学会与腹部放射学(ESGAR)和虚拟结肠镜检查工作组(在其结肠成像报告和数据系统，C-RADS)建议所有测量值≥6mm 的病变都应报告。根据本土实际，直径<6mm 的病变一般会被忽略(C-RADS)，或者如果检测的自信心较高时可能会报告，尤其是 3 枚或更多时(ES-GAR)。

家族性腺瘤性息肉病变

家族性腺瘤性息肉病变(FAP)是一种常染色体显性遗传病。FAP 所引起的结直肠癌在所有结直肠癌中占 1%。年幼时就患有该病的患者发展为结直

肠癌的概率常常倍增(>100)。由于腺瘤-癌序列，这些病变常发生恶变(图 4.52)。其他腺瘤性结肠疾病包括结肠腺瘤病、Gardner 综合征、Turcot 综合征、Oldfield 综合征和遗传性扁平息肉综合征(HFAS)。考虑到大多数患者需要其他额外的诊断和治疗方式，如活检和息肉切除术，CT 结肠成像通常不被考虑用来诊断和随访。

CT 结肠成像可观察到多发的、形状相对一致的无蒂和有蒂息肉，通常直径测量值<5mm，并且有时是平坦附着于黏膜表面的。这些息肉的 CT 结肠成像标准与那些偶发的单个息肉并无区别。然而，由于息肉病综合征的患者一般较年轻，并且需要息肉切除术和组织病理学检查来密切监测，而 CT 结肠成像通常不被选择，光学结肠镜则是首选方法。

黏膜下息肉

黏膜下病变可突起覆盖的黏膜，在结肠腔内产生一个边界光滑的宽基底息肉样病变。黏膜下病变与正常黏膜间的边界光滑，且常形成一个钝角(图 4.53)。然而，大多数这些病变在 2D 和 3D 视图

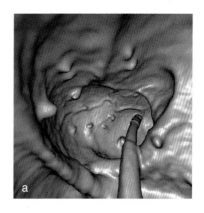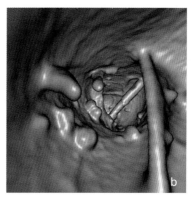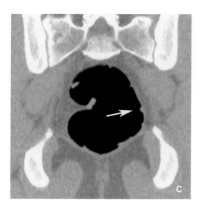

图 4.52　家族性腺瘤性息肉病变(FAP)。(a)逆行 3D 腔内视图显示末端直肠上多发息肉。(b)顺行 3D 腔内视图显示近端直肠上也见多发息肉。(c)相应的冠状位多平面重建(MPR)图像显示直肠上多发较小的软组织密度的息肉状隆起。

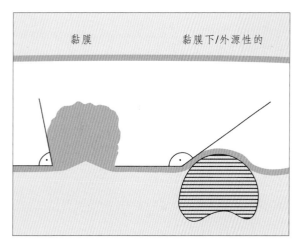

图 4.53　黏膜下息肉的形态。黏膜息肉与周围正常黏膜的角度大多为锐角。而黏膜下病变、结肠外源性结肠充盈缺损与周围正常黏膜的边界通常平缓且光滑,成角常为钝角。

上并无特异性外观,因此无法有效地将其与腺瘤或非腺瘤性黏膜息肉相鉴别。只有在脂肪瘤和大肠杆菌气囊肿症的病例能根据其 2D 结构明确地与息肉相鉴别。

脂肪瘤

脂肪瘤是结肠黏膜下最常见的病变。由于其特征性的均匀脂肪密度,CT 结肠成像可做出确信的诊断(图 4.54)。脂肪瘤通常测量直径为 1~3cm,很少超过 4cm。虽然脂肪瘤形态多样,也可呈有蒂或扁平状,但大部分是无蒂的息肉样病变。

*形态与内部结构。*在 3D 腔内视图上,脂肪瘤常表现为无蒂或有蒂的腔内充盈缺损,表面光滑。脂肪瘤在 3D 视图上几乎无法与黏膜息肉相鉴别。

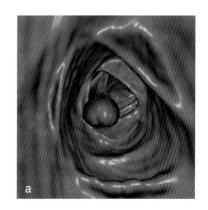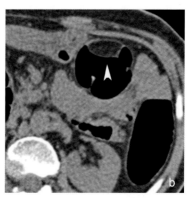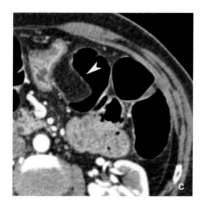

图 4.54　横结肠上的有蒂脂肪瘤。(a)3D 腔内视图显示一较大的、表面光滑的有蒂息肉样病变。(b)俯卧位扫描的 2D 轴位图像显示位于腹侧肠壁的病变呈均匀的脂肪密度(箭头)。均匀的脂肪密度是脂肪瘤的诊断特征。(c)仰卧位扫描时,脂肪瘤变换到背侧,与蒂相连(箭头)。典型的脂肪瘤在静脉注射对比剂后无强化。

在 2D 平面视图上，脂肪瘤特征性的表现为均匀的脂肪密度结构。窄窗设置（软组织窗）比宽窗设置（肺窗）能更好地识别脂肪瘤的脂肪密度。在对应的肠腔内有一层细薄的软组织密度黏膜层。

当使用静脉注射对比剂时，脂肪瘤强化不明显；只有覆盖的黏膜可出现强化。当使用粪便标记时，脂肪瘤不摄取口服对比剂，而仍呈均匀的脂肪密度。

移动性。脂肪瘤质软、形状可变，当患者改变体位时，形状可发生相当大的改变。当患者由俯卧位变换为仰卧位时，无蒂的脂肪瘤不会发生任何移动，而有蒂的脂肪瘤就像有蒂息肉一样，可在其蒂上从肠壁的一侧移动到另一侧。

脂肪瘤是良性病变，较小的脂肪瘤无需进一步诊治。而较大的脂肪瘤可导致套叠，应行内镜下切除。

CT 结肠成像的诊断标准

脂肪瘤

3D 形态：
- 无蒂或有蒂的、表面光滑的腔内充盈缺损

2D 结构：
- 均匀的脂肪密度，表面有细薄黏膜层

移动性：
- 无蒂脂肪瘤不表现出任何移动性
- 有蒂脂肪瘤可发生假性移动
- 脂肪瘤质软、形状可变

静脉注射对比剂：
- 脂肪瘤不表现出任何明显强化

粪便标记：
- 不摄取口服对比剂

结肠气囊肿症

原发的结肠气囊肿症是一种少见的、影响结肠的良性异常病变，表现为多发的壁内囊性积气；其在结肠可引起多发的息肉样充盈缺损、潜在的假性息肉病综合征（图 4.55）。3D 腔内视图表现为多发表面光滑的、无蒂息肉样腔内充盈缺损。2D 图像平面显示为均匀的、明显低密度的、内含空气密度（–1000HU）的结构，这是这些病变的特征性表现。在其面向肠腔的一面有一层细薄的软组织密度的黏膜层。这种先天性异常应与 CT 结肠成像相关的无症状的结肠积气相鉴别，后者可能与有二氧化碳的结肠扩张有关（见第 2 章），且后者的腔内气体多有一个线性结构，并更常位于右半结肠。

少见的非特异性黏膜下病变

CT 结肠成像上的非特异性黏膜下病变可能是良性淋巴结滤泡、淋巴瘤患者的淋巴瘤样息肉病（图 4.56）或血管性病变（静脉曲张和畸形、血管瘤）（图 4.57）。少数情况下，类癌和胃肠道间质瘤也可起源于结肠（图 4.58）。少见病变包括平滑肌瘤、颗粒细胞瘤、卡波西肉瘤和神经节细胞瘤。如上所述，将这些病变与黏膜息肉相鉴别需要病理学分析。

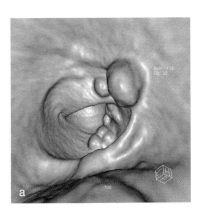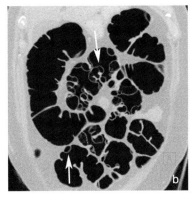

图 4.55　结肠气囊肿症（from Hackländer and Wegner, 2005）。(a)3D 腔内视图显示多发表面光滑的无蒂息肉样病变。(b)相应的 2D 冠状位图像显示所有的"息肉"均呈中心气体密度，且被薄薄的黏膜覆盖（箭）——积气的典型表现。

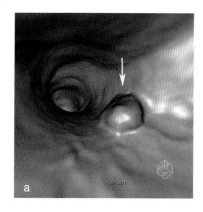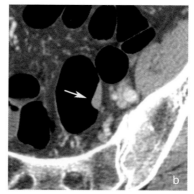

图 4.56　黏膜下来源的息肉样病变：原发性 T 细胞淋巴瘤。(a)3D 腔内视图显示乙状结肠上一个息肉样充盈缺损。(b)2D 轴位图像表现为均匀轻度强化的软组织密度的充盈缺损。注意：根据 CT 形态学无法鉴别淋巴瘤性息肉（即这些患者病理学证实为淋巴瘤）与腺瘤性息肉。

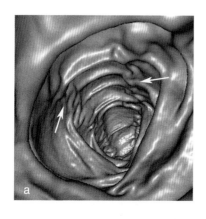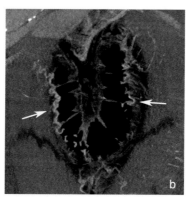

图 4.57　黏膜下结肠静脉曲张。(a)3D 腔内视图显示弯曲的曲张静脉充盈缺损纵行走行于靠近结肠带的整个结肠。(b)冠状位的薄层最大密度投影(MIP)重建图像显示弯曲的曲张静脉。这是由肠系膜动静脉短路引起的。

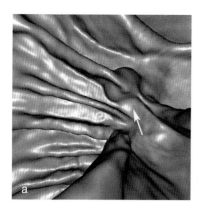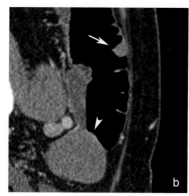

图 4.58　结肠黏膜下病变：胃肠道间质瘤。(a)3D 腔内视图显示降结肠一圆形的充盈缺损，导致半月皱襞隆起及增厚(箭)。(b)2D 矢状位图像显示病变(箭)与另一个相同，呈均匀软组织密度，盲肠上较大的病变是胃肠道间质瘤(箭头)。

结肠外起源的息肉样充盈缺损

结肠外压迫

　　邻近结肠的器官、组织和肿块都可从外面压迫结肠，导致结肠局部肠腔内出现充盈缺损。外在压迫可由其他腹部器官（常为肾脏、脾脏、肝脏、子宫或邻近的小肠或结肠段）、血管或腹部肿块引起。

　　在结肠外压迫的病例中，3D 腔内视图表现为宽基底的表面光滑的充盈缺损；其与正常黏膜过渡区域形成一个钝角（图 4.53）。2D 平面图像可以显示充盈缺损的外部起源。这种假性病灶在体型消瘦的患者尤其常见（图 4.59）。

　　如果是较大的腹腔内肿块，结肠某一位置可受压闭塞。这可引起狭窄，导致行常规内镜检查时内镜无法通过。这种类型的狭窄通常比较光滑，无截然的管径变化。2D 图像易于鉴别肿块原因。受影响区域的肠壁未增厚，且肠周脂肪组织正常。

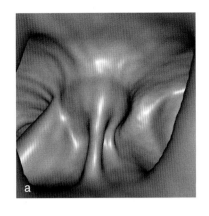
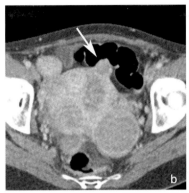

图 4.59　结肠外源性息肉样病变：子宫肌瘤 (from Mang et al. 2007)。(a)3D 腔内视图显示乙状结肠上一宽基底的光滑的息肉样充盈缺损。(b)相应的 2D 轴位图像显示结肠外源性病变。这是一个浆膜下子宫肌瘤由外压迫结肠(箭)。

肿瘤浸润

鉴别肠外压迫是否源自结肠外恶性肿瘤的结肠浸润这点很重要。该浸润的发生要么是邻近肿瘤的直接浸润，要么是腹膜种植播散的结果(腹膜转移)。较小的腹膜肿瘤结节黏附在结肠上从外面压迫，可酷似腔内息肉样病变(图 4.60)。在 3D 腔内视图上，结肠壁的显著浸润可引起非对称性管腔狭窄、溃疡形成，并可类似于结肠肿瘤溃疡的表现。结合 2D 轴位图像有助于鉴别诊断(见图 4.80)。

子宫内膜异位症

有症状的累及结肠的子宫内膜异位症非常少见，且主要影响直肠、乙状结肠区域。肠道累及的特征是子宫内膜异位浆膜不同程度的壁内植入浸润。3D 腔内视图常呈非特异性的黏膜下病变，而 2D 图像可证实其软组织密度或囊性部分(图 4.61)。肠壁浸润较深的病变可导致临床上明显的周期性结肠出血，并可在腔内视图上类似侵袭性结肠肿瘤(图 4.62)。结合 2D 平面图像和临床症状有助于鉴别诊断。

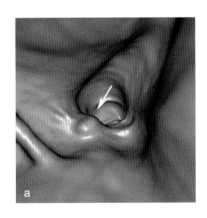
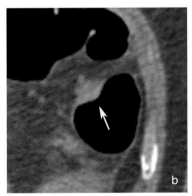

图 4.60　1 例有胃癌病史患者的结肠外源性息肉样病变：腹膜种植转移。(a)3D 腔内视图显示降结肠上一扁平状息肉样病变，与正常肠壁过渡平滑。(b)相应的 2D 轴位图像显示一结肠外源性软组织密度的圆形病变。该病变由外压迫结肠。

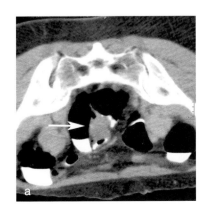
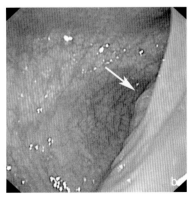

图 4.61　子宫内膜异位累及乙状结肠。(a)粪便标记后俯卧位扫描的轴位 2D 图像显示一均匀软组织密度的结肠外肿块，直径为 3cm，呈宽基底连接在乙状结肠壁上，导致息肉样的外观(箭)。(b)随后的光学结肠镜检查显示结肠壁仅轻度不规则(箭)。腹腔镜活检确诊。

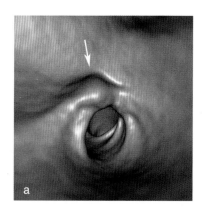 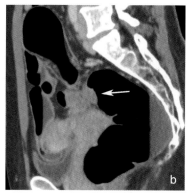

图 4.62　结肠外源性息肉样、轻度狭窄的病变:子宫内膜异位。(a)3D 腔内视图显示直肠乙状结肠交界处一个扁平状息肉样病变,伴肠腔狭窄。(b)2D 矢状位图像显示直肠子宫间隙处一边界不规则的、软组织密度的结肠周/直肠周肿块(箭)。病变扩展到子宫及邻近的小肠和乙状结肠襻。

CT 结肠成像的诊断标准

结肠外起源的息肉样充盈缺损

3D 形态:
- 表面光滑的宽基底充盈缺损,与正常黏膜的过渡区域形成钝角
- 例外:子宫内膜异位病变和浸润性结肠外肿瘤类似结肠癌

2D 结构:
- 特异性:识别结肠外起源的充盈缺损

移动性:
- 无移动性

静脉注射对比剂:
- 下面的结肠外病变可能出现强化

粪便标记:
- 不摄取口服对比剂

(李志　译)

第 4 节　结肠和直肠的恶性病变

到目前为止,最常见的结肠恶性肿瘤仍是腺癌。罕见的肿瘤包括原发性淋巴瘤、类癌、胃肠道间质瘤、黑色素瘤、间叶源性恶性肿瘤(如平滑肌肉瘤)和转移瘤。目前,文献上关于这些罕见恶性肿瘤在 CT 结肠成像上的探查与诊断特征报道较少。然而,在许多情况下,仅基于 CT 结肠成像的形态特征仍无法准确区分不同类型疾病,因此需要行组织病理学分析。下面将详细介绍结直肠癌和淋巴瘤的有关信息。

结直肠癌

结肠最常见的原发性肿瘤是腺癌,其中约 90% 的病例由腺瘤性息肉发展而来。50 岁以后,结直肠癌的发病率急剧增加。大多数腺癌具有外生性生长模式,常伴随溃疡。腺癌有沿环周浸润肠壁的倾向。对于发病部位,35% 的腺癌发生在直肠,25% 在

乙状结肠,升结肠、降结肠、横结肠和盲肠分别约为 10%(图 4.63)。多达 5% 的患者可能有同时发生的癌。

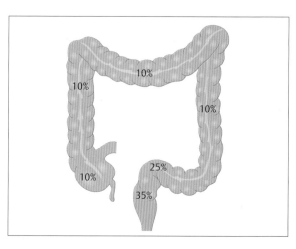

图 4.63　大肠的结直肠癌分布(%)。

CT 结肠成像的作用

在进展期结直肠肿瘤性病变的检测中,CT 结肠成像已迅速确立了其为一项强有力的影像学检查技术的地位。更强有力的证据是 CT 结肠成像在结直肠癌的检测和术前评估的有效性方面的应用。基于最近的一项由 Pickhardt 及其同事进行的荟萃分析(2011),在已发表的结直肠癌的检测试验中,总的敏感性达 96.1%。相比于结肠镜检查,CT 结肠成像在结肠肿块的识别、肿块在结肠节段的精准定位和结肠评估的完整性方面更有优势(Neri 等,2010),这使得在结直肠癌患者中对明显的同时性病变的评估更为准确。事实上,Park 及其同事所在的工作团队最近报道,CT 结肠成像对于检测狭窄的结直肠癌近侧的同时性癌具有高度敏感性。在一个包含 284 个病例的研究中,8 例同时性癌均被检测到,阴性预测值为 100%(Park 等,2011)。

此外,CT 结肠成像可以对结直肠癌患者进行局部和远处分期。应用多平面 2D 和 3D 结肠腔内视图,CT 结肠成像可以同时评价结肠壁、肿瘤浸润深度、淋巴结和腹部器官情况(表 4.4)。因此,当研究结直肠癌患者时,需要静脉注射碘对比剂。

CT 结肠成像对局部肿瘤术前分期的临床价值尚不明确。对于直肠癌患者,常需行盆腔 MRI 检查。在结肠癌中,除非伴有邻近器官浸润的晚期患者(T4),外科手术(如半结肠切除术或节段切除术)是治疗的唯一选择。为了选择微创外科技术,如对 T1 期患者的局部肿瘤切除术(黏膜切除术),重新评估各种成像技术在原发肿瘤分期方面的作用必不可少。

主要适应证。在狭窄型直肠癌患者,CT 结肠成

表 4.4　结肠癌 CT 结肠成像检测报告清单

1.肿瘤位置
2.受累肠段的长度
3.对结肠周围脂肪浸润情况(T 分期)
4.并发症(肿瘤穿孔、脓肿)
5.在近端结肠的同时性病变
6.淋巴结肿大(分期)
7.远处转移(M 分期)

像的主要适应证是正确识别肿瘤、评估狭窄前结肠段中内镜检查未能发现的肿瘤或息肉,并提供病变局部和远处浸润情况的有关信息。CT 结肠成像还可以提供病变位置的精确信息,以辅助外科手术方案的制订。

局限性。CT 结肠成像无法区分结肠壁的每一层结构,所以区分 T1 期肿瘤(限于黏膜/黏膜下层)与 T2 期肿瘤(浸润固有肌层)较为困难。其在结肠息肉病变中辨认有无侵袭性癌也存在局限性,因为目前尚无很精准的 CT 结肠成像标准可用来鉴别息肉的组织学。其他局限性是淋巴结情况的准确评估:在现有的以淋巴结的大小、数量、形状以及强化为标准的基础上,尚无法得出淋巴结是否恶性的可靠结论。有时其与诸如慢性憩室炎等炎性疾病的鉴别也存在困难,因此需要进一步的组织学评价。

CT 结肠成像标准

形态

结肠息肉在 3D 腔内视图上显示更为明显,与之不同,浸润性肿块在 2D 图像上才能够更好地评估,因为这样不仅可以显示肠壁的情况,还能对壁外浸润情况进行评估。轴位和 2D 多平面重建图像联合用于阅片已被推荐为最佳做法,尤其是在局部肿瘤分期方面。依据形态学,结直肠癌常表现为局灶性息肉样肿块或表现为非对称性半环形或环形结肠壁增厚而导致肠腔狭窄。

息肉样肿瘤。大多数的息肉样癌是广基底的、大小不一的无蒂肿瘤。息肉样肿瘤常形态不规则,呈分叶状,有时表面较光滑,有时中央坏死伴溃疡形成(图 4.64)。

半环形肿瘤。半环形病变引起范围不一的结肠壁周边增厚。一般来说,受累的结肠较短(< 5cm),通常与正常的肠壁分界比较截然伴突出的边缘形成,也被称为"肩样征"。根据受累肠壁周边的范围,3D 视图可显示一个呈马鞍形(图 4.65)或半环形的肿块(图 4.66)。

环形肿瘤。在环周型狭窄性肿瘤,3D 腔内视图通常显示为一环形、对称或非对称性、表面不规则可呈结节状、奇怪状或偶尔平滑的狭窄性肿块,狭

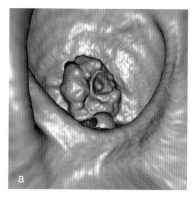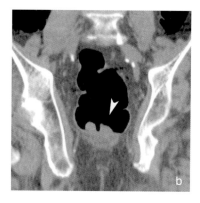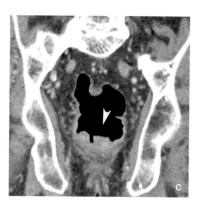

图 4.64　直肠息肉样腺癌。(a)3D 腔内视图显示直肠远端靠近直肠球囊导管一个较大的分叶状的息肉样肿块。(b)冠状位 MPR 显示在直肠下端有一软组织密度的息肉样肿块伴中央溃疡形成(箭头)。(c)静脉注射对比剂后,病变呈不均匀强化(箭头)。

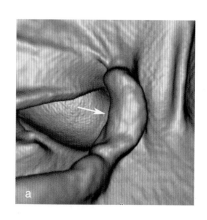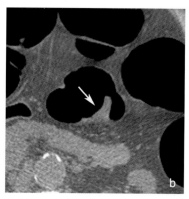

图 4.65　横结肠的斑块样、马鞍形腺癌。(a)3D 腔内视图显示在半月皱襞上一个较大的马鞍形病变(箭)。(b)轴向 2D 图像显示斑块状软组织密度病变(箭)。

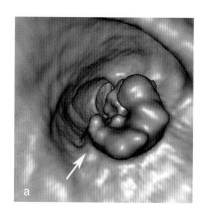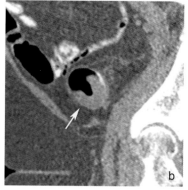

图 4.66　1 例有粪便标记的患者,发现直肠中有一半环形肿瘤。(a)3D 腔内视图显示一局灶性半环形的肿瘤伴边缘突出征("肩样征")。(b)平扫 2D 矢状位图像显示一处肠壁呈软组织密度的半环形肠壁增厚,伴肠周围脂肪组织内可见轻度条纹模糊征和细小结节突入直肠周围脂肪组织(箭)。组织学提示为 T3 期肿瘤。

窄程度不一。在某些情况下,仿真内镜可以显示管腔的剩余部分。通常情况下,肠壁增厚只累及很短的一段结肠(<5cm)。病变肠段与正常肠壁间常有一个截然的分界伴肩样征形成。在环形腺癌,这一表现相当于钡剂灌肠检查时所见的"苹果核征"(图4.67)。

结构

2D 图像显示大肠癌的内部结构呈软组织密度。2D 平扫图像平均 CT 值是(43±15)HU。尤其是较大的肿块,在其中央常可发现低密度区,代表肿瘤内部的坏死征(图 4.68)。如果静脉注射对

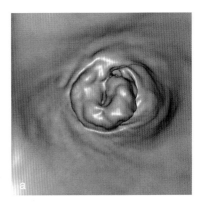
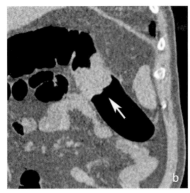
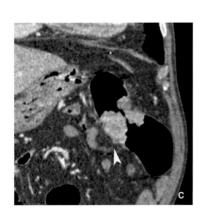

图 4.67　结肠脾曲狭窄性肠癌。(a)3D 腔内视图显示环形狭窄性肿块,在移行至未受累肠壁处呈一不规则表面和突出边缘(肩样征)。(b)俯卧位扫描冠状位 MPR 显示结肠脾曲处环形狭窄和软组织密度的肠壁增厚(箭)。(c)静脉注射对比剂后,病变显著均匀强化,并见一个结节状病变浸润到结肠周围的脂肪组织内(箭头)。病理证实为 T3 期肿瘤。

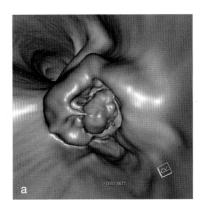
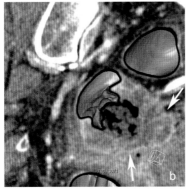

图 4.68　乙状结肠息肉样癌伴中央溃疡与肠周浸润。(a)3D 腔内视图显示一个较大的不规则的息肉样肿块伴中央大溃疡。(b)2D/3D 混合视图显示肿瘤中央广泛坏死伴气体存留。静脉注射对比剂后,肿瘤边缘明显不均匀强化,并蔓延到结肠壁外(箭)。

比剂,结直肠癌显示强化,根据强化时相的不同,CT 值可以增加到 90~120HU(图 4.67b,c)。就目前所知,增强的程度与组织学上肿瘤的分化程度尚无相关性。与所有其他结肠病变相同,结直肠癌不会摄取粪便标记的对比剂(图 4.69),这使它们易于与标记的残留粪便或周围的液体相区分(图 4.70)。

位置移动

　　当患者变换体位时,结直肠癌位置不会发生变化。在俯卧位和仰卧位时病变位于同一位置。

> 直肠深部病变在俯卧位时往往比在仰卧位时显示更好,因为俯卧位时结肠扩张更好。

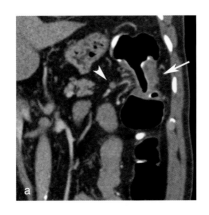
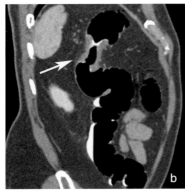

图 4.69　在有粪便标记的降结肠内的环形缩窄性腺癌。(a)冠状位 MPR 显示该环周型缩窄性软组织密度肿块(箭)只在表面上附着少量粪便标记物。但静脉注射对比剂后显示肿瘤强化。注意周围淋巴结肿大 (箭头;病理 N1)。(b)矢状位 MPR 清楚显示病变肠壁周围脂肪组织浸润 (箭)(组织学显示为 T3 期肿瘤)。

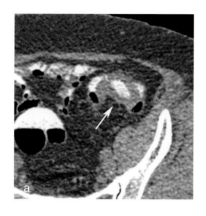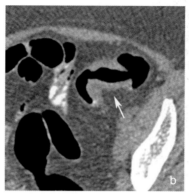

图 4.70　带粪便标记的乙状结肠环形缩窄性癌。(a)俯卧位轴位 2D 视图显示环周型狭窄性软组织密度肿瘤。病变完全淹没在标记的残留液体中，因此很容易鉴别(箭)。(b)患者变换成仰卧位后，肠段重新扩张，结肠内标记液体重新分布到其他结肠段，使肿瘤更易于识别(箭)。

直肠球囊导管可掩盖直肠深部的病变(图 4.71)。为了避免这一情况的发生，一些研究者会直接拔除直肠球囊导管或将球囊内的气体排空。

结直肠癌 CT 结肠成像的分期

已有一些研究评估了 CT 结肠成像对 TNM 分期的准确度。与参考文献已报道的结果一致，T 分期的准确率达 83%~95%，N 分期达 80%~85%，M 分期达 100%。但 CT 对淋巴结转移的准确性过于乐观的评述，尚有待大样本研究才能被证实。评估肿瘤浸润情况，较宽的软组织窗设置是更好的选择。

T 分期

原发性肿瘤(T)在肠壁内的浸润深度如图 4.72 所示。

T1 和 T2。肿瘤局限于肠壁。此时明确鉴别 T1 期[侵犯黏膜和(或)黏膜下层]与 T2 期(浸润固有肌层)是不可能的(图 4.73)。在这些肿瘤分期中，CT 显示结肠的外缘光整、与周围结构分界清晰以及无

周围脂肪组织浸润(呈线状或结节状高密度)。尽管有这些间接征象，CT 结肠成像并不总是能够充分确定某一肿瘤就是局限在肠壁，尤其是在那些有显微镜下透壁穿透的病例。

T3。肿瘤扩展超过肠壁以外即相当于 T3 期，CT 可清晰显示病变向肠壁外浸润。作为结肠周围脂肪组织被肿瘤浸润的结果，2D 图像显示受累肠段外缘不光整，典型病例常伴有结节突入周围脂肪组织内(图 4.74)。周围脂肪组织内常见线状或结节状阴影，称为结肠外脂肪模糊条纹征。然而，这并不是肠外肿瘤扩散的一个可靠征象，并有导致过度分期可能，因为约有多达 25% 的肠外脂肪反应是癌周纤维化导致的。另一方面，显微镜下的早期肿瘤浸润在 CT 上可漏诊，过低分期也有可能。

T4。肿瘤侵犯邻近器官或穿透脏腹膜。CT 可以清晰显示肿瘤直接浸润邻近器官。此种浸润是以肿瘤与邻近器官之间宽基底的接触伴边缘不规则、不清晰的分界面为特征。介入并分开肿瘤与邻近器官的脂肪线是中断或消失的(图 4.75)。脏腹膜的穿透

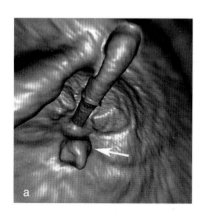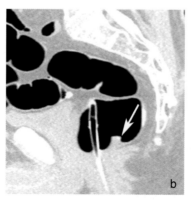

图 4.71　下段直肠小息肉样腺癌。(a)3D 腔内视图显示这一边界清晰的息肉样病变(箭)仅在顺行性检查直肠时可被发现(向肛管方向看)。(b)矢状位 MPR 显示一个均匀软组织密度的小息肉(箭)，被直肠球囊导管轻度推向背侧。组织学证实为腺癌。

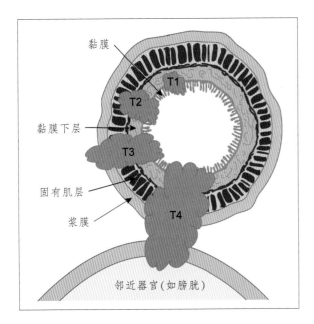

图 4.72　原发肿瘤(T)浸润结肠壁深度的横断面图。T1:肿瘤侵及黏膜下层。T2:肿瘤侵及固有肌层。T3:肿瘤浸润穿透肌层至浆膜下或侵及肠周脂肪组织内。T4:肿瘤浸润邻近的其他器官或组织结构(直接浸润)或脏腹膜。

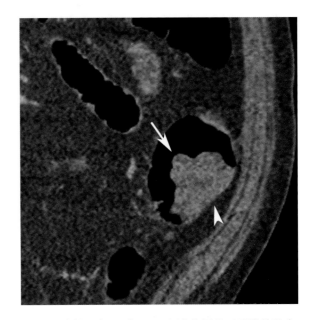

图 4.73　降结肠癌:T2 期。2D 冠状位图像显示降结肠有一个大的分叶状息肉样肿块（箭），与周围脂肪组织分界清晰（箭头），这表明肿瘤局限于肠壁。注意,CT 无法区分 T1 与 T2 期肿瘤。组织学显示浸润固有肌层(T2 期)。

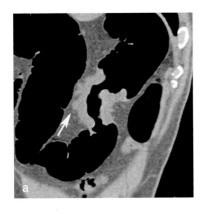 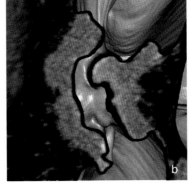

图 4.74　横结肠环型狭窄性癌:T3 期。(a)2D 冠状位图像显示一环周狭窄性肿块伴肩征形成。病变肠壁外缘欠规则,伴结节样突起侵入结肠周围脂肪组织内(箭),这是透壁穿透的征象。(b)2D/3D 融合图像更清晰地显示病变浸润到结肠周围脂肪组织(T3 期)。

导致腹膜癌病(图 4.75c)。

N 和 M 分期

结肠周围淋巴结转移和远处转移是晚期病变的征象。这些病变可在 2D 图像上进行评估。

淋巴结受累。淋巴结的大小和数量是评估淋巴结受累程度的重要因素。在理想情况下,评估淋巴结最好在多平面 2D 图像上进行, 因为在这些图像上测量淋巴结大小会更准确些。

淋巴结被描绘为结肠周围脂肪组织内圆形或卵圆形的结节。依据 CT 标准,横径 1cm 或更大应怀疑阳性可能。然而,仅以大小来衡量是否转移并不是一个可靠的指标,因为只有在转移已浸润了淋巴结的大部分,淋巴结才会增大。如果只有微小的转移存在,淋巴结是可以不增大的,因此仅仅基于大小来分期可能会导致“过低分期”。基于这一原因,一些学者建议在分期报告中应包括每一个区域的淋巴结(图 4.76)。

淋巴结转移倾向于发生在结肠周围系膜内与腹主动脉旁的淋巴结。低位的直肠癌,甚至腹股沟淋巴结也可受累。左半结肠和直肠的淋巴引流主要是通过系膜淋巴结和靠近肠系膜下动脉的淋巴结

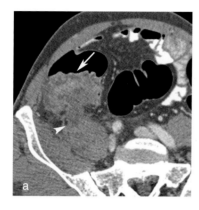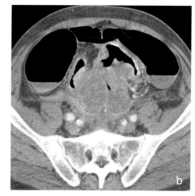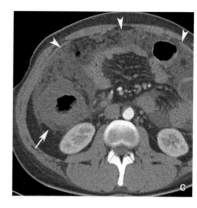

图 4.75 3 例结肠癌患者：T4 期。(a)轴位 2D 图像显示升结肠广泛浸润性癌(箭)。肿瘤以宽基底接触广泛浸润腰大肌，二者间脂肪间隙消失(箭头)。(b)轴位 2D 图像显示另 1 例患者乙状结肠处有一广泛浸润性肿块浸润到邻近多组肠管，受累肠段间脂肪间隙也消失。(c)第 3 例患者轴位 2D 图像显示升结肠有一环形狭窄性黏液癌(箭)。肿瘤穿透脏腹膜导致严重腹膜癌病。大网膜网状结节样浸润(网膜饼)(箭头)。

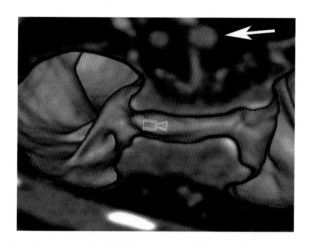

图 4.76 2D/3D 融合图像显示 1 例环周狭窄性癌。注意肠管有一较短节段的肠壁明显增厚伴肩征形成。同时也有结肠周围脂肪组织浸润和 2 个区域的淋巴结肿大(箭)。组织病理学显示为 T3 N1 期肿瘤。

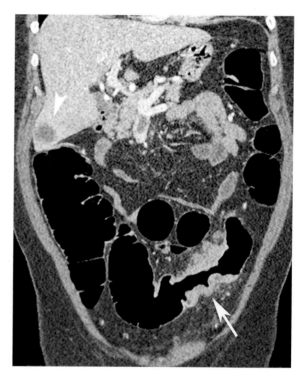

图 4.77 乙状结肠环周狭窄性癌(T3)(箭)伴肝右叶转移(箭头)。结节扩散到周围的脂肪组织内提示为肿瘤穿透肠壁的征象。为了更好地显示肝转移瘤，需要行门静脉期增强检查。

来引流，右半结肠主要通过胰周淋巴结引流。

- N0：无区域淋巴结转移；
- N1：≤3 枚结肠或直肠周围淋巴结阳性；
- N2：>3 枚结肠或直肠周围淋巴结阳性。

血行转移。由于静脉引流通过下腔静脉，所以深部直肠癌通常主要通过血道转移到肺。所有其他结肠癌都主要先转移至肝脏，并从肝转移到其他体循环的器官(图 4.77)。

腹腔转移。腹膜的直接转移主要发生于子宫直肠陷窝(女性)或直肠膀胱陷窝(男性)。

狭窄前结肠的评估：同时性癌和息肉

CT 结肠成像在狭窄型肿瘤患者治疗前的评估中起着重要的作用，源于其具有能检测出同步病变的潜能。在所有结直肠癌患者中,1.5%~9%发现同时性癌,27%~55%发现同时性腺瘤。这种同时性存在的癌会影响治疗计划。众所周知,详尽和准确的术前分期对长期生存率有积极影响。如果内镜无法通过狭窄段,那么内镜就无法显示狭窄前结肠段的肿瘤。无论是钡剂灌肠检查还是术中触诊都被证明对确诊并不可靠。CT 结肠成像通常可以显示狭窄前肠段情况,因为空气或 CO_2 比钡剂或内镜更容易通过狭窄肠段。残留粪便可潴留在狭窄前结肠内,从而使 CT 结肠成像评估变得复杂化,为此人们普遍赞成使用粪便标记法帮助诊断。用于癌和息肉诊断的 CT 结肠成像的一般形态学影像标准也适用于狭窄前结肠段的评估。

狭窄性病变的鉴别诊断

最常被混淆为狭窄性结直肠癌的病变是炎性狭窄、节段性肠痉挛和肠腔扩张不充分。

炎性狭窄。结直肠癌和炎性狭窄常伴有憩室炎,在 CT 上有一些相同的形态特征(图 4.78)。与肿瘤性狭窄不同,炎性狭窄通常为轻度或中度狭窄性肠壁增厚,受累肠段相对较长(通常>10cm),并逐渐过渡到正常肠段且不伴有肩征形成。结肠周围脂肪模糊条纹征是一个典型的特征,而且肠系膜根部常有积液存在。然而,结直肠癌常显示肠壁显著增厚,通常受累肠段较短(<5cm)伴肩征形成,有周围脂肪组织浸润和周围淋巴结肿大(图 4.79 和表 4.5)。

外部肿瘤浸润结肠。结肠的浸润可以直接由

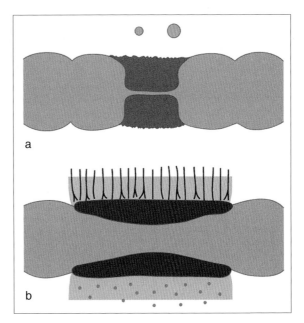

图 4.78　肿瘤性狭窄和炎性狭窄。(a)肿瘤性狭窄:通常累及结肠的较短节段伴肠壁显著狭窄性增厚,增厚肠壁与正常肠壁分界截然伴近、远端肠壁形成肩样征改变。结肠周围区域淋巴结增大。(b)炎性狭窄:通常累及较长的一段肠管伴肠壁中度增厚,且逐渐移行至正常结肠。结肠系膜充血伴广泛排列、扩张的局部肠系膜血管。肠外脂肪组织可见炎性浸润条纹征。

恶性肿瘤、来自其他器官的转移瘤或腹膜癌病广泛扩散种植引起。2D 图像就适用于诊断。腹膜种植转移常有偏心性的不规则软组织肿块样肠壁增厚,通常在结肠系膜接触部位。这些区域可表现为外生性的息肉样肿块或不对称肠腔狭窄(见图 4.60)。病变常多发。在胃癌患者中,经腹膜种植转移导致的结

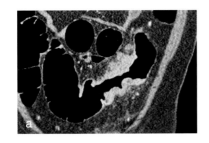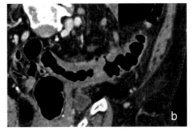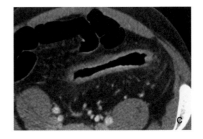

图 4.79　肿瘤性狭窄与炎性狭窄的鉴别诊断。(a)腺癌:通常累及一较短结肠段伴肠壁显著的狭窄性增厚,并与正常的肠壁有截然分界,伴近、远端肠壁形成肩样征改变。结肠周围区域淋巴结增大。(b)乙状结肠憩室炎:可见较长肠段的肠壁呈中度狭窄性增厚,并逐渐移行到正常结肠。通常可见到憩室(警惕:这在结肠腺癌中也可出现)。结肠周围脂肪组织的条纹征也是一个标志。(c)克罗恩病的炎性狭窄:乙状结肠较长的一段呈典型的管状狭窄。肠壁增厚不如腺癌显著。周围脂肪组织纤维脂肪瘤样增生伴肠系膜血管增多也是其典型征象。

表 4.5   结直肠癌和憩室炎的鉴别

表现	腺癌	憩室炎
肠壁增厚程度	+++	+/++
偏心性增厚	++	+
狭窄程度	+++	+
肩征形成	++	+
黏膜锯齿状改变	−	+++
锥形狭窄	+	+++
肠壁内脓肿	+	+++
狭窄长度:		
<5cm	+++	+
5~10cm	++	++
>10cm	+	+++
结肠周围表现		
血管增多	++	+++
结肠周围水肿	+	+++
结肠周围脂肪条纹征	++	+++
肠系膜根部积液	+	++
结肠周围积气	+	++
淋巴结(大小)	+++	+
其他		
憩室	+	+++

Adapted from Chintapalli et al. 1999.

肠浸润可导致较大范围的结肠段明显的、不均匀的半月皱襞和不对称性的肠壁变形。这种表现可发展为多处非对称性狭窄(图 4.80)。

节段性痉挛。节段性痉挛是由于结肠的蠕动收缩导致的生理性变窄。给予解痉剂,如丁溴东莨菪碱或胰高血糖素能预防结肠痉挛或降低痉挛程度。通常在患者改变体位进行第二次扫描时,这些假性狭窄会消失。在这种情况下,第二次扫描评价可以帮助诊断(图 4.81)。

肠管塌陷。在 2D 图像上,未充分扩张的结肠段很容易与肿瘤环形缩窄或炎性狭窄相混淆。一个塌陷的肠段可造成轻微的肠壁假性增厚。从一个塌陷的肠段移行到正常的肠段不是截然的,而是平缓、渐进性的。结肠周围脂肪组织通常可清楚描述。当患者变换体位行第二次扫描时,由于气体重新分布,这些塌陷的肠段通常可以扩张起来(图 4.82)。

CT 结肠成像的诊断标准

大肠癌——CT 形态与分期

3D 形态:
- 局灶性息肉样肿块
- 不对称性半环形肿块
- 环形缩窄性肿块

2D 结构:
- 肠壁局限性息肉样增厚
- 环周狭窄性肠壁增厚("肩样征")

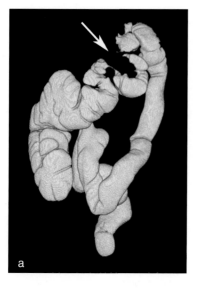

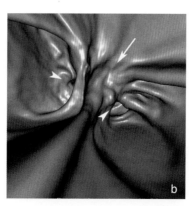

图 4.80   弥漫性浸润性胃癌伴腹膜种植转移累及结肠。(a)3D 全景视图显示在横结肠向口侧部分(箭)几个不规则/奇形怪状的不对称性狭窄(该部分是胃癌沿胃结肠韧带浸润结肠时最常受累的部位)。(b)3D 腔内视图显示结肠壁不对称变形伴半月皱襞局限性增厚(箭)以及不规则的非对称性狭窄(箭头)。

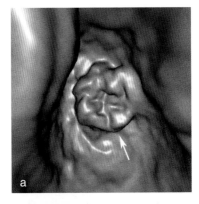
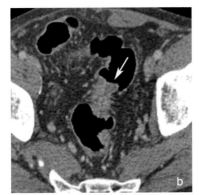
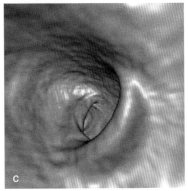
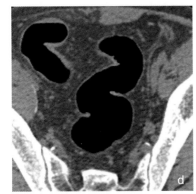

图 4.81 乙状结肠节段性痉挛类似狭窄。(a)3D 腔内视图显示一结肠"环周肿块"伴肠腔重度狭窄。(b)仰卧位扫描的轴位 2D 图像显示为提示肿瘤存在的环周性"狭窄",且肠壁可见一局限性软组织肿块样增厚伴肩征形成。(c,d)但在俯卧位扫描时,同一肠段显示充分扩张,肠腔完全正常。请注意,肠壁增厚消失是一个典型的结肠痉挛的表现。

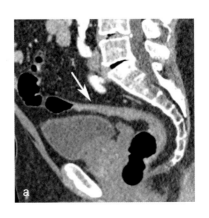
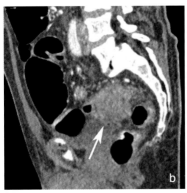

图 4.82 正常塌陷的直肠与直肠肿瘤间的鉴别(from Mang et al. 2007)。(a)仰卧位扫描时所见的直肠塌陷表现(箭):矢状位 MPR 显示直肠壁轻度假性增厚,但肠壁外缘连续、光整,周围的脂肪组织间隙正常,"增厚肠壁"逐渐移行到扩张的乙状结肠。(b)另 1 例患者在塌陷直肠段有一癌性狭窄(箭):矢状位 MPR 显示严重不规则的肠壁增厚伴增强后强化,提示为肿瘤性病变。注意周围脂肪组织有浸润的表现。

- 均匀或不均匀软组织密度(约 40HU)
- 低密度坏死区
- 可能存在结肠周围浸润
- 局部淋巴结肿大
- 远处转移:肝、肺(直肠癌)

T 分期*:

　　T1/2:结肠壁外缘光滑,肠外脂肪组织未受侵

　　T3:肠壁外缘不规则,伴结节影突向周围脂肪组织内

- T4:肿瘤与其他器官间脂肪线中断或消失

移动性:

- 病变位置不会随着患者体位变化而改变

静脉注射对比剂:

- 强化(CT 值可达 90~120HU)

粪便标记:

- 不会吸收口服对比剂,可与肠内容物相鉴别

　　*目前 CT 尚无法区分黏膜浸润(T1)与固有肌层浸润(T2)

结直肠淋巴瘤

结肠淋巴瘤可作为原发性肿瘤或播散性病变(继发性)侵犯结肠。淋巴瘤是小肠最常见的原发性恶性肿瘤,与之不同,在结肠中淋巴瘤是非常罕见的。原发性结肠淋巴瘤通常见于中年人或更大年龄者,男性发病率是女性的2倍。常见症状包括连续数月的腹痛、体重下降和进行性排便习惯改变。结肠原发性淋巴瘤常发生于炎性肠病或免疫抑制的患者,常见于盲肠和直肠。在继发性肠淋巴瘤中,胃肠道的累及常在以往结肠外淋巴瘤的诊断之后。

CT 结肠成像在结肠淋巴瘤的诊断与评估应用方面的资料非常有限。然而,淋巴瘤也具有腺瘤性息肉和腺癌在 CT 结肠成像上可被发现的某些形态学特征。CT 结肠成像有助于检出结肠淋巴瘤,并且可对狭窄性病变或无法完成全部结肠镜检查的病例做进一步评估。结肠外器官的评估可有助于识别伴随的淋巴结肿大或脾大。

CT 表现

局灶型

腔内肿块。最常见的局灶性类型是腔内肿块。在 2D 和 3D 视图上,腔内肿块常表现为一个无蒂、宽基底、表面分叶状、伴或不伴中央溃疡的息肉样病变。从结构上来看,这些病变在 2D 视图上呈现软组织密度肿块,增强扫描后仅呈中度强化。当患者从俯卧位变成仰卧位时,腔内肿块位置不会发生改变。但从形态上看,其与腺瘤性息肉或息肉样癌难以区分。

浸润性肿块。局灶性结直肠淋巴瘤可浸润性生长,导致明显的偏心性或环周性肠壁增厚。可能造成结肠腔狭窄,或有时,与大肠癌不同,可能导致肠腔增宽(扩张),称为"动脉瘤样扩张",这是由肌间神经丛受浸润和破坏造成的。形态学上,肿块表现为具有软组织密度的环周肠壁增厚,表面呈不规则分叶状并且无显著的狭窄(图 4.83)。病变在对比剂增强后呈中度强化;也可能有溃疡、广泛肠坏死,以及在邻近肠襻间形成瘘管。区域性、肠系膜和腹膜后淋巴结可病理性增大。

腔内偏心性肿块。淋巴瘤的另一种类型是腔内偏心性肿块伴大溃疡和邻近肠襻受累,这种类型很容易形成肠瘘。CT 结肠成像对这种类型淋巴瘤的进一步作用是有疑问的,由于溃疡和瘘管的存在(有穿孔风险),它甚至可能是禁忌的。在此种病例,不需扩张结肠的腹部 CT 对诊断已足够。

弥漫型

弥漫型结肠淋巴瘤表现为多发性息肉样病变,故又称为恶性淋巴瘤性息肉病。在 2D 和 3D 视图上,息肉通常无蒂、表面光滑,偶尔也可不规则或有蒂。2D 结构是均匀的软组织密度。除了有蒂病变外,当患者从俯卧位变换成仰卧位时,病变位置不发生改变。

鉴别诊断

结肠原发性淋巴瘤在影像学上的表现,如腔内肿块、息肉、狭窄和息肉病往往与狭窄性肠癌、腺瘤

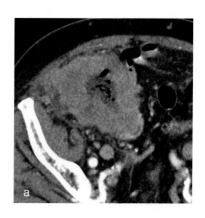

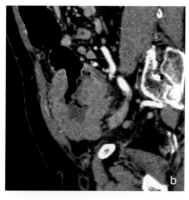

图 4.83 盲肠淋巴瘤。(a)轴位 2D 图像显示在盲肠有一肿块,肿块造成重度环周肠壁增厚伴一较大的中央坏死区。一个重要的鉴别诊断是腺癌,后者常以较少显著肠壁增厚、有时伴有回盲瓣狭窄为特征。(b)矢状位 MPR 显示伴有中央坏死的广泛肿瘤,回盲瓣不窄。

性息肉或家族性息肉病的表现十分相似,甚至是相同的。因此,这些疾病在 CT 结肠成像上的表现也是完全相同的。然而,对于大多数病例,要在 CT 上明确鉴别癌与淋巴瘤比较困难。

如果在盲肠发现一个肿块累及回肠末端,鉴别诊断时应考虑到淋巴瘤。继发表现如脾大或腹腔广泛淋巴结肿大,也提示淋巴瘤的存在(图 4.84)。

然而,在大多数情况下,影像确诊是不可能的,明确诊断需要组织病理学分析。在有肠狭窄性病变的患者,或结肠镜检查无法完成的患者,CT 结肠成像可用于狭窄前结肠的评估。结肠外侵犯、瘘管和淋巴结肿大可以使用 2D 平面图像进行评估。

CT 结肠成像的诊断标准

结直肠淋巴瘤

位置:
- 通常发生在盲肠和直肠

- 原发或继发性淋巴瘤

2D/3D 形态:
- 腔内肿块:无蒂,广基底或分叶状,伴或不伴中央溃疡
- 浸润性肿块:偏心性环周肠壁增厚,肠腔狭窄或动脉瘤样扩张
- 恶性淋巴瘤性息肉病:多发性小息肉,通常无蒂、表面光滑,但也可以有蒂或伴溃疡形成

2D 结构:
- 息肉或结肠壁环周增厚,表面分叶状呈软组织密度的肿块
- 溃疡、坏死、瘘管
- 淋巴结肿大,脾大

移动性:
- 不随患者体位变化而变动

静脉注射对比剂:
- 通常只有中度强化

粪便标记:
- 不摄取口服对比剂(有助于与肠内容物相鉴别)

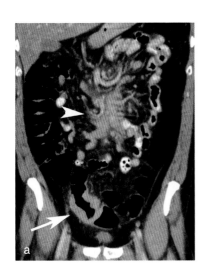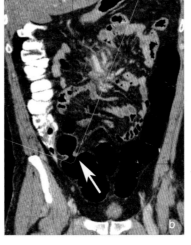

图 4.84　乙状结肠滤泡性非霍奇金淋巴瘤(3级)。(a)冠状位 2D 图像显示在乙状结肠内有一环周狭窄的软组织肿块,形态上无法与腺癌区分(箭)。然而,广泛淋巴结肿大的存在提示淋巴瘤(箭头)。(b)两个疗程化疗后随访显示乙状结肠肿块体积明显缩小,肿大淋巴结消失。局部残留一处重度收缩的隔膜状狭窄,需要手术切除(箭)。

(龚佳英　胡美玉　译)

第 5 节　炎性肠病

在炎性肠病中,憩室炎与慢性炎性肠病是导致肠管狭窄的最常见疾病。

> 对于急性肠道炎性病变患者,CT 结肠成像是禁忌的,因为病变穿孔的风险较高,且 CT 结肠成像提供的诊断价值不明确。

除了上述那些考虑外,CT 结肠成像对其他的结肠炎性病变,如感染性结肠炎、移植物抗宿主病、放射性结肠炎及缺血性结肠炎也是禁忌的。

对于大肠来说,炎性反应常在初期导致肠壁增厚(图 4.85),伴增厚肠壁的灌注增加及对比剂强化增加。各种类型结肠炎的初始发病部位、受累形式及肠外受累过程和潜在并发症并不一样。

检查技术。在炎性肠病中,关于粪便标记法的资料很有限。然而,由于该方法通常有助于区别结肠病灶与残留的粪便,可以期望它是有用的。由于穿孔的风险增加,使用钡剂作为标记物的方案应该避免,在给肠管充气时也应注意穿孔问题。对于病因不明的病例,可在充气前先行低剂量平扫,检查是否有禁忌做任何肠管扩张的急性炎症。静脉注射对比剂被推荐用于评估结肠壁及结肠壁外组织的炎症改变。肠管炎性病变的主要评估在 2D 平面上进行。这不仅能观察肠壁情况,也能评估伴随的结肠周围炎症,包括脂肪组织、血管及淋巴结受累状况。腔内 3D 观察作用有限,但能显示典型的黏膜改变,如鹅卵石征象或炎性假息肉。全景肠道的 3D 观察适用于描绘结肠形态学变化的范围及分布,如狭窄或结肠袋消失。

憩室炎

检查适应证及禁忌证。一个或多个憩室的炎症可导致有症状的憩室炎,其中有 2/3 的患者憩室炎局限于乙状结肠。不用扩张结肠的常规腹部 CT 是诊断急性憩室炎最常用的影像手段。CT 结肠成像对其评价并未增加实际的益处,无需扩张结肠的 2D 图像上即可快捷地观察急性的结肠肠壁变化。此外,扩张结肠可能会由于肠壁急性炎症而导致穿孔(图 4.86)。因此,CT 结肠成像在诊断急性憩室炎时是禁忌的。

然而,对于那些没有任何急性症状的慢性憩室炎患者(至少在急性发作 4~6 周后),CT 结肠成像可

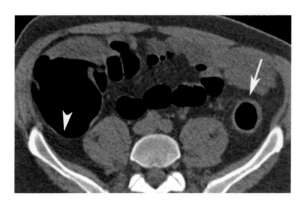

图 4.85　CT 结肠成像显示肠壁炎性增厚。轴位 2D 图像显示扩张良好的降结肠轻度肠壁增厚(箭)。未受累的升结肠显示肠壁正常厚度(箭头)。

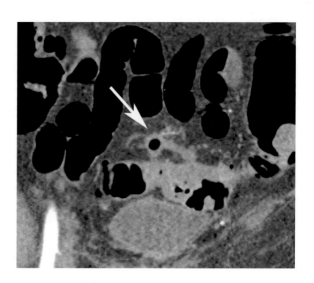

图 4.86　乙状结肠憩室炎的包裹性穿孔。冠状位 MPR 图像显示乙状结肠旁脂肪组织内瘘管形成,伴有一小的肠壁外气囊影(箭)。(注:不要混淆为"正常"积气的憩室)。

以用于评估炎症后的结肠狭窄变化以及对狭窄前结肠扩张的评估。

形态变化。慢性憩室炎重要的 2D 征象包括轻至中度肠壁增厚，累及相对较长肠段的锥形狭窄（通常>10cm），而且狭窄肠段逐渐移行——即无"肩征"形成而到达正常肠段水平（图 4.87a，b）。在受累肠段和邻近未受累肠段，常可检出含气体或液体的憩室（图 4.87a，c）。静脉注射对比剂后，增厚的肠壁表现为强化程度增加。根据炎症活动性程度的不同，也可出现结肠周围脂肪条纹征，以及肠系膜根部积液。管腔内的表现无特异性。肠憩室往往伴随对称性或非对称性的环形狭窄改变。可能的并发症有结肠旁脓肿、包裹性穿孔、出血、瘘管形成以及炎症后狭窄（图 4.88）。

鉴别诊断。最重要的鉴别诊断是结直肠癌。不同于憩室炎，结直肠癌表现为明显的局灶性肠壁增厚，往往累及相对较短的肠段（<5cm），并在移行到正常结肠壁处伴有"肩征"形成、结肠周围脂肪浸润以及区域性淋巴结肿大（见图 4.78）。

局限性憩室炎。如果只有单个憩室或少数憩室受炎症累及，这种病变常称为局灶性憩室炎或炎性假瘤（图 4.89）。局灶性憩室炎的范围局限，且与周围组织有较清楚的界限，肠壁呈中度水肿性增厚伴增强扫描呈明显强化。在受累区中心还常可见到孤立性的充填粪便或对比剂的憩室。在结肠周围的脂肪组织中可见脂肪浸润征象，在腔内图像上可见非特异性肿物样充盈缺损。

CT 结肠成像的诊断标准

慢性憩室炎：
- 2D：肠壁轻度增厚，逐渐移行至正常肠壁
- 2D，3D：显示憩室存在
- 2D，3D：锥形狭窄累及相对较长的肠管段，与近/远端未形成截然的肩征（在移行至正常处形成突出的边缘）
- 2D：病变结肠段强化
- 2D：系膜根部积液
- 2D：结肠周围脂肪浸润征
- 3D：非特异性的对称性或非对称性狭窄
- 重要的鉴别诊断：结直肠癌

慢性炎性肠病

适应证。溃疡性结肠炎和克罗恩病是慢性炎性肠病最常见和最重要的疾病形式。目前，CT 结肠成像对于评价这些肠炎的作用仍未很好地被确定。CT 结肠成像在发现及诊断炎性肠病方面的作用不如在评价疾病过程中发生的长期慢性改变，如评估内镜不能通过的狭窄段。此外，CT 结肠成像中的

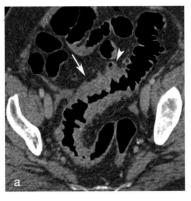
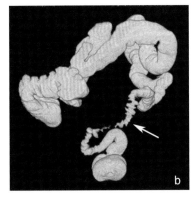
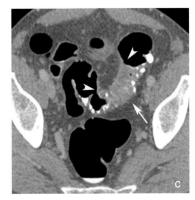

图 4.87　慢性乙状结肠憩室炎合并一长段肠管狭窄。(a)乙状结肠曲面重建(CPR)显示一长段肠管增厚(箭)并逐渐移行至正常结肠和几个憩室处(箭头)。周围脂肪组织无炎性浸润，提示为急性炎症发作。(b)全景 3D 图像显示一段较长的逐渐性狭窄肠段伴管腔边缘不规则和锯齿状轮廓以及重度狭窄(箭)。(c)慢性乙状结肠憩室炎合并重度狭窄(活检证实)。轴位 2D 图像显示乙状结肠壁严重的环周性增厚并狭窄(箭)。多个有标记液体充填的憩室以及已知患者有炎症发作的病史，支持憩室炎的诊断。然而，仅有一小段肠管受累且狭窄近端有截然的"肩征"(箭头)，提示可能为肿瘤性病变。

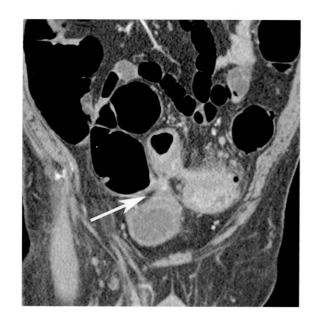

图 4.88　广泛的乙状结肠憩室炎发展成乙状结肠–膀胱瘘。冠状位 MPR 显示乙状结肠肠壁广泛的水肿性增厚。结肠旁脂肪组织有炎性浸润，且在乙状结肠肠襻和膀胱之间形成瘘管（箭）。膀胱内积气（未在此处显示）是一种典型的 CT 征象。

2D 图像能评估炎性肠病外的病变范围以及潜在并发症。

溃疡性结肠炎

　　溃疡性结肠炎是局限于结肠黏膜层和黏膜下层的疾病。病变开始发生于直肠，炎症向近侧肠管连续性蔓延。疾病可累及部分或全部结肠（全结肠炎）。10%~40% 的患者可以有末端回肠受累，称为倒灌性回肠炎。CT 结肠成像在评价溃疡性结肠炎方面目前仅有有限的资料；只有少数中心在慢性炎性肠病患者中行 CT 结肠成像检查获得有限的资料。

　　早期病变。早期溃疡性结肠炎的钡剂灌肠检查可见轻微的黏膜炎性改变，如肠壁颗粒状改变或小点状溃疡，很少能在 CT 结肠成像上观察到。尽管 CT 结肠成像有非常好的空间分辨率，但仍不足以显示黏膜微小病灶。

　　进展期病变。在溃疡性结肠炎进展期，肠壁出现充血以及黏膜下层水肿。尤其是急性病变，CT 显示肠壁增厚和分层（肠壁分层显示），称为"靶征"（黏膜下层肿胀累及固有肌层）。然而，肠壁分层并不是特异的，在其他结肠炎中也可以出现。2D 图像显示肠壁连续性增厚，通常累及较长肠段（图 4.90）。如果静脉注射对比剂，肠壁黏膜会有显著的强化。病变从受累肠段至正常肠段是逐渐移行的，无截然的分界。由于肠道扩张，肠壁增厚和分层表现在 CT 结肠成像上比未扩张结肠的常规腹部 CT 显得较轻。肠壁增厚会导致肠管呈"铅管征"伴肠管半月皱襞消失以及结肠管腔狭窄。随着疾病进展，3D 腔内视图显示弥漫性、粗糙颗粒样的内壁轮廓改变，不要混淆为低剂量扫描的图像噪声（见图 4.9）。此外，也可见到不同严重程度的溃疡以及炎性假息肉。在 2D 图像上，由于病变局限于黏膜和黏膜下

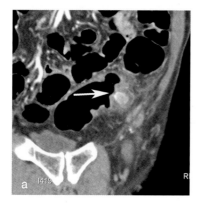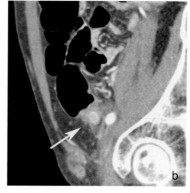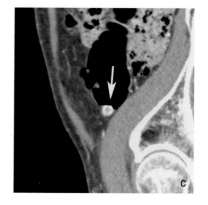

图 4.89　局灶性憩室炎：短期随访。(a) 冠状位 MPR 显示一个高密度内容物（箭）的憩室（箭）。结肠周围脂肪组织有明显的炎性反应。(b) 矢状位 MPR 能更好地显示局限性憩室炎（箭），伴有局部水肿性的肠壁增厚和邻近脂肪组织的模糊条纹征。憩室后方可见强化的髂外动脉。(c) 6 周后随访显示憩室内残存的高密度物质（箭）。炎性反应已经完全吸收。

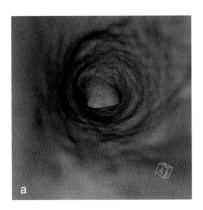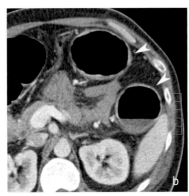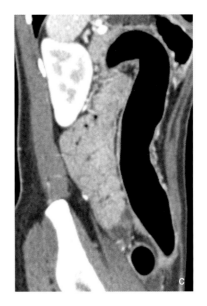

图 4.90 溃疡性结肠炎累及左半结肠。(a)3D 腔内视图显示降结肠结肠袋消失和肠壁表面呈颗粒状(鉴别诊断:低剂量扫描时图像的噪声)。2D 图像有助于区分。(b)轴位增强扫描 2D 图像显示扩张良好的降结肠及横结肠肠壁稍增厚(箭头)。(c)对应的矢状位 MPR 图像显示溃疡性结肠炎所致降结肠一长段肠壁连续性增厚。

层,受累结肠壁可能有相对光滑的外缘。发生溃疡性结肠炎时,受累肠壁的改变还常合并结肠旁血管增多以及区域淋巴结轻度肿大。不同于克罗恩病,溃疡性结肠炎很少发生脓肿或瘘管。

并发症。CT 结肠成像一般禁用于溃疡性结肠炎急性期,因其会导致并发症风险的增加。急性溃疡性结肠炎是结肠穿孔的已知危险因素。结肠的扩张会导致肠壁裂伤或穿孔。因此对于溃疡性结肠炎患者,决定是否行 CT 结肠成像要非常谨慎地权衡其潜在的益处和相关的风险(例如,常规结肠镜检查不充分或无结论,而结肠评估又是必要时)。对于一些不确定病例,充气之前的低剂量平扫可以提供炎症范围

和程度的信息。而当肠道扩张时要特别小心。

溃疡性结肠炎最严重的急性并发症是中毒性巨结肠(累及 5% 的患者),并且有穿孔和腹膜炎的风险(图 4.91)。

由于穿孔的高风险,对于急性溃疡性结肠炎和中毒性巨结肠患者,无论是充入空气还是二氧化碳都是绝对禁忌的。

亚急性和慢性病变。溃疡性结肠炎的亚急性和慢性期可以发生很长节段的肠壁连续性增厚,表现为结肠"铅管样"外观。肠壁的增厚有时很轻

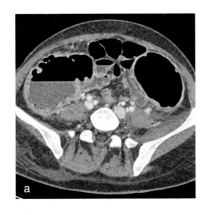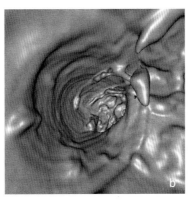

图 4.91 中毒性巨结肠:CT 结肠成像的绝对禁忌证。未充入空气的腹部 CT 检查。(a)轴位 CT 增强图像显示病理性扩张的巨结肠。肠壁显著增厚并伴有广泛的溃疡。(b)3D 腔内视图显示极不规则的黏膜面伴有多发息肉和溃疡。

微，只有在结肠扩张良好的情况下才能诊断肠壁增厚，因为扩张不充分的肠管会被误诊为肠壁增厚。在无法肯定时，与正常结肠段比较会有一定帮助（见"结肠和直肠的正常解剖"）。在溃疡性结肠炎，结肠袋和半月皱襞往往消失，因此在 3D 腔内视图上肠管看起来很平滑、僵硬（图 4.92）。随着结肠肠管狭窄的进展，管腔狭窄连续累及较长范围的肠段很常见。然而，狭窄累及较短节段也是可能的。炎性假息肉是一常见的征象，常表现为无蒂呈软组织密度的腔内息肉样充盈缺损（图 4.93）。整个结肠是缩短的。这些结肠壁受累变化的整个范围在 3D 全景图像（结肠图）上很容易评价。由于

炎症改变的结果，2D 图像往往可见结肠周围脂肪增生，从而导致直肠骶骨间距增大。

癌症的风险及监控。溃疡性结肠炎患者发展为结直肠癌的风险会随着疾病程度及持续时间的增加而升高。针对这一点，溃疡性结肠炎患者常规使用传统的结肠镜和多点活检来监视和随访，这是诊断异型增生和早期癌变的唯一方法。因此，当结肠镜检查不完全或无法诊断，需要评估狭窄和狭窄前结肠时，CT 结肠成像应仅用于溃疡性结肠炎的慢性期。

如果 CT 显示结肠壁局灶性环周或半环周增厚伴"肩征"形成或较大的息肉样病变，这时需高度怀疑癌性病变（见"结肠和直肠的恶性疾病"）（图 4.95）。

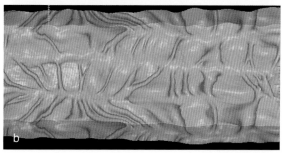

图 4.92　溃疡性结肠炎结肠袋及半月皱襞消失。(a)虚拟解剖显示典型的结肠皱襞消失。(b)作为对比，正常的结肠半月皱襞。

CT 结肠成像的诊断标准

溃疡性结肠炎

2D/3D 结肠表现：

- 2D,3D：较长节段肠管肠壁连续性增厚，通常病变起始于直肠向近端发展
- 扩散方式：连续性
- 2D：可能出现肠壁分层
- 2D：受累结肠肠壁外缘相对较光滑（急性暴发期例外）
- 2D,3D：结肠袋变平、消失
- 2D,3D：炎性假息肉
- 2D,3D：结肠管状狭窄并缩短
- 注意：发生结直肠癌和(或)淋巴瘤的概

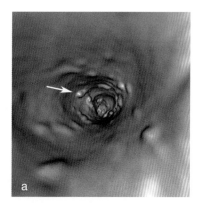

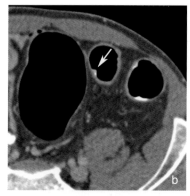

图 4.93　溃疡性结肠炎假性息肉。(a)3D 腔内视图显示一已知为溃疡性结肠炎的患者有多处小息肉样充盈缺损(箭)。(b)粪便标记后轴位增强扫描 2D 图像显示假性息肉（箭）强化。CT 结肠成像无法区分假性息肉与腺瘤。

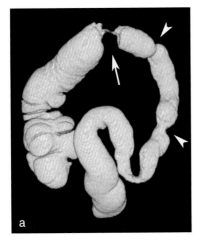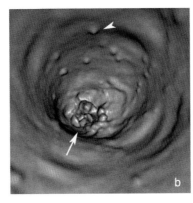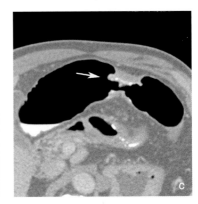

图 4.94　溃疡性结肠炎伴有横结肠狭窄型腺癌。(a)全景 3D 图像显示横结肠中段有一短节段肠管狭窄。狭窄近端及远端有"肩征"形成(箭)。左半结肠结肠袋消失,伴有重度炎性狭窄(箭头)。(b)3D 腔内视图显示管腔重度环周性狭窄伴管壁边缘不规则。需要 2D 图像进一步鉴别。横结肠显示多发性假性息肉(箭头)。(c)轴位 2D 图像显示一小段肠管肠壁肿瘤样增厚,伴有重度狭窄和"肩征"形成(箭)。

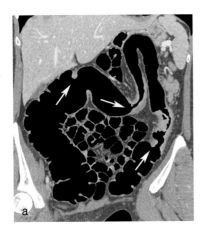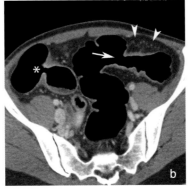

图 4.95　克罗恩病跳跃性病灶。(a)旁冠状位 CPR 图像显示左半结肠皱襞消失,横结肠及降结肠(箭)有 3 处不连续的狭窄(跳跃性病灶)。(b)另一患者轴位 2D 图像显示乙状结肠一小段肠管环周性狭窄。结肠旁脂肪组织出现纤维脂肪增生及系膜充血(梳样征,箭头)。此外,回盲瓣出现重度狭窄(*)。

率增大

静脉注射对比剂:

- 2D:肠壁强化程度增加

粪便标记:

- 炎性病变不会吸收口服的对比剂
- 注意:急性发作期穿孔的风险;只有水溶性对比剂才能用于粪便标记

2D 图像上结肠旁组织改变:

- 结肠旁血管增多并水肿
- 结肠旁脂肪组织增生
- 淋巴结轻度肿大
- 脓肿和瘘管罕见

克罗恩病

　　克罗恩病可以累及胃肠道的任何节段。在大多数患者中,回肠末端和近端结肠常受累。与溃疡性结肠炎不同,克罗恩病呈非连续性累及胃肠道(跳跃性病灶)(图 4.95);即受累和未受累肠段彼此互相邻近。克罗恩病的肠壁炎性增厚并不局限于黏膜层和黏膜下层,还会累及肠壁全层(透壁性炎症)。

　　对于克罗恩病,CT 结肠成像仅能评估结肠病变情况。要评估累及小肠的炎性病变,CT 或插管法 MRI 小肠造影是可选择的影像方法。然而,当需要完整地评价结肠状况,而结肠镜检查不完全或结论不确定时,需要使用 CT 结肠成像。除结肠本身的变化,CT 结肠成像也能观察结肠外的病变范围以及并发症情况。

进展期病变。CT 结肠成像无法检出早期克罗恩病的表现。随着疾病的进展,结肠肠壁增厚,管腔狭窄加重(图 4.96)。在急性发作期,肠壁可见分层表现,但由于结肠扩张,肠壁分层改变在 CT 结肠成像上不如常规腹部 CT 增强扫描易于辨认。由于克罗恩病是透壁性病变,结肠壁外缘常不规则。肠壁强化的程度与疾病活动性相关。由于炎性过程出现充血,局部的系膜血管会扩张并像梳齿一样平行伸展,呈现"梳样征"的典型表现。长期患有克罗恩病的患者,结肠周围脂肪会因炎症导致增生(称为纤维脂肪增殖)。这可以理解为机体为了试图控制炎症进展,导致肠管之间分离增加。克罗恩病常可见到多发的系膜淋巴结肿大,其直径可大于 10mm。3D 腔内视图往往显示肠壁不规则,并有许多假性息肉形成,这在钡剂灌肠检查中被称为"鹅卵石样"外观(图 4.97),是由于肠壁出现线状、放射状和横向的溃疡交错而产生的。随着疾病进展,会出现不可逆的透壁性纤维化。这时,肠壁典型的分层结构消失,呈均匀强化。

并发症。克罗恩病常见的并发症有瘘管(图

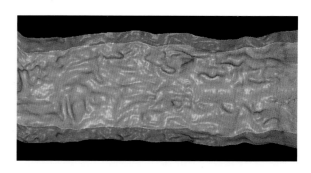

图 4.97　克罗恩病鹅卵石征。虚拟解剖显示结肠典型的鹅卵石征。比较:正常结肠与溃疡性结肠炎(图 4.92)。

4.98)、脓肿、肠粘连和可导致肠梗阻的狭窄。

瘘管在 2D 图像上表现为在结肠旁脂肪组织内呈软组织密度、轮廓不清、带状线形结构影。典型的瘘管与邻近肠管相通。在结肠充气后,瘘管内可见少量积气,这使得瘘管更易显示。在腔内图像上,瘘管的开口很少能见到。肉芽组织形成的假性息肉也能在腔内见到。对于这种病例,结合 2D 轴位和多个 MPR 图像有助于充分获得复杂的瘘管信息以及病变的程度和范围。

脓肿大多与小肠炎症相关,而且能扩散至邻近组织、肠管或其他器官。

在克罗恩病中并发的肠狭窄常表现为肠壁环

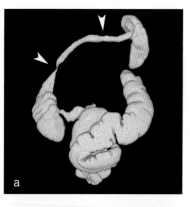
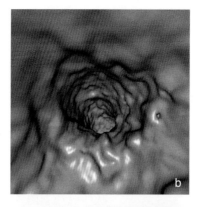
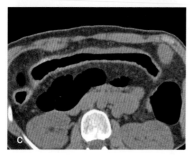
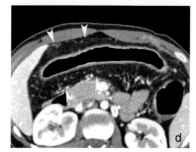

图 4.96　克罗恩病的一长段肠管狭窄。(a)全景 3D 图像显示横结肠及结肠肝曲一长段肠管狭窄(箭头)。(b)3D 腔内视图显示狭窄段明显的鹅卵石征。(c)俯卧位 CT 平扫 CPR 图像显示较长狭窄段肠壁增厚。(d)静脉注射对比剂后,结肠壁均匀强化伴肠旁纤维脂肪增生(箭头),且系膜血管充血更好地被显示(箭头)。

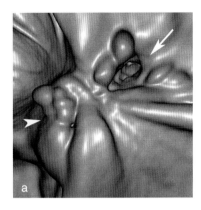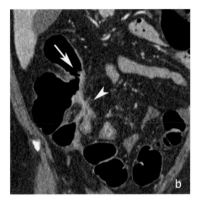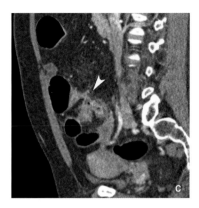

图 4.98　克罗恩病：狭窄累及升结肠合并结肠-结肠瘘及回结肠瘘。(a)从盲肠开始的顺行 3D 腔内视图显示一段边缘不规则的肠狭窄(箭)。在结肠内侧壁的回盲瓣(箭头)也显示不规则的息肉样突起。(b)冠状位 MPR 图像显示在升结肠有一小段肠管呈偏心性狭窄(箭)，并显示可从升结肠处到达盲肠及回肠末端的瘘管形成(箭头)。(c)矢状位 MPR 图像显示瘘管为交汇性呈软组织密度的带状线样结构(箭头)。

周增厚伴有强化。狭窄可以是非对称性的或不规则形的。克罗恩病的狭窄常累及相对较长的肠段。但较短的狭窄或缩窄肠管伴近、远端肠壁显著增厚和截然的"肩征"也可发现(图 4.99)。在这种情况下，CT 并不容易将其与恶性狭窄相鉴别。

　　克罗恩病发生穿孔通常是罕见的，并且有穿孔时通常是包裹性的。

　　出现成团的包块表明炎症累及几处邻近的肠管，肠管之间互相粘连，这时也可以形成瘘管或脓肿。

　　克罗恩病患者发生腺癌或肠道淋巴瘤的风险仅轻微升高，发生的部位通常是小肠。

CT 结肠成像的诊断标准

克罗恩病

2D/3D 结肠表现：

● 2D：增厚肠壁呈不连续性，并累及肠管较长节段，最常累及回肠末端及近端结肠
● 分布：节段性(跳跃性病灶)
● 2D：可能出现肠壁分层
● 2D：受累节段结肠肠壁外缘不规则
● 2D,3D：结肠袋扁平、消失
● 2D,3D：鹅卵石征
● 2D,3D：受累肠管可能出现非对称性较长节段的不规则狭窄，也可出现较短的狭窄
● 与溃疡性结肠炎相比，克罗恩病中结直肠

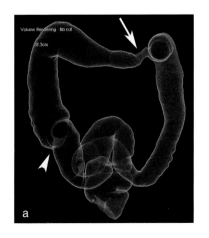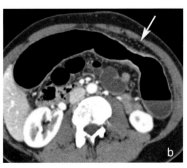

图 4.99　克罗恩病。狭窄累及横结肠一小段肠管：鉴别诊断困难。(a)全景 3D 图像显示结肠皱襞广泛缺失。患者回盲部(箭头)切除后，行回-升结肠吻合。近左侧结肠脾曲处有一累及一小段肠管的向心性狭窄(箭)。(b)横结肠 CPR 图像显示向心性渐进性肠壁增厚(箭)伴结肠旁轻度纤维脂肪增生，后者提示其可能为炎性起源病变。组织学(活检)证实为炎性狭窄。

癌/淋巴瘤少见(在克罗恩病中的风险仅轻度升高)

静脉注射对比剂:

- 肠壁强化程度增加

粪便标记:

- 炎性病变不会吸收口服的对比剂
- 注意:在急性发作期穿孔的风险;只有水

溶性对比剂才能用于粪便标记

2D 图像上结肠旁组织改变:

- 结肠旁血管增多
- 结肠旁纤维脂肪组织增生
- 常见淋巴结明显肿大
- 脓肿、瘘管和团状包块

(周杰 译)

第6节 回盲部病变

回盲部包括盲肠、阑尾、回盲瓣和回肠末端。由于回盲部区域结构复杂,有时很难识别解剖位置异常或炎症或肿瘤性病变。在 2D 或 3D 图像上,正常回盲瓣有许多变异。

盲肠的平坦型病变有时很难发现,因为盲肠肿物可被混淆为未标记的粪便或正常的回盲瓣。手术后表现,如阑尾切除术后的内翻结扎可造成阑尾残端内翻也是导致误诊的原因。回盲部也是炎症的好发部位,如阑尾炎以及克罗恩病的回肠末端炎。这些情况在 CT 结肠成像上都需要对盲肠及其解剖结构进行仔细观察。特别是在双向的 3D 腔内视图上,对每例患者都需清晰辨认其阑尾开口和回盲瓣,确保整个大肠都被充分检查。

术后表现

在 CT 结肠成像上,在各种术后情况中,阑尾切除术后残端内翻是一常见表现和错误解释的潜在原因。

内翻的阑尾残端

对于那些阑尾切除术后的患者,内翻的阑尾残端可表现为在阑尾内口附近盲肠处一个圆形、光滑的息肉样充盈缺损,易误诊为息肉。内翻的阑尾残端和腺瘤样息肉在 2D 和 3D 图像上都呈无蒂的息肉样形态(图 4.100 和图 4.101)。在 2D 图像上,两者都呈均匀的软组织密度影。它们也不会吸收任何标记物质。静脉注射对比剂后,二者均会出现强化。

当患者改变体位时,两者都不会有移动。因此根据形态学标准,总是很难正确地区分息肉或内翻的阑尾残端。既往有阑尾切除(内翻结扎术)病史且二维图像上未见到阑尾有助于提示是阑尾残端。如果不确定盲肠是否有息肉样病变,应行内镜检查。

肿瘤性病变

盲肠

在盲肠的肿瘤性病变中,最常见的为腺瘤性息肉、腺癌及淋巴瘤。CT 诊断这些病变的标准与诊断结肠其他部位的肿瘤是相同的,这些都已经在其他各自的章节中有详细的叙述。一般来说,由于盲肠邻近小肠,有残留粪便的存在是常见的,会使病变的发现及诊断复杂化。

未标记的粪便颗粒会黏附在肠壁上,可能会模糊或酷似一个平坦型病灶(图 4.102)。累及盲肠的肿块性病变有时会与残留粪便或回盲瓣相混淆。由于盲肠及升结肠肠管较宽,除非达到进展期,否则恶性肿瘤一般不会导致肠梗阻(图 4.103)。

回盲瓣

回盲瓣有黏膜覆盖,因此结肠息肉或结肠癌均可在此发生。累及回盲瓣最常见的良性肿瘤性病变为脂肪瘤。脂肪瘤表面光滑,有均匀的脂肪密度(图 4.104)。正常的瓣膜也可能会有脂肪沉积,称为脂肪瘤样回盲瓣。脂肪瘤样回盲瓣往往较正常的瓣

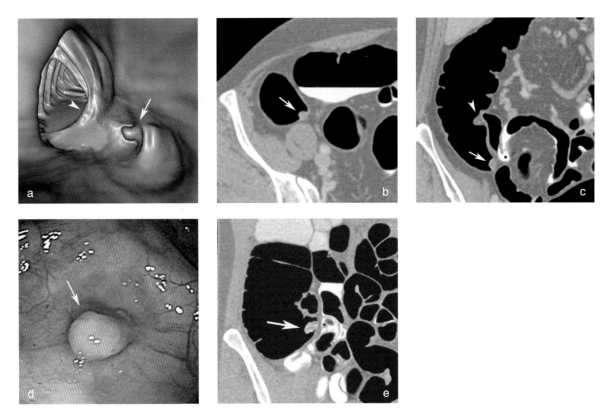

图 4.100 内翻的阑尾残端。(a)3D 腔内视图显示在阑尾开口处有一息肉样充盈缺损(箭),提示为内翻的阑尾残端(查询患者有阑尾切除病史)。(b)对应的轴位 2D 图像显示盲肠一息肉样软组织密度影(箭)。注意,CT 无法区分是内翻的阑尾残端还是息肉。(c)对应的冠状位 2D 图像显示在回盲瓣下方的典型位置上一软组织密度息肉样病灶。(d)对应的光学肠镜图像显示在盲肠处的一息肉样阑尾残端。(e)另一患者,粪便标记后的冠状位 MPR 图像显示一内翻的阑尾残端呈软组织密度,其表面涂有一层标记的物质(箭)。紧邻残端上方为回盲瓣以及充气的回肠末端。

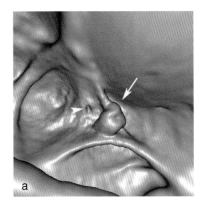
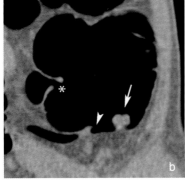

图 4.101 盲肠无蒂息肉。(a)3D 腔内视图显示靠近阑尾开口(箭)一轻度分叶状息肉样充盈缺损(箭)。(b)对应的冠状位 MPR 图像显示盲肠息肉(箭)呈软组织密度。阑尾开口(箭头)和回盲瓣(*)都位于息肉内侧,这排除了内翻的阑尾残端的可能。

叶大并呈球形(图 4.105)。脂肪瘤样回盲瓣表现为两个瓣叶对称性脂肪分布,而脂肪瘤是局灶性病变,常仅发生在一个瓣叶。较小的脂肪瘤与脂肪瘤样回盲瓣不需要进一步诊断。

息肉表现为附着在回盲瓣的圆形、卵圆形或分叶状病灶,呈软组织密度,且当患者改变体位再次检查时不会移动(图 4.106)。

较大的腺瘤或肿瘤表现为回盲瓣不规则、不对称性增厚的软组织密度(图 4.107)。正因如此,任何发生在回盲瓣的软组织肿物都需要进一步检查。

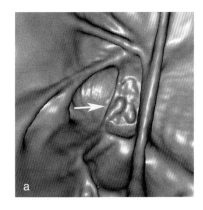

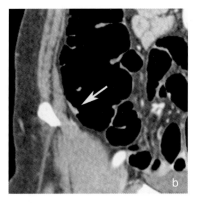

图 4.102　盲肠扁平绒毛状腺瘤。(a)3D 腔内视图显示盲肠内一扁平息肉样结节状突起(箭)。在 3D 图像上,很难进一步区分其是残留的粪便还是结肠病灶。(b)冠状位增强 MPR 图像有助于鉴别;此处显示为一斑块状强化的软组织密度灶,符合扁平息肉(箭)。病理显示为绒毛状腺瘤。

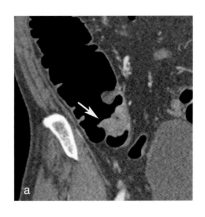

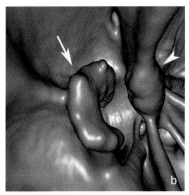

图 4.103　盲肠癌。(a)冠状位 MPR 图像显示盲肠处有一半环形强化肿物(箭)。稍上方其内侧壁恰好是回盲瓣,显示脂肪瘤样的内部结构。(b)对应的 3D 腔内视图较好地显示半环形肿瘤呈马鞍型(箭)直接位于回盲瓣(箭头)的正下方。

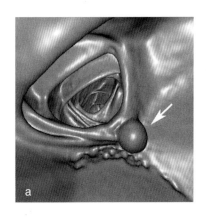

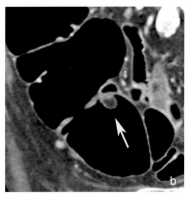

图 4.104　回盲瓣脂肪瘤。(a)3D 腔内视图显示回盲瓣一圆形息肉样病灶(箭)起自回盲瓣的一个瓣叶。(b)冠状位 MPR 图像显示病灶为均匀的脂肪密度,为典型的脂肪瘤。

阑尾

　　阑尾切除术后标本中,有 0.25%发现有阑尾黏液囊肿,是黏液充填阑尾形成的囊性扩张。黏液囊肿可以是因为阑尾内口阻塞出现的良性潴留性囊肿,也可以是由于肿瘤原因,如产生黏液的囊腺瘤或囊腺癌所致。在 CT 结肠成像上,黏液囊肿表现为附着于盲肠可能是阑尾位置的囊性肿块。3D 腔内视图显示在阑尾内口处一个广基底或有时窄基底

的表面光滑的息肉样充盈缺损。在 2D 图像上,囊性病变呈均匀性结构和典型的低密度(约 20HU),有时可出现囊壁钙化。囊肿可突入结肠腔内,部分可突出于肠外。当在 2D 图像上识别出一个明显扩张的管状阑尾,可提示阑尾黏液囊肿的诊断(图 4.108)。阑尾内口阻塞引起黏液囊肿也可以是由于盲肠原发性肿瘤导致的(图 4.109)。

　　阑尾黏液囊肿可类似阑尾炎。周围脂肪组织未伴随炎性反应提示典型的黏液囊肿,并有助于区分

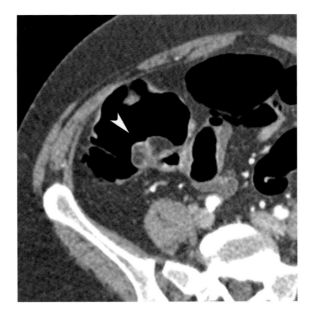
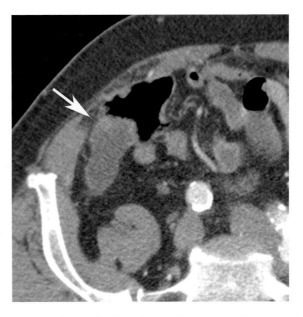

图 4.105　脂肪瘤样回盲瓣。轴位图像显示回盲瓣(箭头)像脂肪瘤样增大。

图 4.108　阑尾黏液囊肿。轴位 2D 图像显示盲肠附近阑尾处一较大的囊性病灶(箭),呈稍低密度影。囊肿导致盲肠出现中度宽基底的充盈缺损。

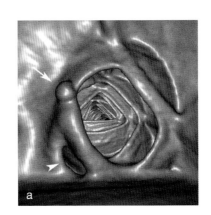
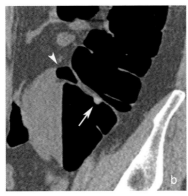

图 4.106　回盲瓣无蒂息肉。(a) 顺行的 3D 腔内视图显示在回盲瓣侧面一 8mm 的无蒂病灶。瓣的内口易于识别(箭头)。(b)对应的矢状位 2D 图像显示息肉(箭)为软组织密度,恰好位于轻度脂肪瘤样的瓣叶上。邻近的回肠末端也能显示(箭头)。

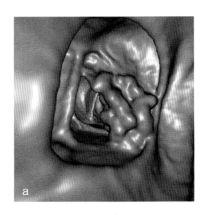
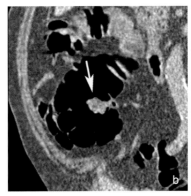
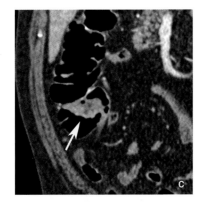

图 4.107　回盲瓣绒毛状腺瘤。(a)3D 腔内视图显示一体积较大、边缘不规则的分叶状肿物覆盖回盲瓣。(b)俯卧位平扫冠状位 MPR 图像显示软组织肿块恰好位于回盲瓣上(箭)。(c)对应的仰卧位增强冠状位 MPR 图像显示肿块强化(箭)。组织学分析显示为绒毛状腺瘤。

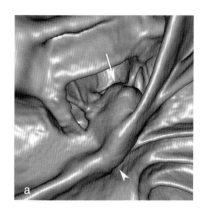
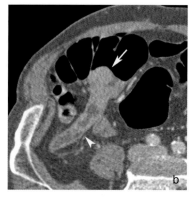

图 4.109　息肉样盲肠腺癌伴阑尾黏液囊肿。(a)3D 腔内视图显示在回盲瓣(箭头)下方盲肠一息肉样肿物(箭)。阑尾内口未见显示。(b)轴位 2D 图像显示息肉样肿物为软组织密度(箭)。肿物阻塞阑尾内口并导致黏液囊肿(箭头)。

两种疾病。黏液囊肿的治疗方式为手术切除。正确的术前诊断是必要的,以免术中囊肿破裂、播散从而继发腹膜假性黏液瘤。

除了分泌黏液的囊腺瘤或囊腺癌,类癌或罕见的原发性腺癌(图 4.110)也发生于阑尾。在 CT 结肠成像上,2D 图像显示在盲肠下方阑尾呈软组织密度的肿瘤样增厚并强化。

炎性病变

常见的累及回盲部的炎性病变包括化脓性和坏疽性阑尾炎、盲肠周围脓肿、盲肠憩室及克罗恩病伴回肠末端炎症。一般来说,炎症变化累及回盲部并不是 CT 结肠成像检查的指征。常规腹部 CT 对比增强是首选的影像方法(图 4.111)。

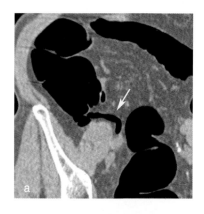
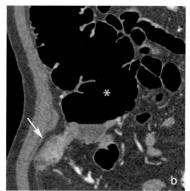

图 4.110　区分正常阑尾与阑尾腺癌。(a)旁冠状位图像显示一在正常位置的含气阑尾位于腰大肌前方。正常阑尾可以塌陷或充填有未标记或标记的液体。(b)冠状位图像显示盲肠远端(*)阑尾呈软组织密度的肿块样增厚且强化(箭)。

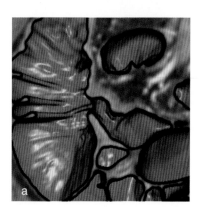
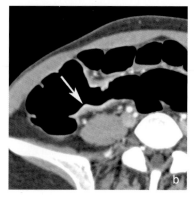

图 4.111　克罗恩病的末端回肠炎。(a)冠状位 2D/3D 混合图像显示一开放的回盲瓣伴有明显的气体反流至回肠末端引起回肠末端扩张。(b)轴位增强 2D 图像显示回肠末端炎性肠壁增厚并有明显强化(箭),但未见明显的狭窄形成。

(周杰 译)

第 7 节　结直肠术后 CT 结肠成像的监测

结直肠手术后随访

结直肠癌切除术后临床随访复发和异时性肿瘤很重要,因为早期发现及治疗能提高患者的生存率。结直肠癌术后复发的位置可以是结肠或结肠外。肠癌局部复发可以恰好位于吻合口或靠近原手术切除的位置。肠外复发包括远处转移,如肝脏、肺、腹膜等。异时性肿瘤是指以后发生和不起源于原来肿瘤的结直肠腺瘤和肠癌。

目前随访指南一般建议结合临床、血清癌胚抗原(CEA)、光学结肠镜以及胸腹盆 CT 的综合检查方法(Schmoll 等,2012)。肠镜检查尤其适用于术后肿瘤局部复发和结肠内异时性病灶的常规随访。腹盆部 CT 检查用于结肠外组织器官肿瘤复发的随访。

CT 结肠成像的作用及检查技术

CT 结肠成像用来监测结直肠癌根治术后的随访,这种随访有可能获得结肠内及结肠外信息,因此可作为光学肠镜联合腹部 CT 增强检查的替代方法。实际上,最近的研究表明了结直肠癌切除术后应用 CT 结肠成像是有效的。作为最大的研究系列之一,Kim 及其同事(2010)报道了术后 CT 结肠成像是准确、安全的。这些学者发现,所有的异时性结肠癌以及 81.8% 的进展性肿瘤均可被检出。基于报道的高阴性预测值,在同一时间段内,CT 结肠成像阴性时可以不再需要行肠镜检查。

CT 结肠成像的潜能。 在大多数接受结直肠癌手术的患者中,CT 结肠成像能够完整地评估所有保留下的结肠,这对于显示术后结肠解剖以及发现异时性结肠病灶尤为必要。此外,增强 CT 结肠成像不仅可以评估结肠,还能在 2D 图像上观察结肠旁结构和腹部其他器官的情况。2D 图像还能够提供吻合口管壁的形态以及吻合口旁组织的信息。这是非常重要的,因为大多数吻合口区的局部复发均发生于管腔外,光学肠镜检查无法发现。

> 所有局部复发的患者只有 1/3~1/2 有肠管内成分。结直肠癌的复发有超过 50% 的患者发生远处转移。

增强 CT 结肠成像一次检查即能检出局部复发、异时性肿瘤和转移。

检查时机。 为了保证术后结肠吻合口的愈合,CT 结肠成像只能在术后适当的时间间隔后检查。同结肠镜一样,术后 3 个月内不能行 CT 结肠成像检查。

检查技术。 对于较深的直肠吻合口患者,扩张直肠气囊时应小心地进行以免损伤吻合口。还应当注意,膨胀的直肠气囊可能会掩盖吻合部位的肿瘤复发。一般来说,术后患者行肠管扩张时应非常仔细。静脉注射对比剂的应用一般都适用于术后的观察。扫描体位可以是仰卧或俯卧的任意体位,最理想的是仰卧位门静脉期扫描。

结直肠吻合

结肠、结直肠或回结肠吻合可以是端-端吻合或端-侧吻合。它们既可以通过手工外科缝合也可以借助于外科缝合器。是否手工缝合或借助于吻合器取决于吻合的位置和外科医师的偏好。一般来说,直肠术后的吻合采用吻合器,而在更加近端的结肠两种技术均可以采用。采用何种吻合方法有影像学的原因,因为手工缝合在 CT 上几乎不可见;而吻合器由于 CT 上呈高密度而易于显示。

手术方式取决于肿瘤所在的位置。典型的结肠切除术包括右半结肠切除术、横结肠切除术、左半结肠切除术和乙状结肠切除术。有时会行扩大的右或左半结肠切除术。盲肠切除通常是由于盲肠的炎性疾病或巨大息肉。直肠手术包括低位前切除术并结直肠吻合术，全直肠切除术并结肠肛管吻合术以及经腹会阴全直肠切除术并永久性结肠造口术。

对于右半结肠切除术，通常行回肠横结肠端-端吻合或端-侧吻合以恢复肠管的连续性。对于左半结肠切除术，通常行横结肠乙状结肠端-端吻合；而乙状结肠切除术则行降结肠直肠端-端吻合。如下所述，2007 年，Choi 等描述了结肠吻合后正常与异常的 CT 结肠成像表现。

结肠吻合的 CT 表现

结肠吻合的正常表现

正常的结肠吻合口有一环状外观（图 4.112）。在 3D 腔内视图上，结肠吻合口表现为一光滑的环周嵴状隆起或蹼状外观（图 4.113）。若为端-侧吻合术，其盲端也能显示（图 4.114）。吻合口的边缘可锐利或圆钝，其表面光滑规则。在 2D 图像上，肠壁呈连续性线样结构，无周围脂肪组织密度增加。如果使用外科吻合器，由于其为高密度，围绕吻合口周围的吻合钉常易于识别。

息肉样充盈缺损、肠壁或邻近软组织局灶性或环周性增厚，以及结肠旁脂肪模糊条纹征均提示肿瘤复发并需要进一步检查。

隆起的手术吻合钉

由于手术吻合钉隆起所致的腔内充盈缺损在结肠吻合部位是一常见发现。在 3D 图像上，可表现为小的局限性息肉样假性病灶；在 2D 图像上，因其呈高衰减值而能够被识别为缝合材料或吻合钉。这些假性病灶并不会出现相关的临床症状（图 4.115）。

炎性息肉

在结肠吻合口出现炎性或增生性息肉是另一常见表现，在结直肠癌切除术后发生率高达 15%。腺瘤性息肉罕见，只有约 1% 的患者会出现。炎性息肉发生于术后 6 个月或更晚，大小可达 15mm。在 CT 结肠成像中，3D 图像显示为小的息肉样充盈缺损。2D 图像显示一软组织密度结构。

肉芽组织形成的息肉样病变或结节样结构（"良性结节"）也常见于吻合口部位。

> CT 无法区分是炎性息肉或腺瘤息肉或息肉样肿瘤复发，这需要常规的结肠镜及病理活检来鉴别。

良性溃疡

吻合口区发生良性溃疡非常罕见。溃疡可误诊

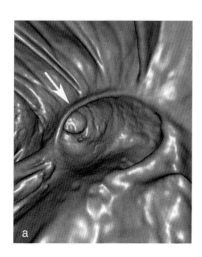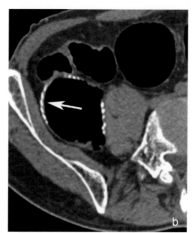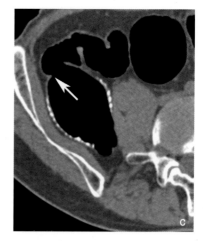

图 4.112　盲肠较大的绒毛状腺瘤切除术后，回肠与升结肠正常吻合。(a)3D 腔内视图显示正常吻合口表现为一薄的环周嵴，其表面光滑规则（箭）。向内观察为新的末端回肠。(b)轴位 2D 图像显示吻合口位置高密度的手术吻合钉。局部无肠壁增厚或软组织增生（箭）。(c)吻合口曲面重建（CPR）显示新的回肠末端（箭）肠壁厚度正常。

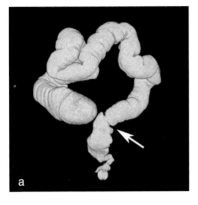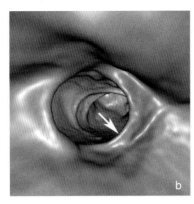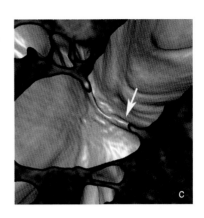

图 4.113　乙状结肠腺癌切除术后端-端吻合的正常表现。(a)全景 3D 图像显示吻合口呈环周的蹼状外观(箭)。(b)3D 腔内视图上,吻合区表现为完全光滑的边缘(箭)。(c)2D / 3D 混合图像显示吻合口正常的肠壁结构(箭)。未见肿瘤复发的征象。

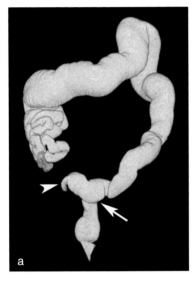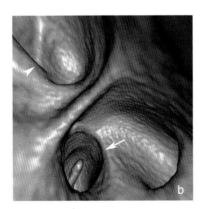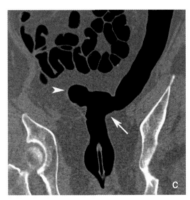

图 4.114　低位深部前切除术后端-侧吻合。(a)全景 3D 图像显示 T 形的直肠乙状结肠吻合(箭),包括盲端(箭头)。(b)3D 腔内视图显示一边缘规则、光滑的环周性吻合口(箭)。除肠管的长侧外,也显示盲端(箭头)。(c)冠状位 2D 图像显示肠壁的厚度正常,吻合口(箭)未见可疑的软组织增生。同样,盲端也能够显示(箭头)。

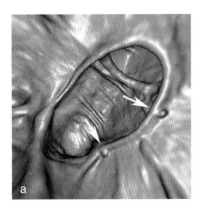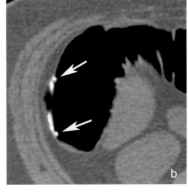

图 4.115　隆起的手术吻合钉使吻合口呈息肉样表现。(a)3D 腔内视图显示吻合口(箭)处可见 2 个较小的息肉样隆起。(b) 对应的 2D 图像显示原因:典型的高密度外科吻合钉(箭)。

为肿瘤复发。手术后多长时间出现溃疡仍不确定。目前,已知的原因包括炎性肠病和使用非甾体抗炎药。然而,有时是没有明确病因的。正在探讨的各种原因包括术后灌注改变或机械性、动力有关的创伤引起缺血,或手术材料引起的反应(异物肉芽肿)。

吻合口肿瘤复发

在切除直肠癌后吻合部位的复发常见,而在结肠癌切除后罕见。此外,肠腔外相对于肠腔内的局部复发更常见。肠腔内复发可表现为溃疡性病变、黏膜表面不规则的肠腔狭窄,或不规则的腔内肿块或息肉样病变(图 4.116)。

在 2D 图像上,肠腔外肿瘤复发可在邻近吻合口处直接见到一强化的软组织肿物影,或在吻合部位表现为肠壁局灶性或环周性肠壁增厚伴肠周脂肪浸润密度增加(图 4.117)。

一般来说,在 CT 结肠成像上发现结肠吻合部位有息肉样充盈缺损或强化的软组织影,应怀疑肿

瘤复发的可能。但这种表现常是非特异的,需要结合其他检查结果。CT 结肠成像无法精准地区分是瘢痕组织的炎性增生还是局部复发。然而,CT 结肠成像可以提供复发存在的有价值的线索,因此有助于迅速地启动进一步的诊断检查和靶治疗。

炎性再狭窄

在炎性肠病(如克罗恩病或憩室炎)的患者中,部分肠切除后可再发生炎性狭窄。炎性狭窄复发也可表现为肠壁环周增厚并增强扫描强化,以及吻合口周围脂肪浸润(图 4.118)。结合患者的相关病史(既往手术和疾病史)有助于诊断,但最终诊断需要活检。

结肠异时性病灶

结直肠癌患者有较高的风险发生第二种异时性(即延迟性)结直肠癌和进展性异时性腺瘤。CT 结肠成像是一种用于结直肠癌根治性切除术后患

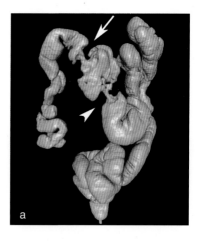
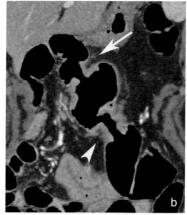

图 4.116　右半结肠切除术后吻合口肿瘤复发,在横结肠有另一异时性癌。(a)全景 3D 图像显示回肠横结肠吻合口处有一环周狭窄型肿物(箭)。恰好在这一发现的远端,横结肠有另一环周狭窄型癌(箭头),该癌在结肠镜检查时无法通过。(b)冠状位 CPR 显示在吻合口(箭)和横结肠(箭头)均有一明显的狭窄型肿物伴肠壁增厚。

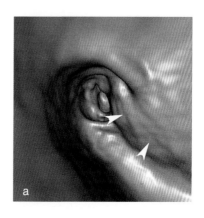
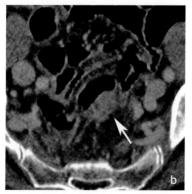

图 4.117　乙状结肠癌切除术后肠壁外局部复发。(a)3D 腔内视图显示一扁平的黏膜隆起(箭头);黏膜本身表面光滑无任何不规则轮廓。(b)对应的轴位 2D 图像显示一直接靠近肠壁的结肠腔外软组织密度、宽基底肿物(箭)——肿瘤复发。

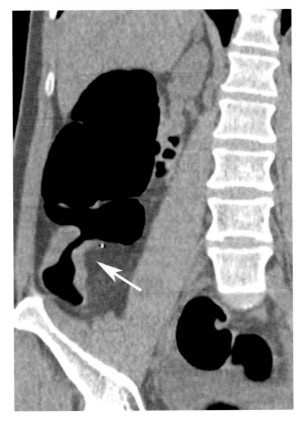

图 4.118　克罗恩病炎性再狭窄。回盲部切除术后,吻合口处(箭)和新的回肠末端肠壁显著的狭窄性增厚。

者检测异时性癌或腺瘤的准确、安全的方法(见图 4.116)。

远处转移

结直肠癌切除术后,超过 50% 的肿瘤复发患者发生肝或肺的远处转移。标准腹部 CT 非常适于检测肝脏和淋巴结转移。通过使用静脉注射对比剂,CT 结肠成像不仅可以评估结肠情况,还可以评价其余腹部器官以及肝脏的情况。基于这一原因,对比增强 CT 结肠成像可能比单独应用结肠镜和腹部 CT 检查更能有效监测术后肿瘤的复发情况。

结肠造口术患者的 CT 结肠成像

在所有直肠癌患者中,腹会阴联合切除术后约 20% 的直肠癌患者仍会行永久性结肠造口术。在这些患者中,CT 结肠成像可用于监测结肠以及肠外

的情况。Lee 等于 2011 年报道了对乙状结肠造口术患者使用 CT 结肠成像技术。作者的结论是,在目前可用的仪器上通过乙状结肠造口行 CT 结肠成像在技术上是可行的。他们提供了以下技术细节:

研究中的患者遵循低渣饮食,并且完全将缓泻剂与粪便标记结合。通过使用一个具有可扩张球囊的细柔导管进行结肠扩张。在将导管插入造口之前,对结肠造口术部位先行指检,以评估造口上方结肠管腔大小和结肠方向,以便安全地放置导管,将气囊放置在造口近端数厘米处,以免气囊在造口内膨胀。为了防止气体通过造口回流以及导管出现移位甚至排出现象,导管球囊的扩张是必要的。假如腹壁造口处缺乏肠周的脂肪组织,而且乙状结肠管径比直肠的管径要窄,小心地插入导管很重要,为了避免损伤结肠,不能碰到阻力还强行插管(在这种情况下类似于进行钡剂灌肠检查)。还需注意,不要过度膨胀导管球囊。此外,作者建议根据远端结肠的肠腔直径(用指检决定)和结肠充气期间导管的回推程度,来调节被放置球囊的充气容量。在减压下利用 CO_2 仪自动地进行细心的结肠扩张,以免球囊导管的排出。患者采用仰卧位进行扫描。作者补充道,应避免患者手动挤压造口来维持球囊导管的位置,因为这可能会引起射束硬化伪影。

结肠支架

目前自膨式金属支架治疗结肠梗阻是一种已被接受且常用的方法。支架可以作为姑息治疗方法,也可以在切除狭窄性肿瘤之前的新辅助化疗期间作为一种暂时的治疗方案。

由于内镜无法通过支架而造成内镜检查不充分的患者,CT 结肠成像可以作为钡剂灌肠检查的替代方案用来评估狭窄前的结肠(图 4.119)。Cha 等最近的一项研究(2010)显示,对于那些肠癌引起的急性结肠梗阻患者,在金属支架置入术后,CT 结肠成像作为对近端结肠一种术前的检查方法是安全和有效的。在这项研究中,作者利用 CT 结肠成像能够检测所有同期的肿瘤和晚期腺瘤。有报道称,放置金属支架后,采用同样的清肠准备和结肠扩张方法用于其他情况下的 CT 结肠成像也是可行的。但有报道

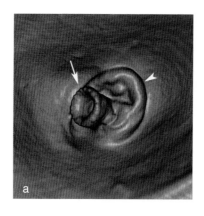
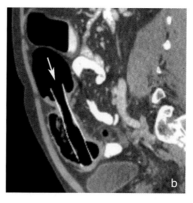

图 4.119　乙状结肠癌姑息性支架治疗。(a)3D 腔内视图显示在环周狭窄型结肠癌内的结肠支架容易识别(箭头)。(b)矢状位 MPR 图像显示金属支架被结肠壁癌性增厚包绕。支架扩张良好。

称,结肠支架的放置会增加操作相关的结肠穿孔的风险,因而推荐在扩张结肠之前加行低剂量腹盆部 CT 扫描,以证实肠管扩张前无结肠穿孔的存在。

除了检测同期的结肠病变,CT 结肠成像可以额外提供关于支架位置及管腔宽度的信息(图 4.120)。由于肿瘤复发而发生再狭窄(在支架内或支架旁)的情况下,补充的 2D 图像可以显示狭窄的形态,有助于进一步治疗的考虑。

CT 结肠成像的诊断标准

正常术后表现

吻合口:

- 3D:无管腔狭窄
- 3D:对称性嵴样表现
- 3D:光滑表面
- 2D:规则、菲薄、连续性壁结构
- 2D:无软组织密度的组织增生
- 2D:结肠周围脂肪靠肠壁的外缘轮廓鲜明

- 2D:无结肠周围浸润征或肿块性病变

残留结肠:

- 无同时性或异时性肿块或息肉

结肠外结构:

- 无淋巴结转移或远处转移

异常术后表现

吻合口:

- 3D:不对称性管腔狭窄
- 3D:表面呈息肉样、溃疡形成和不规则
- 2D:肠壁软组织增生引起的增厚和(或)肠壁外软组织增生引起的增厚
- 2D:靠肠壁的结肠周围脂肪边缘模糊的浸润征

残留结肠:

- 同时性和异时性息肉
- 同时性和异时性癌

结肠外结构:

- 淋巴结转移
- 远处转移

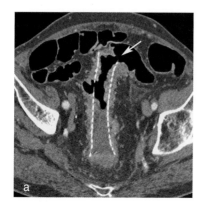
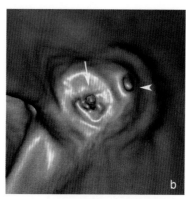

图 4.120　直肠癌环周狭窄致支架闭塞。(a)支架放置后的轴位 2D 图像显示直肠癌(箭)重度环周狭窄,并进行性加重而阻塞支架腔。(b)3D 腔内视图显示支架内肿瘤的近端重度狭窄。箭头示小憩室。

(周杰　译)

第 8 节 误区及伪影

在 CT 结肠成像时,导致不正确诊断的错误随时都可发生,因为潜在的误区及假性病变是广泛存在的。不理想的肠道准备及肠管扩张、不理想的 CT 检查方案、理解以及解释的错误均可导致假阳性或假阴性结果,降低 CT 结肠成像诊断的准确性。如果检查和解读方法按照目前的指导方针最优化,对 CT 结肠成像中所见各种假性病变典型的 CT 形态学标准有了透彻的了解,以及熟悉相应的解决问题的策略,这些误区是可以避免的。表 4.6 列出了在 CT 结肠成像中最常遇见的误区与伪影。在肠道准备、CT 扫描以及解读方法方面的误区在此只简要列出,详细的讨论详见叙述技术的章节;同样的,那些可能被忽视或被错误解释的结肠正常解剖结构和结肠病理学的形态学特征,将在那些有关结构或异常的章节中进行讨论。

技术错误

CT 扫描

呼吸运动伪影

屏息时间为 35~50s 的螺旋 CT 检查方案容易产生呼吸运动伪影,应该避免。在图像采集过程中的呼吸运动可引起不正确的数据采集并大幅降低图像质量。由于靠近横膈,这种现象在横结肠以及横结肠肝曲、脾曲处更为常见。在 2D 及 3D 图像中,呼吸运动可产生典型的线状伪影,显示为大肠的一侧截然的肠壁缺损及其对侧的息肉样结构。呼吸伪影可以在冠状位及矢状位 2D 图像上,根据沿着患者 Z 轴的外腹壁上的不规则阴影被迅速识别出来(图 4.121)。呼吸伪影的显著程度随着采集时间的缩短而降低,例如在 MDCT 上造成的伪影。目前扫描时间常低于 10s,大多数患者不难屏住呼吸,因此减少了呼吸伪影的发生。一般情况

表 4.6 CT 结肠成像中的误区及伪影

技术错误
肠道准备
• 残留的粪便
• 残留的液体
扩张
• 不充分扩张
• 痉挛
• 穿孔
CT 扫描
• 呼吸伪影
• 阶梯伪影
• 图像噪声
• 射束硬化伪影
数据解读方面的误区
解读技术
• 2D 阈值
• 3D-T2 穿透效应伪影(3D shine-through artifacts)
• 3D- 容积再现伪影(3D rendering artifacts)
可察觉的错误
• 不充分的肠扩张
• 残留液体
• 仿真内镜的盲点
解读错误
• 管腔内的残留物:粪便、钡剂、黏液、气泡、泡沫、不合适的标记物
• 内源性病变:半月皱襞、回盲瓣、塌陷的肠段、假移动性病变、憩室、阑尾残端、内痔、肛乳头肥大
• 外源性病变
计算机辅助检测(CAD)
• 腔内残留物质:粪便、黏液、嵌顿憩室、直肠导管
• 结肠内病变:球状皱褶、回盲瓣
• 结肠外 CAD 病变:小肠、胃

Modified from Mang et al. 2007.

下,CT 结肠成像的最窄准直应选择在一次屏气即能完成图像采集的时间。为了减少呼吸伪影,CT 结肠成像扫描应在头尾方向上进行。

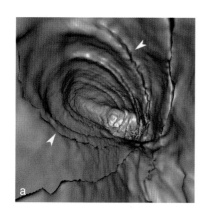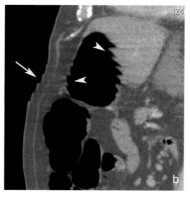

图 4.121　上腹部呼吸性伪影。(a)3D 腔内视图显示在右侧结肠曲的对侧面上可见奇怪的线状纵行肠壁缺损及隆起(箭头)。(b)矢状位 2D 图像可以解释:在腹壁外(箭)和结肠内(箭头)出现的阶梯状表现都是呼吸伪影。

阶梯状伪影

阶梯状伪影仅发生在重建的 3D 腔内视图或多平面 2D 图像上。在 3D 图像上,这些伪影表现为扩张结肠肠壁内的一系列同心环,从而呈现出阶梯状的外观(图 4.122)。这些伪影随着层面厚度增加而增加。阶梯状伪影在斜对着患者 Z 轴区域的大肠壁最为严重,例如在肠曲、直肠或盲肠部分。这种情况会降低图像质量,尤其是 3D 图像质量。阶梯状伪影可通过使用较薄的扫描层面(<1.5mm)以及至少应用 16 排扫描仪而避免。

图像噪声

如果腔内气体与软组织密度肠壁之间存在非常大的密度差异,则有可能大幅度减少辐射剂量而不影响息肉的检测。然而,大幅度减少辐射暴露会导致噪声的增加,从而将降低 2D 和 3D 图像的质量。例如应用较窄的准直以及薄层重建,常规地应用于 CT 结肠成像,显然会增加图像的噪声。

在 3D 图像上,肠壁上噪声可表现为弥漫性颗粒状或浅表结节状。然而,在 2D 图像上,肠壁呈正常的厚度和规则的解剖结构形式(见图 4.9)。这种假性变化不应与于克罗恩病中的"鹅卵石"样改变混淆,在那里,3D 图像上克罗恩病的肠壁也表现为结节样表面的形式,但在 2D 图像上,受累肠段的肠壁是增厚的。在疾病晚期,结肠袋形态也可能消失。图像噪声相关的伪影不仅能在结肠壁上观察到:它们也出现于残留液体的表面或直肠导管的表面。如果两个图像序列中有一个是使用标

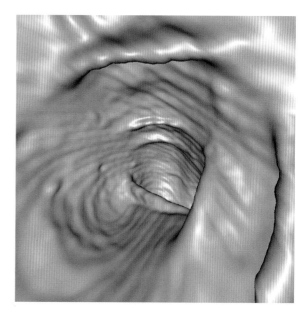

图 4.122　在应用 3mm 层厚重建后的 CT 图像显示位于结肠曲的阶梯状伪影。

准剂量获得的,通过比较这两个序列,不难辨认出使用低剂量有关的变化。对于常规检查,虽然有研究报道设置更低剂量可出现更好的结果,但对于一个或两个序列,将剂量减少到 50mAs 也是合适的。由于影响噪声的主观感知与窗口设置有关,通过在 2D 视图上选择一个较宽的窗宽也能够减少噪声。

射束硬化伪影

在金属(高密度)异物存在的情况下,可以产生射束硬化伪影,降低 2D 和 3D 图像的质量,并影响甚至完全妨碍受累部位肠壁的评估。在放置髋关节假体患者的骨盆中经常出现金属伪影。

由于金属伪影,在有髋关节假体的患者中直肠、乙状结肠的评估受限。这必须记录在放射科医师的报告中(图 4.123)。

数据评估中的误区

数据评估中的错误可能是技术性的或读取性的错误。依据正确的评估技术,重要的是要给 2D 图像选择适当的窗口设置,以及给 3D 重建图像选择正确的工作点(阈值)。读取错误包括检测病变中的错误(可察觉错误)和解读的错误(解读错误)。

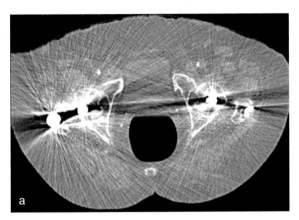

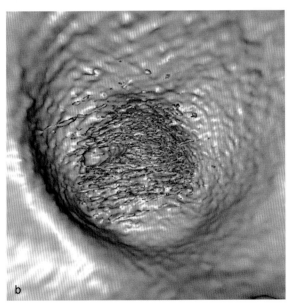

图 4.123　双髋关节假体引起的金属伪影。明显的直肠内怪异的伪影会影响合适的评估。(a)轴位 2D 图像。(b)3D 腔内视图。

评估技术

正确的数据评估取决于对结肠完全无伪影的 2D 和 3D 描述。在 2D 图像中,这种描述需要运用不同窗口设置,而对于 3D 视图,不仅需要适当的 3D 容积再现,而且需要正确选择 3D 阈值。

2D 图像的窗口设置

宽窗设置（如肺窗或骨窗的设置,如窗宽 1500HU,窗位 -150HU)在结肠腔与肠壁结构之间产生高对比度。这使得肠壁如薄的半月皱襞获得更细节的显示,因为薄的半月皱襞在较窄的窗宽是不会完全显示的。较大窗宽设置的缺点是对被检出病变的内部结构的区分较差。

窄窗设置(软组织窗:窗宽 400HU,窗位 10HU)能按照 CT 密度及内部结构较好解读结肠病变(如息肉与脂肪瘤)。窄窗设置的缺点是丧失结肠壁结构的细节,如薄的半月皱襞。CT 结肠成像评估既需要应用宽窗设置,又需要应用窄窗设置(软组织窗),以便既能完成对肠壁的全面检出,又能完成对肠壁结构的细节显示(见图 3.2)。然而,在 2D 图像上手动测量息肉,窄窗设置会使病变显得更小。

3D 穿透效应伪影

现代的 3D 工作站提供了虚拟的 3D 重建默认装置,这种装置不需要由用户进行优化。但在此种工作站上,尽管极少,可能存在不是最理想的 3D 重建设置[例如,不透明容积再现或透视的表面遮盖显示(pSSD)的阈值],可在仿真内镜上导致穿透伪影,在肠壁上产生类似溃疡和缺损的假象(图 4.124)。当在 3D 腔内视图上浏览结肠时,可能不经意间在结肠段遗漏一个这种类型的"缺损"。这类伪影可发现于两个相邻肠襻之间相接触的区域。半月皱襞的非寻常外形也可以引起这种伪影。相应的 2D 图像不会显示任何与 3D 肠壁"缺损"有关的表现。正确调整容积再现图像所需密度设置,或提高 pSSD 阈值能够帮助避免发生这些重建误差。如果发生这样的伪影,最好的做法是恢复到厂家的默认设置。

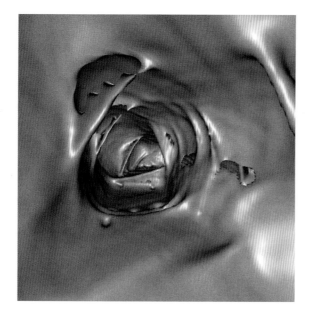

图 4.124　在结肠壁 3D 图像上的穿透效应或余辉伪影。透视的表面遮盖显示(pSSD)阈值的一个不理想设置(非标准设置),造成在 3D 腔内视图上明显的肠壁假缺损。但在相应 2D 图像上未检出相关性证据(不在此处显示)(From Mang et al. 2007)。

可察觉的错误

可察觉的错误(典型的病变"遗漏")是假阴性诊断常见的原因。息肉的可察觉取决于几个因素,包括病变的形态学特征,如大小、形状和显著性,个体检查者的依赖因素,如经验、专心或疲劳程度,技术因素,如肠道准备、扩张程度、扫描参数以及所用技术的评价等。

不充分的扩张

结肠扩张不充分可导致肠管塌陷。

> 无论在 2D 还是 3D 图像上,位于塌陷的结肠段内的息肉无法被检测到。

同时在两个位置采集数据时由于气体、残留液体以及粪便均重新分配,会增加扩张的肠管节段的数量。每个肠段在两次扫描时至少应有一次是扩张的,最好是两次都扩张。在一个位置上原先塌陷的肠段内的病变,在患者改变体位后可能易于显示。在患者改变体位后再额外向直肠内充气可增强这一效果。在进行数据分析时,塌陷的肠段应在窄窗(软组织窗)的 2D 视图上再次鉴定及进行严密的评估。必须谨慎,注意识别有无任何肿块或可能提示病理过程的肠周脂肪条纹征(fat stranding)。如有可能,这些肠管应在重新充气扩张后采取其他体位进行重新评估(图 4.125)。因此,一个完整的 CT 结肠成像检查应包括仰卧位及俯卧位两个体位的图像解释。按照这一方法,许多研究报道已显示其诊断敏感性显著增加。

未标记的残留液体

在 CT 结肠成像中,残留液体很常见。液体量取决于患者的具体情况以及所应用的肠道准备方法。在 2D 及 3D 图像中,残留液体在肠腔中显示为一有线状液平的水平充盈缺损。在 2D 视图中,未标记的残

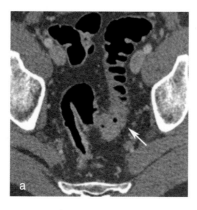
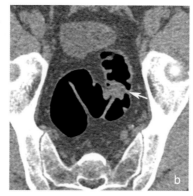
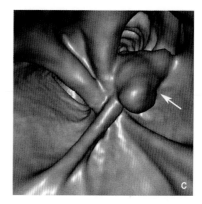

图 4.125　不充分的结肠扩张是可察觉错误的一个原因。(a)仰卧位扫描的轴位 2D 图像显示部分塌陷的乙状结肠(箭),在此段结肠中未检出任何病变。(b,c)俯卧位扫描时,乙状结肠完全扩张,这时检出一个大小约 13mm 的有蒂息肉(箭)。

留液体显示为一液性密度的均匀结构(图 4.126)。由于重力作用,液体总是聚集在肠腔最低的位置,所以在仰卧位,液体更常出现在降结肠和直肠,而在俯卧位则常聚集在横结肠。

> 未标记的残留液体可掩盖结肠病灶导致可察觉的错误。

在一个体位上被未标记的残留液体掩盖的病变常常在患者变换体位后被检测出来(图 4.126)。然而,如果有大量的残留液体,甚至同时有俯卧位和仰卧位扫描,也无法保证整个结肠黏膜表面的显示。当有大量残留液体时,在仰卧位与俯卧位均充满液体的肠管应使用窄窗设置来评估,这样才易于检测到腔内软组织密度的充盈缺损。

在此种病例,静脉内注射对比剂有助于提高病灶检出率,因为息肉也可强化。然而,应用口服对比剂(粪便标记)标记残留肠内容被推荐为显示结肠病变的最好方法,否则病变可被腔内液体掩盖(图 4.127)。

盲点

3D 仿真结肠镜是模拟结肠内镜检查的一种 CT 结肠成像方法,并且与常规结肠镜检查相似,其虚拟 3D 摄像头也存在盲点。此处的"盲点"是指虚拟内镜视野以外的区域,不被察觉(见第 3 章)。盲点往往位于紧密排列的半月皱襞之间或之后、结肠曲内面以及直肠的远端。位于盲点的病变易于漏诊。在顺行和逆行方向都进行仿真内镜检查的方法能部分显示这些区域并能检测出隐藏在其间的病变。如果 3D 仿真内镜被用作主要解读技术,那么评估必须是双向的。3D 显示的新进展,如虚拟解剖、展开的立方体视图及全景视图,目的在于给检查者显示在单向评估时近乎 100%的结肠壁,目的在于使时间-效率的单向评估成为可能。

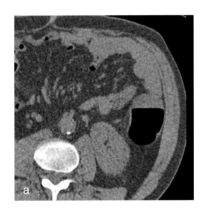
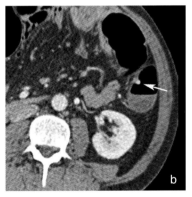

图 4.126　淹没在未标记的残留液体内的息肉无法清楚显示鉴别 (From Mang et al. 2007)。(a)患者处于俯卧位,在轴位 2D 图像上可见降结肠内未标记的残留液体,在这段肠管内未见到息肉。(b) 一旦患者转为仰卧位,残留液体向背侧移动,在液面上方的肠管腹侧壁可见到一强化的、9mm 大小的无蒂息肉(箭)。

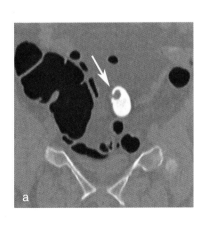
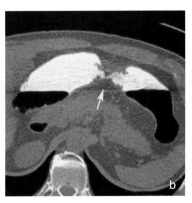

图 4.127　用粪便标记改进息肉的显示。粪便标记使完全淹没在充满标记液的结肠段中的息肉被显示出来。标记液的高密度与软组织密度的息肉形成良好对比。(a)冠状位 2D 图像显示高密度残留液体内有一软组织衰减的有蒂息肉(箭)。(b)轴位 2D 图像显示横结肠内有一完全淹没在标记残留液体中的环状狭窄型癌(箭)。

解读错误

　　与漏诊病变一样,对一个被检测到的表现的错误解读也是 CT 结肠镜成像误诊的主要来源之一。一旦检测到一个可疑的病变,必须正确解读其形态学特征。这是确定其为息肉或假性病变的一个步骤。解读者适当的培训以及专业知识可提高正确解读结果的能力。

　　在 CT 结肠成像上有 3 个重要标准应用于被检测到的病变的分类。在结肠中,充盈缺损的特征是以其形态、内部密度和移动度为基础的。使用这些标准,息肉可被描述为有蒂或无蒂、圆形或卵圆形、均匀性软组织密度,以及当患者体位改变时不移动的腔内充盈缺损。

腔内残留物

　　未标记的残留粪便。CT 结肠成像中残留粪便是常见的表现。粪便能够掩盖病变,从而导致察觉上的错误;另一方面,粪便可类似病变,导致解读的错误。在 CT 结肠成像上,粪便形态变化不一。在 3D 图像上,粪便常有怪异的几何形态(未消化的纤维食物)。然而,残留粪便也可呈圆形、椭圆形或分叶状,类似息肉样外观(图 4.128)。

> 　　尽管奇异形状的粪便颗粒很容易识别,但未标记的息肉样粪便颗粒会被误诊为真正的息肉。

　　正确识别未标记的息肉样粪便颗粒,严格地与相应的 2D 图像相对照必不可少。在 2D 图像上,不均匀结构被认为是残留粪便的诊断特征。通常,在这些表现内还有小的气体聚集,显示为局限性的低密度区伴有明显较高密度的食物颗粒。当患者体位从俯卧位向仰卧位转变时,残留的粪便物随着重力变化(图 4.129)。然而,较小的粪便颗粒也可以黏附于肠壁,在这种情况下,当患者的体位从俯卧位向仰卧位改变时,它们并不移动。这是较小息肉在 CT 结肠成像上特异性较低的原因之一。

　　如果使用粪便标记,残留粪便和液体显示密度增加,而肠壁及结肠内病变并不表现任何口服对比剂的摄取。息肉与肿块病变会随着静脉对比剂的注入而强化,而残留的粪便不强化。因此,粪便标记和静脉对比剂的给药有助于识别结肠中的残留物质。

CT 结肠成像的诊断标准

残留粪便

3D 形态:
- 奇异的几何形态
- 肠壁上的斑块样沉积
- 圆形、卵圆形或分叶状。注意:在 3D 腔内视图上鉴别残留粪便与真性息肉较困难

2D 结构:
- 不均匀的低密度(空腔气体)及高密度影(食物残渣)

移动性:
- 随着重力移向结肠的低垂部
- 注意:"假移动的息肉"(那些在活动性结肠段内的息肉或有蒂息肉具有假移动表现)
- 注意:残留粪便可黏附在肠壁上

静脉注射对比剂:
- 粪便无对比剂强化(鉴别诊断:真性病变显示强化)

粪便标记:
- 应用口服对比剂做均匀性或不均匀性粪便标记(理想值为 200~800HU);可有效地帮助息肉的鉴别

　　钡剂残留。从先前检查遗留下来的聚集的固体钡剂在 3D 图像上可酷似息肉样病变。由于钡剂非常高的密度值,其在 2D 图像上易于鉴别。残留的钡剂可显示为均匀性高密度或其内混杂有低密度的残留粪便。钡剂标记粪便的事实表明,CT 扫描上的高密度是粪便标记的基本原则。现代 CT 结肠成像工作站允许用彩色编码显示被标记的残留粪便,因此避免了 2D 与 3D 相互关联对照的需要。

　　药片和种子。未消化的食物颗粒,如谷物、种子以及药片或药片碎片在 3D 图像上可形成息肉样外

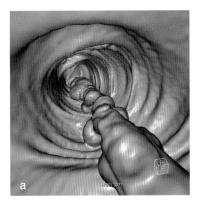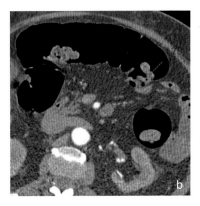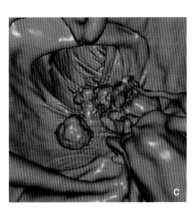

图 4.128　结肠内的残留粪便。(a)3D 腔内视图显示降结肠内广泛的残留粪便。(b)相应的轴位 2D 图像显示典型的不均匀性内部结构伴气腔存在。在息肉样粪便颗粒上有一个 CAD(c29a)标记。(c)残留粪便附着于结肠壁(此处为另 1 例患者),在 3D 腔内视图上产生一些怪异的形状。

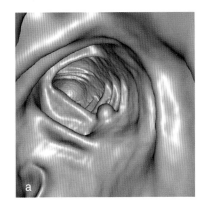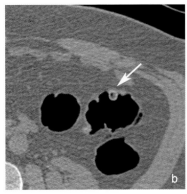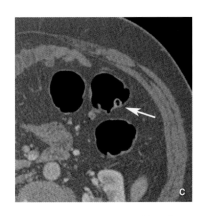

图 4.129　酷似结肠息肉的息肉样残留粪便。(a)3D 腔内视图显示一个圆形、宽基底的充盈缺损,提示为左侧结肠曲上的无蒂息肉。(b)俯卧位轴位 2D 扫描图像显示结肠前壁的残留粪便。粪便颗粒(箭)显示了典型的含气和不均匀的内部结构。(c)当患者转向仰卧位时,假性病变移向结肠后壁,从而明确了诊断(箭)。

观并酷似息肉(图 4.130)。而未消化的食物通常在 2D 图像上显示为软组织密度, 药片也常显示高密度。当然,这些都是没有摄取口服的或静脉注射的对比剂的情况。当患者的体位变化时,这些非附壁的粪便残留物通常能显示其流动性,有助于与真正的息肉鉴别(图 4.131)。

黏液。在 3D 视图中,结肠中的黏液可显示为线样结构, 且当患者的体位发生改变时表现出移动

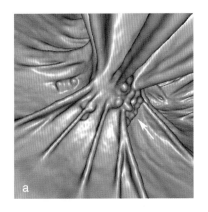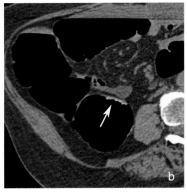

图 4.130　升结肠中的葡萄籽酷似息肉病变。(a)3D 腔内视图显示小息肉样结构聚集在一起,酷似一个有结节状表面的扁平病变。(b)俯卧位轴位 2D 图像显示在升结肠的腹侧面见多个小结节状、稍高密度的结构(箭)。在仰卧位上,这些结构变换位置(未在此显示)。患者主诉在检查前一天晚上食用了葡萄。

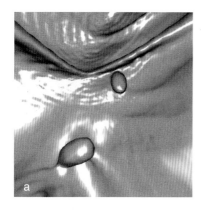
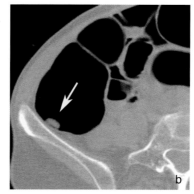
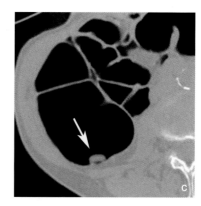

图 4.131 升结肠内酷似息肉的药片。(a)3D 腔内视图显示在升结肠内有 2 个密度均匀、卵圆形、边缘光滑的充盈缺损,直径约为 12mm。(b)相应的仰卧位轴位 2D 图像显示一个边缘光滑、呈软组织密度的充盈缺损,不与肠壁相连(箭)。另一病变(此处未显示)也有相似的 2D 形态。(c)俯卧位扫描时,假性病变(箭)并未像预期的移向前方肠壁,而是保持原位。然而,由于其不与肠壁相连,故可排除其为真正的结肠病变。患者主诉在检查前服用维拉帕米缓释片。

性。有些学者报告其类似于一个无头部的息肉茎。在 2D 图像上,黏液显示为低密度值。其通常在软组织窗宽设置时不可见,必须应用宽的窗宽设置才能显示(图 4.132)。黏液易于与有蒂息肉相鉴别,其密度值低且无息肉头。在 3D 图像上,当患者改变体位时,结肠腔内的黏液显示为具有活动性的线状结构。我们的经验是,如果 3D 腔内的一个异常发现与在软组织窗的 2D 图像上相匹配的发现缺乏相关性时,通常是一种假性病变。

泡沫与液滴。在结肠扩张过程中可以产生不同数量的泡沫,其取决于肠道准备的质量和残留液体的存在。在有标准腹部窗宽设置的 2D 图像上,泡沫是不可见的。

然而,特别是在 3D 视图上,泡沫的存在会降低图像的质量。由于个体泡沫气泡之间的流体薄膜的存在,在肠内可出现"漂浮"的息肉状伪影。在肠壁与泡沫气泡之间较小的流体聚集,可引起一种不规则的肠壁结构外观。如果只应用标准的腹部窗口设置而未应用粪便标记,这些改变在 2D 图像上一般是无法显示的。然而,如果使用很宽的窗口设置,泡沫及相关的腔内流体聚集在 2D 图像上是可见的。随着粪便标记的应用,由于泡沫与流体的密度增加,伪影的影响显著增强(图 4.133)。这会大大降低图像的质量,尤其是在 3D 腔内视图上。

如果被标记的液滴粘连到直肠导管的充气气囊,类似的"飘浮息肉"表现也可在此处出现(图 4.134)。

液体表面的空气/气泡。尽管现代软件算法产生的 3D 图像质量普遍较高,但图像仍远未呈现出真正代表肠壁的表现。这使得人们仍较难正确地识别并区分肠壁结构。例如,稍微凹陷的结构仍易被混淆为息肉样病变。

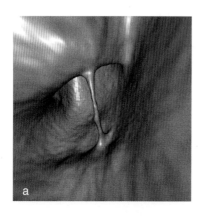
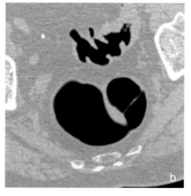

图 4.132 3D 图像与 2D 图像上黏液带的表现。(a)3D 腔内视图显示一条通过结肠腔中央的线状充盈缺损。(b)在 2D 轴位图像上,该纤细的腔内线状结构只能在宽窗设置上观察到。在窄窗设置上(未展示),因其为低密度,黏液带不能被显示。鉴于黏液的低衰减且无息肉头,有蒂息肉可排除。

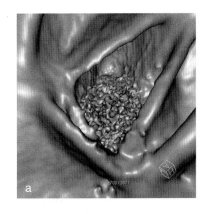
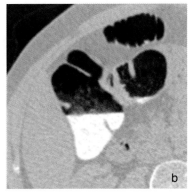

图 4.133　1 例接受粪便标记的患者,由于腔内被标记的泡沫产生伪影。(a)3D 腔内视图显示在升结肠内奇异的不规则伪影。(b)宽窗轴位 2D 视图显示在标记液体顶部上被轻度标记的气泡是伪影的来源。

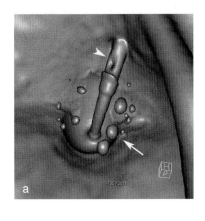
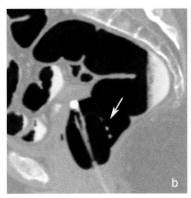

图 4.134　在粪便标记中的"飘浮息肉"。(a)3D 腔内视图显示不与肠壁相连的数个圆形的腔内充盈缺损(箭)靠近其附近的直肠导管(箭头)。(b)矢状位 2D 图像显示数个附着于充气直肠导管气囊上的液滴(箭)。

> 在 3D 视图中, 处于液体-肠壁交界面的气泡易被误诊为息肉样结构。

残留的液体表面上的气泡倾向于聚集到邻近的肠壁、结肠皱襞或任何角落,且经常是群聚的。包裹空气气泡的薄膜通常不能在 2D 或 3D 图像上被显示出来。但由于黏附力的存在,可见气泡边缘在液平面上形成了一个边界。这就在 3D 图像残留的液平面上产生一个圆形、稍微凹陷的坑口样结构,并可在 3D 图像上被误诊为憩室（甚或是息肉）。相应的 2D 图像的评估可帮助识别液体水平面上的轻微压痕,从而使解读者可排除息肉或憩室(图 4.135)。

粪便标记。通过口服对比剂进行粪便标记能够快速识别 2D 图像上的残留粪便。标记的粪便颗粒在 2D 图像上呈高密度并可能包含小的空腔。固体粪便颗粒和残留液体的均匀性标记对获得高质量检查是必要的。因此,在数据评估中,必须特别注意结肠中任何未被标记的息肉状充盈缺损:可能是真

正的息肉样病变,也可能是假性病变,如未被标记的粪便。此外,在被标记的液体中,被淹没的病变也可以被描绘出来。当结肠中有大量标记物时,最好是在 2D 图像上评估,但没有大量残留物时的数据集在 3D 图像上也不难解释。

不充分的标记/沉淀。注入的对比剂剂量不足以及注入计时不准可引起不充分的肠内残留内容物的标记。这会使正确区分残留物与真正的结肠病更为困难,或甚至不可能(图 4.136)。粪便标记方案见第 2 章。

粪便标记患者未被标记的固体粪便。未被标记的残留粪便可酷似真正存在的结肠病变。在 3D 腔内视图上,未被标记的粪便常表现为一个或被对比剂膜覆盖,或被残留的标记液体包围的圆形充盈缺损。但在 2D 图像上可发现最重要的鉴别诊断标准,未标记的粪便显示为在患者体位变化时可移动的含有小气泡的非均匀性结构,其轮廓可为圆形或不规则形(图 4.137)。

射束硬化伪影与由于邻近高密度的标记粪便造成的结肠病变假性强化。粪便标记的目的是

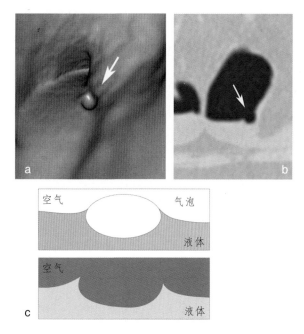

图 4.135　在 3D 腔内视图上,在腔内液平面边缘上的一个气泡影酷似一个息肉。(a)3D 腔内视图显示在液平面的边缘有一个圆形的息肉样结构(箭)。(b)相应的 2D 轴位图像显示该息肉样结构在液体表面(箭)上呈一由气泡引起的局部凹陷。(c)CT 结肠成像上气泡的示意图解。在 2D 与 3D 图像上,气泡表面的液膜是不可见的。然而,在液体表面上可见一个圆形壁的浅凹陷。由于其外部轮廓不清,在 3D 图像上呈息肉样外观。但在 2D 图像上的表现对气泡影是诊断性特征(From Mang et al. 2007)。

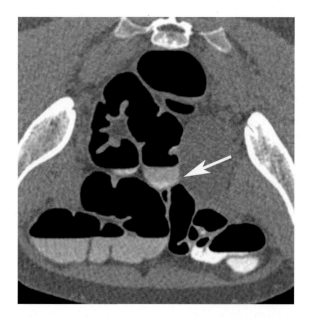

图 4.136　残留液的不充分标记。如口服对比剂太稀,会造成被标记的残留液体对比度太低。此外,还可造成对比剂沉淀现象(箭)。

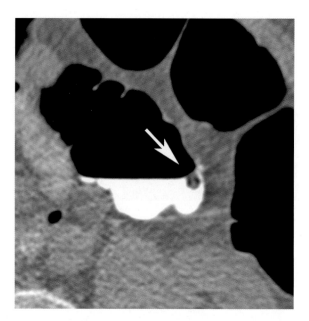

图 4.137　未被标记的固体粪便颗粒可与息肉混淆。轴位 2D 图像显示一个未被标记的固体粪便颗粒(箭)淹没于标记的残留液体中。根据其含小气泡及不与肠壁相连接的表现可与息肉相鉴别。

增加残留的肠内容物的 CT 密度范围至 200~800HU。平均 CT 密度低于这一数值将造成大量的未标记物,并导致数据解释复杂化。另一方面,如果平均 CT 密度超过 800HU,会发生射束硬化伪影,并因此造成被覆盖的充盈缺损的假性强化。由于周围标记物的高度衰减,这种纯粹的技术伪影会造成息肉的衰减明显增加。这一现象基本上与静脉注射对比剂后肾囊肿的假性强化相仿。假性强化也使息肉显得更小,从而导致测量误差(图 4.138)。

在粪便标记中,如果标记的残留粪便的平均 CT 密度非常高(高于 800HU),在 2D 评估时应执行宽窗设置(骨窗:W/L 3500/400),以便能够在标记的肠内容物中更准确显示其中的充盈缺损。

内在病变

在结肠内,许多正常的解剖结构,如半月皱襞或塌陷的肠段、结肠痉挛、回盲瓣可被误诊为结肠病变,或临床上不相干的发现,如孤立的或嵌顿的憩室。此外,根据一些不典型的形态特征也可能将结肠的某些病理实体误解为假性病变。下文总结了最常见的结肠内来源的错误解读。

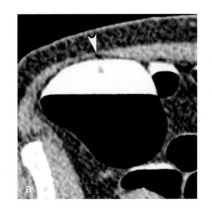

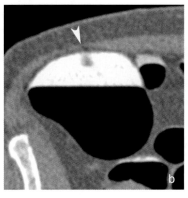

图 4.138　被标记液淹没的病灶。选择宽窗设置以减少射束硬化伪影，进而改进息肉样充盈缺损的显示。(a)应用一个窄的软组织窗，射束硬化伪影会使标记液中的息肉(箭头)显得更小。(b)应用宽窗设置(骨窗)时，由于无任何伪影而能显示息肉实际(箭头)大小。

结肠皱襞。复杂形、球茎形或不规则形的结肠皱襞可类似息肉样病变，尤其是在 2D 图像上从剖面观察时。结肠皱襞复杂的形式常见于结肠曲的内侧面。在 2D 图像上可被误诊为肿块，一种被称作"肠曲假瘤"的表现(见图 4.5 和图 7.1)。增厚或球茎形的肠皱襞常发现于直肠或盲肠，以及未充分扩张的肠管(常见于乙状结肠)。可执行 2D"电影观察"的工作站容易辨认结肠皱襞的线状性质，而 3D 图像也能显示肠皱襞的纵长形态(图 4.139)。

塌陷的肠管。在 2D 图像上，塌陷的肠段可被误认为是环周狭窄型的肿瘤或炎性狭窄。塌陷肠管的特点是只引起一小节段肠壁的假性增厚；而且从塌陷的肠段移行到扩张的肠段不是突然的，而是渐进性的。此外，其肠外脂肪不显示任何异常。对于塌陷的肠管，应在 2D 图像上仔细检查肠管内有无结肠肿块的征象。恶性肿块往往表现为不对称性、肠壁真正的环形增厚、肠壁周围的脂肪条纹征、淋巴结肿大及转移。对发现有塌陷肠段的患者应改变体位再次扫描，因为当患者的体位变化时，塌陷肠段常被结肠内空气的再分配而重新扩张

(见图 4.82)。

痉挛。节段性的肠管痉挛是由肠肌蠕动收缩导致管腔生理性狭窄引起的。长时间的持续性的痉挛可类似狭窄型肿瘤样病变。在 2D 和 3D 图像上，痉挛常显示为表面光滑的局限性环周肠壁增厚(炸面圈征)(图 4.140)。在某些情况下，可出现肩状征。2D 图像显示软组织密度的中度肠壁增厚，在注射对比剂后肠壁软组织强化。然而，不同于肿瘤性病变，在结肠壁与周围清楚的脂肪组织之间可见光滑的边界。结直肠癌通常具有明显的肠壁增厚伴清楚的肩状征，周围脂肪间隙是模糊的，而且与结肠的边界也不清楚，甚至可见结节突入周围脂肪。局部淋巴结转移和远处转移是晚期疾病的征象。这些问题都可在 2D 图像上被诊断出来。

痉挛问题通常在检查过程中就可解决，患者变换体位后假性狭窄通常不再被检测出来(图 4.141)。如果在第一次扫描中见到一个塌陷的或痉挛的肠段，在第二次扫描中再向肠内额外充入空气会使肠管更好地扩张。缓慢、稳定地充入 CO_2 或空气有助于患者较好耐受并使气体弥散至整个

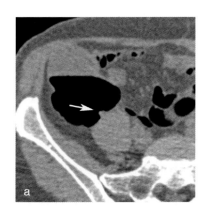

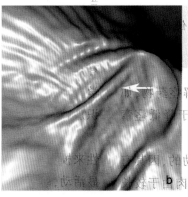

图 4.139　2D 图像上形似息肉的球形皱襞。(a)轴位 2D 图像显示盲肠内一个可疑软组织衰减的息肉状充盈缺损(箭)。(b)在 3D 腔内视图上，该发现很容易鉴别为球茎形皱襞。

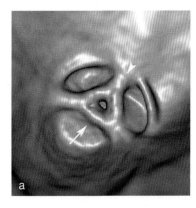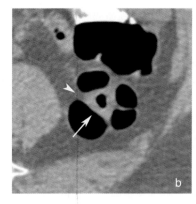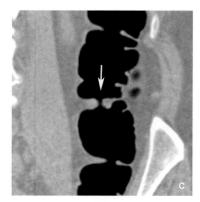

图 4.140　节段性肠痉挛酷似乙状结肠环状狭窄(炸面圈征)。(a,b)3D 腔内视图与轴位 2D 图像显示降结肠的环形狭窄病变(箭)。注意增厚的结肠带(箭头)向假性病变陷入。(c)冠状位 2D 图像显示了引起结肠皱襞痉挛性环周增厚的原因。由于其环形外观(a,b),有时在 3D 图像上被称为"炸面圈征",或者因在纵向 2D 横截面上皱襞显示相对接的表现而被称为"接吻皱襞"(c)。

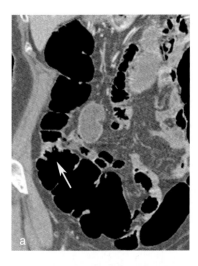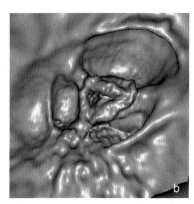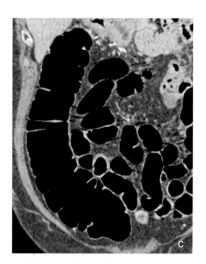

图 4.141　肠痉挛酷似环周狭窄型肿块。(a)在多平面重建(MPR)冠状位 2D 图像上显示一个累及升结肠的较短节段的可疑环形狭窄(箭)。(b)在 3D 腔内视图上,这种狭窄看似一个狭窄型的肿瘤。(c)患者转换体位后,仰卧位 MPR 冠状位 2D 图像显示这段肠管完全扩张,排除了环周狭窄型肿瘤。痉挛也已经不存在了。

结肠。

> 压力太高的快速手动充气不仅使患者感到疼痛,而且更容易导致结肠痉挛。

尽管在使用上有争议,静脉注射解痉药物,如丁溴东莨菪碱或胰高血糖素可能有助于降低痉挛的频率。

假活动性。约 27% 的息肉是可活动的,因其有蒂或位于可活动的结肠段。一个有蒂息肉由于较长的息肉蒂使得在患者翻转体位时息肉可以摆动。当患者的位置变化,息肉头部随着重力而活动。然而,其茎部还是附着在结肠壁的同一部位上。息肉的茎越长,其头部的活动性就越大。不要将活动的有蒂息肉与残留粪便相混淆。一个有蒂息肉的形态学特征,尤其是茎部,通常在 2D 及 3D 图像上均可识别。

结肠息肉的活动性也可通过整个肠段的活动性来模拟。这种现象称为假活动性,可引起病变明显活动,事实上,这是整个肠壁发生了移动。

腹腔内的肠段,如乙状结肠、横结肠和盲肠比腹膜后的肠管更易活动,而且是以其结肠系膜为轴心的移动。这种移动的结果是,真正的结肠病变有可能会被误解为移动的残留粪便。

结肠全景 3D 图像(3D 模拟图)有助于在两个扫描位置上获得整个结肠的形态学和解剖学概览。而且,使用解剖学标志有助于比较一个病变在俯卧位及仰卧位上相对于已知某一腔内结构的位置关系(例如,一个半月皱襞或一个特殊憩室)(见图 4.30)。

憩室。在 3D 图像上,憩室可与息肉相混淆。在这种图像上,憩室口从正面看是一个完全性的暗环,而息肉是不完整的环影。因此,憩室从正面看有时类似于息肉。但在 2D 图像上,憩室可以很容易地被识别为一充气的结肠壁向外膨出,而息肉则为局限性的和圆形的具有软组织密度的充盈缺损(见图 4.37)。

嵌顿憩室。在 3D 图像上,憩室可被混淆为息肉。受残留粪便嵌顿的憩室也可引起息肉样的充盈缺损,酷似 3D 图像上的息肉。但在 2D 图像上,憩室可见充盈缺损的大部分穿过肠壁突入结肠周围组织,只有很小一部分犹如冰山的尖顶突入管腔。而在 2D 图像上,一个嵌顿憩室常表现为一个不均匀的、部分高密度及部分低密度的结构,并常以高密度外环伴有一低密度中心的形式存在,而且中心内可含有空气、粪便或较早检查残留下来的钡剂(图 4.142)。

翻转的阑尾残端。在阑尾切除术后,翻转的阑尾残端可在盲肠阑尾开口处形成一个圆形、光滑、息肉样的充盈缺损。仅根据 2D 或 3D 形态学标准作为诊断基础,要在 CT 结肠成像上区分这种被翻转的阑尾残端与腺瘤样息肉是不可能的(见"翻转的阑尾残端")。患者病史,包括既往的阑尾切除术(翻转结扎),以及在 2D 图像上阑尾的缺失有助于鉴别诊断。对于有疑问病例,可行内镜检查。

息肉切除术后改变。息肉切除术后其术后改变,如息肉茎的残留部分伴金属夹,可在 CT 结肠成像上显示。如果不能确定,检查者应询问是否有息肉切除术病史(图 4.143)。

回盲瓣。增大的回盲瓣在 2D 或 3D 图像上可形似息肉或肿瘤,为此对每个做结肠检查的患者必须辨识回盲瓣并认真检查回盲瓣情况。在 3D 图像上,回盲瓣有乳头状或唇状两种形状。在 2D 图像上,回盲瓣结构及密度的特征是多样性的,由于其内部脂肪的沉积,其通常显示为不同程度的低衰减值。尽管存在解剖变异,回盲瓣通常位于盲肠的内侧,并与回肠末端相延续。2D 图像有助于识别回盲瓣,因其与回肠末端的连接易于显示(图 4.144)。

内痔与直肠静脉曲张。痔疮是一种常见疾病,其患病率随年龄的增长而增加。内痔位于齿状线以上,大多无症状,但随着病变的增大,可能会出现疼痛及出血症状。痔疮通常很小,但可以变得很大而酷似肿瘤病变。内痔可在 3D 图像上显示为具有光滑边缘的局限性突出,一般围绕直肠管腔呈同心性排列。在 2D 图像上,内痔可呈一个均匀性的软组织

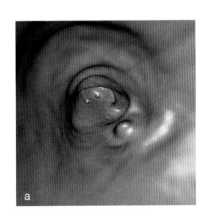
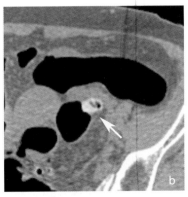

图 4.142　在 3D 图像上 1 例酷似息肉的嵌顿憩室。(a)3D 腔内视图显示乙状结肠内有一无蒂的息肉样充盈缺损。(b) 相应的轴位 2D 图像显示这一病变是一个嵌顿憩室,憩室内可见不均匀性高密度内容物(粪便、钡剂、气泡)突入结肠腔(箭)。

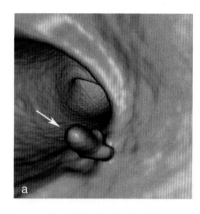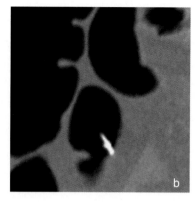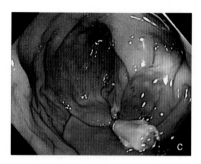

图 4.143   息肉切除术后的金属夹酷似息肉病灶。(a)3D 腔内视图显示乙状结肠内一个纵行的息肉样充盈缺损。(b)仰卧位扫描冠状位 2D 图像显示呈金属密度的假性病变。(c)光学结肠镜显示为息肉切除术后息肉蒂上的金属夹。

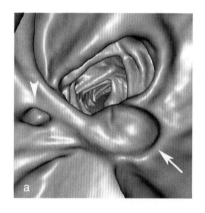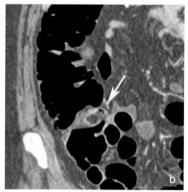

图 4.144   显著增大的回盲瓣可酷似息肉。(a)3D 腔内视图显示一个较大的息肉状病变(箭所)以及一小的憩室(箭头)。(b)在相应的冠状位 2D 图像上,根据其定位、脂肪衰减值及可见回肠末端开口,很容易鉴别其为回盲瓣(箭)。

密度结构。静脉注射对比剂后明显的血管强化有助于鉴别诊断(图 4.145)。

　　直肠静脉曲张不同于内痔,往往具有一管状、弯曲的走行,在直肠的 3D 腔内视图上易于辨别。在 2D 图像上,注射对比剂后的直肠静脉曲张在横截面上可类似一个息肉样病变显示明显强化(图 4.146)。

　　肛乳头肥大。肛乳头肥大也称为肛门息肉,是通常出现在肛管的良性乳头状肥大。靠近肛门直肠交界处的肥大性肛乳头可类似息肉样病变。在肛门直肠交界处显示为软组织衰减密度、边缘光滑的息肉样病变。

> 严格来说,在 CT 图像上,肥大的肛乳头与真正的腺瘤性息肉并无区别。

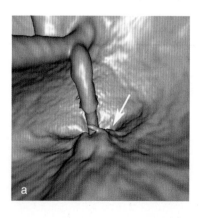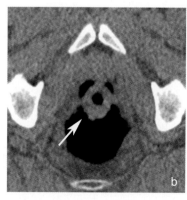

图 4.145   内痔。表现为围绕直管略呈分叶状、均匀性衰减的软组织肿块(箭)。(a)3D 腔内视图。(b)轴位 2D 图像。

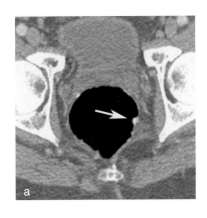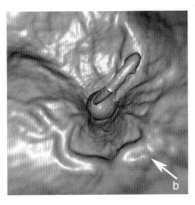

图 4.146　类似息肉的直肠静脉曲张。(a)轴位 2D 图像显示几个较小的、强化的息肉样黏膜隆起。(箭)。(b)相应的 3D 腔内视图证实为黏膜下曲张静脉(箭)。

为了鉴别诊断的目的，这种可能性可以在放射科医师的报告中提到，因为在结肠镜下这种鉴别是很容易的。

外源性病变

结肠外解剖结构可压迫大肠，从而造成大肠内充盈缺损的表现。外部压迫可能是由于腹部器官、其他肠襻、腰肌或髂血管。这些假性病变在体型瘦长的患者中更常见。3D 图像上通常显示为具有光滑的表面及呈钝性向邻近肠壁过渡的充盈缺损。压迫也可能是腹腔内较大的肿瘤，并引起内镜不易通过的狭窄。这种狭窄通常表现出渐进的锥形转变。相关的 2D 图像很容易鉴别引起这种假性病变的结肠外原因。肠壁无增厚及周围脂肪组织正常。无论何时 3D 图像显示充盈缺损或明显的狭窄时，都同时需要查看相关的 2D 图像(图 4.147)。

(李琳　译)

第 9 节　结肠外发现

在 CT 结肠成像检查中，整个腹部和盆腔都要进行扫描。这意味着，与结肠一样，结肠外器官和结构，包括肺底也都被检查。这是 CT 结肠成像检查超越常规结肠镜检查的一个潜在优势。结肠外器官的评估有可能会检测出有意义但目前无症状的疾病。例如，可以显示临床未怀疑到的主动脉瘤，或发现一个早期阶段的恶性肿瘤。在这种情况下，立即启动治疗可以改善患者的预后。事实上，Pickhardt 等

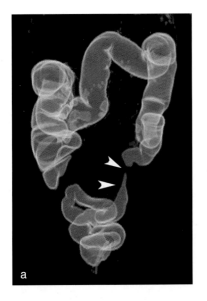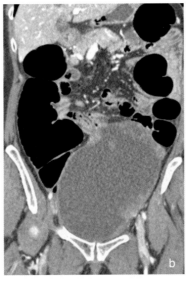

图 4.147　结肠外病变导致的乙状结肠狭窄。(a)全景 3D 图像显示乙状结肠光滑的黏膜表面上的锥形狭窄。向邻近肠壁的过渡是光滑的(箭头)，无肩状结构形成。(b)相应的冠状位 2D 图像显示了较大的卵巢肿瘤压迫结肠外部，并导致狭窄。

(2010)最近的一份研究证实了在包含 10 286 例的大样本筛查性 CT 结肠成像检查的患者中,每 300 例被筛查的患者中就有 1 例被检出处于局灶性或早期阶段而未被怀疑的症状前结肠外恶性肿瘤。在这样一个大样本中,值得注意的是,检出的结肠外恶性肿瘤在数量上还超过检出的结直肠癌(每 500 例患者中只有 1 例)。

然而,其缺点在于 CT 结肠成像检测到的结肠外发现有一些可能是诊断不明确的,可能需要行进一步的诊断性检查。这可能令患者苦恼,因为涉及进一步的检查费用,并且(如果需要另外的侵入性诊断性检查)甚至可能对患者的健康造成负面影响。在美国,每个经筛查性 CT 平扫结肠成像检查检测出结肠外病变的患者,如要行进一步的诊断性检查,所需的费用约为 30 美元(约 206 元)(Pickhardt 等,2008)。

分类

结肠外发现常根据其临床意义分为高度、中度和低度三类(Hara 等,2000)。表 4.7 列出了每一类别的一些标准例子。

具有高度临床意义的结肠外发现。这些结肠外发现需要立即行内科或外科治疗,或进一步的检查。例如,实质性器官的实性肿块、淋巴结肿大、主动脉瘤、性质未明确的孤立性肺结节、气胸、肺炎、腹腔内游离气体、急性感染及骨转移瘤(图 4.148 至图 4.150)。

具有中度临床意义的结肠外发现。这包括可能是良性而不需要立即治疗或干预,但需要进一步

表 4.7　结肠外发现的临床意义

类别	定义	例子
高度临床意义	需要立即随访(影像检查、手术、内科治疗)	• 肿块 • 主动脉瘤直径>3cm • 淋巴结肿大 • 肺结节 • 骨转移瘤 • 气胸 • 肺炎 • 腹腔内游离气体 • 急性炎症
中度临床意义	可能良性,可能在以后需要随访	• 胆囊结石和肾结石 • 原因不明的囊肿 • 子宫增大、卵巢增大 • 脾大 • 心脏肥大 • 胸腔积液
低度临床意义	良性,不需要随访	• 普通的肾囊肿和肝囊肿 • 典型的肝血管瘤 • 脂肪肝 • 脂肪瘤 • 肺肉芽肿 • 血管钙化 • 椎体血管瘤

Based on Rajapaksa et al. 2004.

的检查、监测或之后再行内科或外科治疗的结肠外发现。例如胆囊结石和肾结石、各个器官临床意义不明的囊肿、绝经期女性子宫增大、冠状动脉钙化、脾大、心脏肥大和胸腔积液(图 4.151)。

具有低度临床意义的结肠外发现。低度临床意义的结肠外发现是指那些被归类为良性因此不

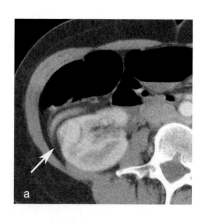
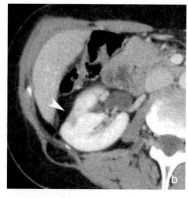

图 4.148　具有高度临床意义的结肠外发现:肾细胞癌。(a)在筛选性检查时,轴位对比增强二维视图显示右肾一个较小肿瘤(箭)。组织学分析显示为 pT1 期肾细胞癌。(b)术后 6 个月监测性 CT 显示为手术缺损(箭头)。

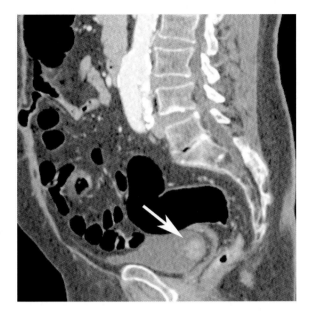

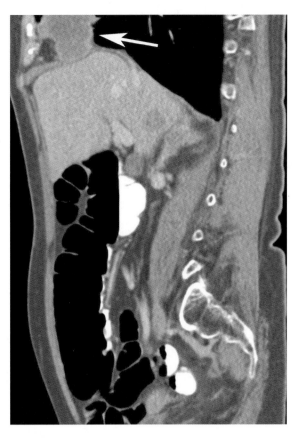

图 4.149　高度临床意义的结肠外发现：膀胱癌和腹主动脉瘤。矢状位对比增强 MPR 图像显示一个肾下方主动脉瘤和膀胱后壁的一个息肉样肿瘤（箭），证实为膀胱癌。

需要进一步治疗、诊断或监测的情况。例子包括普通的肝囊肿或肾囊肿、典型的肝血管瘤、脂肪肝、肺肉芽肿、较小的食管裂孔疝、只含脂肪成分的腹壁疝、脂肪瘤、血管钙化和椎体血管瘤（图 4.152 和图 4.153）。

图 4.150　高度临床意义的结肠外发现：偶然发现的支气管癌。矢状位对比增强 MPR 图像显示肺底部纵隔旁的一个肿块（箭），证实为支气管癌。

CT 结肠成像报告和数据系统

　　建议在 CT 结肠成像报告和数据系统(C-RADS)中加入一个报告结肠外发现的分类，这是 Zalis 等在 2005 年发表的一篇关于 C-RADS 中对标准化报告结构问题的一个共识声明。除了对结肠内发现的分类外，C-RADS 分类为了便于处理，也相应地

建议对结肠外发现加以分类，将所发现大致划分为 E0~E4 5 类。简单地说，E0 代表检查技术受限，E1 代表一个正常的检查，E2 代表没有重要临床意义的结肠外发现，E3 可能代表不重要的结肠外表现，E4 代表可能有重要临床意义的结肠外发现。对 C-RADS 的详细描述见第 5 章（也可见表 5.3）。

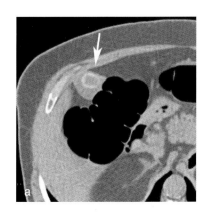

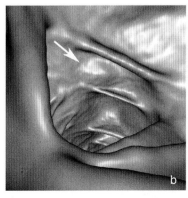

图 4.151　中度临床意义的结肠外发现：胆囊结石。(a)轴位二维图像显示胆囊内的钙质结石（箭）。(b)相应的 3D 腔内视图显示因邻近胆囊结石而导致的结肠壁表面光滑的轻度突起（箭）。

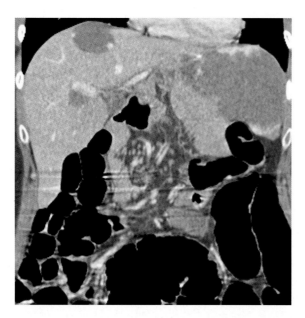

图 4.152   低度临床意义的结肠外发现:肝血管瘤。冠状位对比增强 2D 图像显示数个呈典型边缘性结节状强化的肝血管瘤。

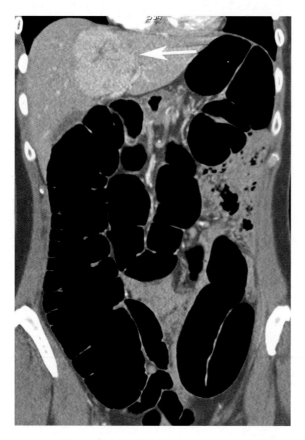

图 4.153   低度临床意义的结肠外发现:局灶性结节性增生。一例女性患者的冠状位对比增强 MPR 图像示一个肝内分叶状伴有中央瘢痕的肝内强化肿块(箭),证实为局灶性结节性增生。

发病率和分布

CT 结肠成像检测到结肠外病变的发病率因不同的检查方法而异,范围为 33%~85%。具有高度临床意义的结肠外发现的发现率是比较低的,为 10%~23%。而无临床意义发现的比例为 40%~50%,中度临床意义的发现所占比例也较大,为 32%~50%。这表明尽管结肠外发现是常见的,但真正有临床意义的少见。从筛查群体的组成和所应用检查技术存在的限制可解读结肠外发现结果的明显差异。约 6% 的患者因为 CT 结肠成像未见可疑的结肠外发现而必须接受额外的检查。

患者群体。在患者群体中,症状和患者年龄都对结肠外发现的检出率起着重要的作用。在参加筛查的群体中,检出有临床意义的结肠外发现的数量在无症状的筛查患者中要比有症状的筛查患者少。在老年人(年龄≥65 岁)中,已报告的结肠外发现(74%)比非老年人(55.4%)明显更常见,尽管在这两个群体之间额外的影像检查的推荐率几乎一样低(分别为 6% 和 4.4%)(Macari 等,2011)。

检查技术。检查技术方面需要考虑的重要因素是射线辐射和静脉注射对比剂的问题。在筛查性 CT 结肠成像中,常规检查是不使用静脉注射对比剂的低剂量 CT 扫描方案。已有研究表明,由于空气与组织之间的高对比度,息肉的检测在低剂量的平扫中是不受影响的。然而,由于图像噪声较大,实质器官的评估效能相对较差,尤其是使用薄层扫描方案时。此外,未应用静脉注射对比剂行增强扫描的检查,要很好评估实质器官,无论如何也是受限制的。

结肠外病变比较容易检出,并且可以在一次检查中即被分类,其中至少有一个序列是以标准剂量在静脉注射对比剂后完成的。这些方案只被推荐用于有症状患者、那些已知有结直肠癌的患者以及已知有多发疾病的患者的诊断性 CT 结肠成像(包括术前 CT 结肠评估)。然而,这些方案一般不用于结直肠癌风险较低的无症状患者。

有争议的方面

非靶器官和部位的一些偶然发现，也可发生于任何类型的 CT 检查中，因而也会对其做一般性评估和相应的报告。但有关在 CT 结肠成像中检测到的结肠外发现是否需要报告仍存在较大争议，尤其是当争议的焦点是关于有临床指征的患者是否需要行诊断性 CT 结肠成像时。然而，关于偶然的结肠外发现的临床意义的争议主要集中在筛选性检查的社会经济效益和伦理方面。在大组的筛查群体中，大多数结肠外发现是没有临床意义的。由于筛查性 CT 结肠成像的内在性技术有关的限制（如未静脉注射对比剂的低剂量扫描），以及筛查群体中有临床意义发现的低患病率，因此有学者认为，在筛查患者时详尽的结肠外器官和结构的评估既没有必要也没有实际益处，这一观点可能会引起争议。特别是那些无临床意义，或只是一般临床意义的结肠外发现的报告还可能导致进一步的诊断性检查和不必要的额外费用；而最糟糕的情况是，这样的报告甚至可能对患者是有害的。可能的损害包括让患者焦虑、烦扰以及为了结肠外发现而接受额外的诊断性检查引起并发症，最终证明所做的努力是有害且没有重要临床意义的。

另一方面，CT 结肠成像能提供整个腹部和骨盆腔的低剂量 CT 检查，一些相关的结肠外发现，如较大的肿块或主动脉瘤，即使在低剂量 CT 平扫中也可以显示。因此，完全忽略结肠外器官和结构，或在诊断报告中未提及结肠外发现可能也是不恰当的，而且这并不仅仅是因为涉及法医学和伦理学的问题。要点是要确保在任何筛查性 CT 结肠成像检查开始前，无论患者和负责医师都明白其在实质器官评估上的局限性。

改进检测和鉴别结肠外发现的方法

作者认为，从患者受益方面考虑，每个 CT 结肠成像检查都应该评估结肠外器官和结构，在放射科医师的报告中也应报告结肠外发现（表 4.8）。

筛查的患者。为了更好评估结肠外结构，CT 数据集也应以较厚的层厚（3~5mm）重建图像。这样既可以降低图像的噪声，又可以减少待审阅图像的数量，从而更清楚扼要地解释病变的细节（图 4.154）。不同窗口设置的使用，如软组织窗、肝窗、肺窗和骨窗，特别是对于平扫检查，可以在一定限度内优化实质器官的对比度。非常窄的窗口设置，如肝组织窗可以改善实质器官的评估。一般来说，与其他任何检查一样，与之前的检查或影像报告做比较也是有帮助的。

有症状的患者。通常，有症状或临床指征的患者，其结肠外发现比在无症状患者的结肠外发现的临床意义更大，并且由于这一原因，除优化层厚和窗口设置外，应用标准剂量（例如，120kVp、150~250mAs 的剂量调制）以及静脉注射对比剂来完成一个扫描序列（仰卧位）可能是正确的。在这种情况下，结肠外器官的评估与静脉期标准的腹部 CT 一样。

表 4.8　CT 结肠成像的结肠外发现

一般性

- 结肠外发现的发病率较高，但绝大多数都缺少临床意义
- 结肠外发现在老年患者和有症状的患者中比在年轻的筛查患者中更常见
- 只有少数患者需要随后治疗
- CT 筛查技术（如无对比剂的低剂量扫描）可导致假阳性和假阴性结果

发病率取决于

- 症状
- 患者年龄
- 检查技术（剂量，静脉注射对比剂）
- 诊断技术（层厚，窗口设置）

检查

- 较厚层的进一步评估
- 优化的窗口设置
- 与之前的检查或影像报告比较
- 在有症状或临床指征的患者，应用标准剂量方案和静脉注射对比剂来完成一个扫描序列（理想情况取仰卧位）

最佳实践

- 应详尽评估结肠外器官和结构，并报告和交流其异常

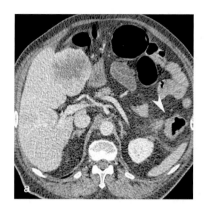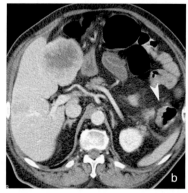

图 4.154　通过增加层厚提高软组织对比度。(a) 伴有明显图像噪声的 1mm 薄层图像，影响降结肠癌（箭头）肝转移病灶的恰当评估。(b)5mm 厚层重建后明显改善肝和其他实质器官的评估。

最优报告建议

　　无论是美国放射学院(ACR)的 CT 结肠成像的实践指南(2009)，还是由欧洲胃肠道及腹部放射学会提出的新的共识声明(Neri 等,2012)，都建议详尽评估结肠外器官和结构，并报告和清楚地交流任何异常，尤其是那些有潜在临床意义的异常。如果是应用平扫和(或)低剂量技术,应注意到在结肠外结构评估时的局限性。正如在 ACR 的实践指南中提到的,在诊断和报告可能是低临床意义的结肠外发现时应谨慎,避免不必要的后续性,甚至是系列性的诊断性检查及昂贵的检查费用而导致患者焦虑。关于书写报告的更多信息可见第 5 章"如何完成一份有价值的报告"。

（刘旆旆 李文儒 译）

参考文献

结肠和直肠的正常解剖

Fenlon HM, Clarke PD, Ferrucci JT. Virtual colonoscopy: imaging features with colonoscopic correlation. AJR Am J Roentgenol 1998;170(5):1303–1309

Hanson ME, Pickhardt PJ, Kim DH, Pfau PR. Anatomic factors predictive of incomplete colonoscopy based on findings at CT colonography. AJR Am J Roentgenol 2007;189(4):774–779

Iafrate F, Rengo M, Ferrari R, Paolantonio P, Celestre M, Laghi A. Spectrum of normal findings, anatomic variants and pathology of ileocecal valve: CT colonography appearances and endoscopic correlation. Abdom Imaging 2007;32(5):589–595

Khashab MA, Pickhardt PJ, Kim DH, Rex DK. Colorectal anatomy in adults at computed tomography colonography: normal distribution and the effect of age, sex, and body mass index. Endoscopy 2009;41(8):674–678

Regge D, Gallo TM, Nieddu G, et al. Ileocecal valve imaging on computed tomographic colonography. Abdom Imaging 2005; 30(1):20–25

Silva AC, Wellnitz CV, Hara AK. Three-dimensional virtual dissection at CT colonography: unraveling the colon to search for lesions. Radiographics 2006;26(6):1669–1686

Silva AC, Beaty SD, Hara AK, et al. Spectrum of normal and abnormal CT appearances of the ileocecal valve and cecum with endoscopic and surgical correlation. Radiographics 2007;27(4): 1039–1054

Yitta S, Tatineny KC, Cipriani NA, Dachman AH. Characterization of normal ileocecal valve density on CT colonography. J Comput Assist Tomogr 2006;30(1):58–61

憩室疾病

Fenlon HM. CT colonography: pitfalls and interpretation. Abdom Imaging 2002;27(3):284–291

Fenlon HM, Clarke PD, Ferrucci JT. Virtual colonoscopy: imaging features with colonoscopic correlation. AJR Am J Roentgenol 1998;170(5):1303–1309

Gollub MJ, Jhaveri S, Schwartz E, et al. CT colonography features of sigmoid diverticular disease. Clin Imaging 2005;29(3):200–206

Hara AK, Johnson CD, Reed JE. Colorectal lesions: evaluation with CT colography. Radiographics 1997;17(5):1157–1167, discussion 1167–1168

Lefere P, Gryspeerdt S, Baekelandt M, Dewyspelaere J, van Holsbeeck B. Diverticular disease in CT colonography. Eur Radiol 2003;13(Suppl 4):L62–L74

Sanford MF, Pickhardt PJ. Diagnostic performance of primary 3-dimensional computed tomography colonography in the setting of colonic diverticular disease. Clin Gastroenterol Hepatol 2006;4(8):1039–1047

结肠息肉样病变

Bond JH. Clinical relevance of the small colorectal polyp. Endoscopy 2001;33(5):454–457

Chen JC, Dachman AH. Cecal mobility: a potential pitfall of CT colonography. AJR Am J Roentgenol 2006;186(4):1086–1089

Cotton PB, Durkalski VL, Pineau BC, et al. Computed tomographic colonography (virtual colonoscopy): a multicenter comparison with standard colonoscopy for detection of colorectal neoplasia. JAMA 2004;291(14):1713–1719

Dachman AH, Kuniyoshi JK, Boyle CM, et al. CT colonography with three-dimensional problem solving for detection of colonic polyps. AJR Am J Roentgenol 1998;171(4):989–995

Dachman AH, Zalis ME. Quality and consistency in CT colonography and research reporting. Radiology 2004;230(2):319–323

Fenlon HM, Nunes DP, Schroy PC III, Barish MA, Clarke PD, Ferrucci JT. A comparison of virtual and conventional colonoscopy for the detection of colorectal polyps. N Engl J Med 1999;341 (20):1496–1503

Fidler JL, Johnson CD, MacCarty RL, Welch TJ, Hara AK, Harmsen WS. Detection of flat lesions in the colon with CT colonography. Abdom Imaging 2002;27(3):292–300

Fletcher JG, Johnson CD, Welch TJ, et al. Optimization of CT colonography technique: prospective trial in 180 patients. Radiology 2000;216(3):704–711

Graser A, Stieber P, Nagel D, et al. Comparison of CT colonography, colonoscopy, sigmoidoscopy and faecal occult blood tests for the detection of advanced adenoma in an average risk population. Gut 2009;58(2):241–248

Hackländer T, Wegner H. Pneumatosis intestinalis coli—a rare find in CT-colonoscopy. [Article in German] Rofo 2005;177(5):759–761

Hara AK, Johnson CD, Reed JE, et al. Detection of colorectal polyps with CT colography: initial assessment of sensitivity and specificity. Radiology 1997;205(1):59–65

Iannaccone R, Laghi A, Catalano C, et al. Detection of colorectal lesions: lower-dose multi-detector row helical CT colonography compared with conventional colonoscopy. Radiology 2003;229(3):775–781

Johnson CD, Fletcher JG, MacCarty RL, et al. Effect of slice thickness and primary 2D versus 3D virtual dissection on colorectal lesion detection at CT colonography in 452 asymptomatic adults. AJR Am J Roentgenol 2007;189(3):672–680

Johnson CD, Chen MH, Toledano AY, et al. Accuracy of CT colonography for detection of large adenomas and cancers. N Engl J Med 2008;359(12):1207–1217 Erratum in: N Engl J Med 2008;359(26):2853

Kim DH, Pickhardt PJ, Taylor AJ. Characteristics of advanced adenomas detected at CT colonographic screening: implications for appropriate polyp size thresholds for polypectomy versus surveillance. AJR Am J Roentgenol 2007;188(4):940–944

Kolligs F, Crispin A, Graser A, Munte A, Mansmann U, Göke B. Risk factors for advanced neoplasia within subcentimetric polyps: implications for diagnostic imaging. Gut 2012 [Epub ahead of print]

Laks S, Macari M, Bini EJ. Positional change in colon polyps at CT colonography. Radiology 2004;231(3):761–766

Lefere PA, Gryspeerdt SS, Dewyspelaere J, Baekelandt M, Van Holsbeeck BG. Dietary fecal tagging as a cleansing method before CT colonography: initial results—polyp detection and patient acceptance. Radiology 2002;224(2):393–403

Macari M, Bini EJ. CT colonography: where have we been and where are we going? Radiology 2005;237(3):819–833

Macari M, Megibow AJ. Pitfalls of using three-dimensional CT colonography with two-dimensional imaging correlation. AJR Am J Roentgenol 2001;176(1):137–143

Macari M, Bini EJ, Xue X, et al. Colorectal neoplasms: prospective comparison of thin-section low-dose multi-detector row CT colonography and conventional colonoscopy for detection. Radiology 2002;224(2):383–392

Macari M, Bini EJ, Jacobs SL, Lange N, Lui YW. Filling defects at CT colonography: pseudo- and diminutive lesions (the good), polyps (the bad), flat lesions, masses, and carcinomas (the ugly). Radiographics 2003;23(5):1073–1091

Macari M, Bini EJ, Jacobs SL, et al. Colorectal polyps and cancers in asymptomatic average-risk patients: evaluation with CT colonography. Radiology 2004;230(3):629–636

Macari M, Nevsky G, Bonavita J, Kim DC, Megibow AJ, Babb JS. CT colonography in senior versus nonsenior patients: extracolonic findings, recommendations for additional imaging, and polyp prevalence. Radiology 2011;259(3):767–774

McFarland EG, Pilgram TK, Brink JA, et al. CT colonography: multiobserver diagnostic performance. Radiology 2002;225(2):380–390

Neri E, Vagli P, Picchietti S, et al. CT colonography: contrast enhancement of benign and malignant colorectal lesions versus fecal residuals. Abdom Imaging 2005;30(6):694–697

O'Brien MJ, Winawer SJ, Zauber AG, et al; National Polyp Study Workgroup. Flat adenomas in the National Polyp Study: is there increased risk for high-grade dysplasia initially or during surveillance? Clin Gastroenterol Hepatol 2004;2(10):905–911

O'Connor SD, Summers RM, Choi JR, Pickhardt PJ. Oral contrast adherence to polyps on CT colonography. J Comput Assist Tomogr 2006;30(1):51–57

Oto A, Gelebek V, Oguz BS, et al. CT attenuation of colorectal polypoid lesions: evaluation of contrast enhancement in CT colonography. Eur Radiol 2003;13(7):1657–1663

Park SH, Ha HK, Kim AY, et al. Flat polyps of the colon: detection with 16-MDCT colonography—preliminary results. AJR Am J Roentgenol 2006;186(6):1611–1617

Park SH, Lee SS, Choi EK, et al. Flat colorectal neoplasms: definition, importance, and visualization on CT colonography. AJR Am J Roentgenol 2007;188(4):953–959

Pickhardt PJ. Differential diagnosis of polypoid lesions seen at CT colonography (virtual colonoscopy). Radiographics 2004;24(6):1535–1556, discussion 1557–1559

Pickhardt PJ, Kim DH. Colorectal cancer screening with CT colonography: key concepts regarding polyp prevalence, size, histology, morphology, and natural history. AJR Am J Roentgenol 2009;193(1):40–46

Pickhardt PJ, Choi JR, Hwang I, et al. Computed tomographic virtual colonoscopy to screen for colorectal neoplasia in asymptomatic adults. N Engl J Med 2003;349(23):2191–2200

Pickhardt PJ, Choi JR, Hwang I, Schindler WR. Nonadenomatous polyps at CT colonography: prevalence, size distribution, and detection rates. Radiology 2004;232(3):784–790

Pickhardt PJ, Nugent PA, Choi JR, Schindler WR. Flat colorectal lesions in asymptomatic adults: implications for screening with CT virtual colonoscopy. AJR Am J Roentgenol 2004;183(5):1343–1347

Pickhardt PJ, Kim DH, Menias CO, Gopal DV, Arluk GM, Heise CP. Evaluation of submucosal lesions of the large intestine: part 1. Neoplasms. Radiographics 2007;27(6):1681–1692

Pickhardt PJ, Kim DH, Menias CO, Gopal DV, Arluk GM, Heise CP. Evaluation of submucosal lesions of the large intestine: part 2. Nonneoplastic causes. Radiographics 2007;27(6):1693–1703

Pickhardt PJ, Hassan C, Laghi A, et al. Small and diminutive polyps detected at screening CT colonography: a decision analysis for referral to colonoscopy. AJR Am J Roentgenol 2008;190(1):136–144

Pickhardt PJ, Kim DH, Robbins JB. Flat (nonpolypoid) colorectal lesions identified at CT colonography in a U.S. screening population. Acad Radiol 2010;17(6):784–790

Pineau BC, Paskett ED, Chen GJ, et al. Virtual colonoscopy using oral contrast compared with colonoscopy for the detection of patients with colorectal polyps. Gastroenterology 2003;125(2):304–310

Regge D, Laudi C, Galatola G, et al. Diagnostic accuracy of computed tomographic colonography for the detection of advanced neoplasia in individuals at increased risk of colorectal cancer. JAMA 2009;301(23):2453–2461

Rembacken BJ, Fujii T, Cairns A, et al. Flat and depressed colonic neoplasms: a prospective study of 1000 colonoscopies in the UK. Lancet 2000;355(9211):1211–1214

Rockey DC, Paulson E, Niedzwiecki D, et al. Analysis of air contrast barium enema, computed tomographic colonography, and colonoscopy: prospective comparison. Lancet 2005;365(9456): 305–311

Stoop EM, de Haan MC, de Wijkerslooth TR, et al. Participation and yield of colonoscopy versus non-cathartic CT colonography in population-based screening for colorectal cancer: a randomised controlled trial. Lancet Oncol 2012;13(1):55–64

Taylor SA, Laghi A, Lefere P, Halligan S, Stoker J. European Society of Gastrointestinal and Abdominal Radiology (ESGAR): consensus statement on CT colonography. Eur Radiol 2007;17(2):575–579

Van Gelder RE, Nio CY, Florie J, et al. Computed tomographic colonography compared with colonoscopy in patients at increased risk for colorectal cancer. Gastroenterology 2004;127(1):41–48

Yee J, Akerkar GA, Hung RK, Steinauer-Gebauer AM, Wall SD, McQuaid KR. Colorectal neoplasia: performance characteristics of CT colonography for detection in 300 patients. Radiology 2001;219(3):685–692

Zalis ME, Barish MA, Choi JR, et al; Working Group on Virtual Colonoscopy. CT colonography reporting and data system: a consensus proposal. Radiology 2005;236(1):3–9

结肠和直肠的恶性病变

Bruneton JN, Thyss A, Bourry J, Bidoli R, Schneider M. Colonic and rectal lymphomas. A report of six cases and review of the literature. Rofo 1983;138(3):283–287

Callaway MP, O'Donovan DG, Lee SH. Case report: malignant lymphomatous polyposis of the colon. Clin Radiol 1997;52(10): 797–798

Chintapalli KN, Chopra S, Ghiatas AA, Esola CC, Fields SF, Dodd GD III. Diverticulitis versus colon cancer: differentiation with helical CT findings. Radiology 1999;210(2):429–435

Chung DJ, Huh KC, Choi WJ, Kim JK. CT colonography using 16-MDCT in the evaluation of colorectal cancer. AJR Am J Roentgenol 2005;184(1):98–103

da Fonte AC, Chojniak R, de Oliveira Ferreira F, Pinto PN, dos Santos Neto PJ, Bitencourt AG. Inclusion of computed tomographic colonography on pre-operative CT for patients with colorectal cancer. Eur J Radiol 2012;81(3):e298–e303

Fenlon HM, Nunes DP, Clarke PD, Ferrucci JT. Colorectal neoplasm detection using virtual colonoscopy: a feasibility study. Gut 1998;43(6):806–811

Fenlon HM, McAneny DB, Nunes DP, Clarke PD, Ferrucci JT. Occlusive colon carcinoma: virtual colonoscopy in the preoperative evaluation of the proximal colon. Radiology 1999;210(2): 423–428

Filippone A, Ambrosini R, Fuschi M, Marinelli T, Genovesi D, Bonomo L. Preoperative T and N staging of colorectal cancer: accuracy of contrast-enhanced multi-detector row CT colonography—initial experience. Radiology 2004;231(1):83–90

Goh V, Halligan S, Gartner L, Bassett P, Bartram CI. Quantitative colorectal cancer perfusion measurement by multidetector-row CT: does greater tumour coverage improve measurement reproducibility? Br J Radiol 2006;79(943):578–583

Halligan S, Altman DG, Taylor SA, et al. CT colonography in the detection of colorectal polyps and cancer: systematic review, meta-analysis, and proposed minimum data set for study level reporting. Radiology 2005;237(3):893–904

Iannaccone R, Laghi A, Passariello R. Colorectal carcinoma: detection and staging with multislice CT (MSCT) colonography. Abdom Imaging 2005;30(1):13–19

Jin KN, Lee JM, Kim SH, et al. The diagnostic value of multiplanar reconstruction on MDCT colonography for the preoperative

staging of colorectal cancer. Eur Radiol 2006;16(10):2284–2291

Lefere P, Gryspeerdt S, Baekelandt M, Dewyspelaere J, van Holsbeeck B. Diverticular disease in CT colonography. Eur Radiol 2003;13(Suppl 4):L62–L74

Macari M, Bini EJ, Jacobs SL, Lange N, Lui YW. Filling defects at CT colonography: pseudo- and diminutive lesions (the good), polyps (the bad), flat lesions, masses, and carcinomas (the ugly). Radiographics 2003;23(5):1073–1091

Mainenti PP, Cirillo LC, Camera L, et al. Accuracy of single phase contrast enhanced multidetector CT colonography in the preoperative staging of colo-rectal cancer. Eur J Radiol 2006;60(3): 453–459

Mang T, Maier A, Plank C, Mueller-Mang C, Herold C, Schima W. Pitfalls in multi-detector row CT colonography: a systematic approach. Radiographics 2007;27(2):431–454

McArthur DR, Mehrzad H, Patel R, et al. CT colonography for synchronous colorectal lesions in patients with colorectal cancer: initial experience. Eur Radiol 2010;20(3):621–629

Megibow AJ, Balthazar EJ, Naidich DP, Bosniak MA. Computed tomography of gastrointestinal lymphoma. AJR Am J Roentgenol 1983;141(3):541–547

Montgomery M, Chew FS. Primary lymphoma of the colon. AJR Am J Roentgenol 1997;168(3):688

Morrin MM, Farrell RJ, Raptopoulos V, McGee JB, Bleday R, Kruskal JB. Role of virtual computed tomographic colonography in patients with colorectal cancers and obstructing colorectal lesions. Dis Colon Rectum 2000;43(3):303–311

Morrin MM, Kruskal JB, Farrell RJ, Goldberg SN, McGee JB, Raptopoulos V. Endoluminal CT colonography after an incomplete endoscopic colonoscopy. AJR Am J Roentgenol 1999;172(4): 913–918

Neri E, Giusti P, Battolla L, et al. Colorectal cancer: role of CT colonography in preoperative evaluation after incomplete colonoscopy. Radiology 2002;223(3):615–619

Neri E, Vagli P, Picchietti S, et al. CT colonography: contrast enhancement of benign and malignant colorectal lesions versus fecal residuals. Abdom Imaging 2005;30(6):694–697

Neri E, Turini F, Cerri F, et al. Comparison of CT colonography vs. conventional colonoscopy in mapping the segmental location of colon cancer before surgery. Abdom Imaging 2010;35(5):589–595

Ng CS, Doyle TC, Dixon AK, Miller R, Arends MJ. Histopathological correlates of abnormal pericolic fat on CT in the assessment of colorectal carcinoma. Br J Radiol 2002;75(889):31–37

O'Connell DJ, Thompson AJ. Lymphoma of the colon: the spectrum of radiologic changes. Gastrointest Radiol 1978;2(4):377–385

Park SH, Lee JH, Lee SS, et al. CT colonography for detection and characterisation of synchronous proximal colonic lesions in patients with stenosing colorectal cancer. Gut 2012;61(12):1716–1722

Pickhardt PJ, Kim DH, Menias CO, Gopal DV, Arluk GM, Heise CP. Evaluation of submucosal lesions of the large intestine: part 1. Neoplasms. Radiographics 2007;27(6):1681–1692

Pickhardt PJ, Hassan C, Halligan S, Marmo R. Colorectal cancer: CT colonography and colonoscopy for detection—systematic review and meta-analysis. Radiology 2011;259(2):393–405

Schmoll HJ, Van Cutsem E, Stein A, et al. ESMO Consensus Guidelines for management of patients with colon and rectal cancer. A personalized approach to clinical decision making. Ann Oncol 2012;23(10):2479–2516

Silva AC, Hara AK, Leighton JA, Heppell JP. CT colonography with intravenous contrast material: varied appearances of colorectal carcinoma. Radiographics 2005;25(5):1321–1334

Silva AC, Vens EA, Hara AK, Fletcher JG, Fidler JL, Johnson CD. Evaluation of benign and malignant rectal lesions with CT colonography and endoscopic correlation. Radiographics 2006;26 (4):1085–1099

Sosna J, Morrin MM, Kruskal JB, Farrell RJ, Nasser I, Raptopoulos V. Colorectal neoplasms: role of intravenous contrast-enhanced CT colonography. Radiology 2003;228(1):152–156

Tomimatsu H, Kanematsu M, Goshima S, et al. Uneven haustra on CT colonography: a clue for the detection of transperitoneal invasion from gastric cancer. Abdom Imaging 2012;37(4):570–574

Wyatt SH, Fishman EK, Hruban RH, Siegelman SS. CT of primary colonic lymphoma. Clin Imaging 1994;18(2):131–141

炎性肠病

Andersen K, Vogt C, Blondin D, et al. Multi-detector CT-colonography in inflammatory bowel disease: prospective analysis of CT-findings to high-resolution video colonoscopy. Eur J Radiol 2006;58(1):140–146

Biancone L, Fiori R, Tosti C, et al. Virtual colonoscopy compared with conventional colonoscopy for stricturing postoperative recurrence in Crohn's disease. Inflamm Bowel Dis 2003;9(6):343–350

Burling D, Halligan S, Slater A, Noakes MJ, Taylor SA. Potentially serious adverse events at CT colonography in symptomatic patients: national survey of the United Kingdom. Radiology 2006;239(2):464–471

Chintapalli KN, Chopra S, Ghiatas AA, Esola CC, Fields SF, Dodd GD III. Diverticulitis versus colon cancer: differentiation with helical CT findings. Radiology 1999;210(2):429–435

Coady-Fariborzian L, Angel LP, Procaccino JA. Perforated colon secondary to virtual colonoscopy: report of a case. Dis Colon Rectum 2004;47(7):1247–1249

Gore RM, Balthazar EJ, Ghahremani GG, Miller FH. CT features of ulcerative colitis and Crohn's disease. AJR Am J Roentgenol 1996;167(1):3–15

Harvey CJ, Renfrew I, Taylor S, Gillams AR, Lees WR. Spiral CT pneumocolon: applications, status and limitations. Eur Radiol 2001;11(9):1612–1625

Hjern F, Jonas E, Holmström B, Josephson T, Mellgren A, Johansson C. CT colonography versus colonoscopy in the follow-up of patients after diverticulitis—a prospective, comparative study. Clin Radiol 2007;62(7):645–650

Lefere P, Gryspeerdt S, Baekelandt M, Dewyspelaere J, van Holsbeeck B. Diverticular disease in CT colonography. Eur Radiol 2003;13(Suppl 4):L62–L74

Ota Y, Matsui T, Ono H, et al. Value of virtual computed tomographic colonography for Crohn's colitis: comparison with endoscopy and barium enema. Abdom Imaging 2003;28(6):778–783

Regge D, Neri E, Turini F, Chiara G. Role of CT colonography in inflammatory bowel disease. Eur J Radiol 2009;69(3):404–408

Sosna J, Sella T, Bar-Ziv J, Libson E. Perforation of the colon and rectum—a newly recognized complication of CT colonography. Semin Ultrasound CT MR 2006;27(2):161–165

Tarján Z, Zágoni T, Györke T, Mester A, Karlinger K, Makó EK. Spiral CT colonography in inflammatory bowel disease. Eur J Radiol 2000;35(3):193–198

Triester SL, Hara AK, Young-Fadok TM, Heigh RI. Colonic perforation after computed tomographic colonography in a patient with fibrostenosing Crohn's disease. Am J Gastroenterol 2006;101(1):189–192

Wong SH, Wong VW, Sung JJ. Virtual colonoscopy-induced perforation in a patient with Crohn's disease. World J Gastroenterol 2007;13(6):978–979

回盲部病变

Iafrate F, Rengo M, Ferrari R, Paolantonio P, Celestre M, Laghi A. Spectrum of normal findings, anatomic variants and pathology of ileocecal valve: CT colonography appearances and endoscopic correlation. Abdom Imaging 2007;32(5):589–595

Lange N, Barlow D, Long J. Mucocele of the appendix on screening CT colonography: a case report. Abdom Imaging 2008;33(3):267–269

Mang T, Maier A, Plank C, Mueller-Mang C, Herold C, Schima W. Pitfalls in multi-detector row CT colonography: a systematic approach. Radiographics 2007;27(2):431–454

Pickhardt PJ. Differential diagnosis of polypoid lesions seen at CT colonography (virtual colonoscopy). Radiographics 2004;24:1535–1556; discussion 1557–1539

Prout TM, Taylor AJ, Pickhardt PJ. Inverted appendiceal stumps simulating large pedunculated polyps on screening CT colonography. AJR Am J Roentgenol 2006;186(2):535–538

Regge D, Gallo TM, Nieddu G, et al. Ileocecal valve imaging on computed tomographic colonography. Abdom Imaging 2005;30(1):20–25

Silva AC, Beaty SD, Hara AK, et al. Spectrum of normal and abnormal CT appearances of the ileocecal valve and cecum with endoscopic and surgical correlation. Radiographics 2007;27(4):1039–1054

Yitta S, Tatineny KC, Cipriani NA, Dachman AH. Characterization of normal ileocecal valve density on CT colonography. J Comput Assist Tomogr 2006;30(1):58–61

结直肠术后 CT 结肠成像的监测

Barkin JS, Cohen ME, Flaxman M, et al. Value of a routine follow-up endoscopy program for the detection of recurrent colorectal carcinoma. Am J Gastroenterol 1988;83(12):1355–1360

Camúñez F, Echenagusia A, Simó G, Turégano F, Vázquez J, Barreiro-Meiro I. Malignant colorectal obstruction treated by means of self-expanding metallic stents: effectiveness before surgery and in palliation. Radiology 2000;216(2):492–497

Cha EY, Park SH, Lee SS, et al. CT colonography after metallic stent placement for acute malignant colonic obstruction. Radiology 2010;254(3):774–782

Chari ST, Keate RF. Ileocolonic anastomotic ulcers: a case series and review of the literature. Am J Gastroenterol 2000;95(5):1239–1243

Choi YJ, Park SH, Lee SS, et al. CT colonography for follow-up after surgery for colorectal cancer. AJR Am J Roentgenol 2007;189(2):283–289

Fletcher JG, Johnson CD, Krueger WR, et al. Contrast-enhanced CT colonography in recurrent colorectal carcinoma: feasibility of simultaneous evaluation for metastatic disease, local recurrence, and metachronous neoplasia in colorectal carcinoma. AJR Am J Roentgenol 2002;178(2):283–290

Harris MT, Laudito A, Waye JD. Colonoscopic features of colonic anastomoses. Gastrointest Endosc 1994;40(5):554–557

Iyer RB, Faria S, Dubrow R. CT colonography: surveillance in patients with a history of colorectal cancer. Abdom Imaging 2007;32(2):234–238

Kim HJ, Park SH, Pickhardt PJ, et al. CT colonography for combined colonic and extracolonic surveillance after curative resection of colorectal cancer. Radiology 2010;257(3):697–704

Laghi A, Iannaccone R, Bria E, et al. Contrast-enhanced computed tomographic colonography in the follow-up of colorectal cancer patients: a feasibility study. Eur Radiol 2003;13(4):883–889

Lee JH, Park SH, Lee SS, et al. CT colonography in patients who have undergone sigmoid colostomy: a feasibility study. AJR Am J Roentgenol 2011;197(4):W653–W657

Leonardou P, Striggaris K, Pappas P, et al. Screening of patients after colectomy: virtual colonography. Abdom Imaging 2006; 31(5):521–528

Schmoll HJ, Van Cutsem E, Stein A, et al. ESMO Consensus Guidelines for management of patients with colon and rectal cancer. A personalized approach to clinical decision making. Ann Oncol 2012;23(10):2479–2516

Weinstock LB, Shatz BA. Endoscopic abnormalities of the anastomosis following resection of colonic neoplasm. Gastrointest Endosc 1994;40(5):558–561

You YT, Chang Chien CR, Wang JY, et al. Evaluation of contrast-enhanced computed tomographic colonography in detection of local recurrent colorectal cancer. World J Gastroenterol 2006; 12(1):123–126

误区及伪影

Dachman AH, Schumm P, Heckel B, Yoshida H, LaRiviere P. The effect of reconstruction algorithm on conspicuity of polyps in CT colonography. AJR Am J Roentgenol 2004;183(5):1349–1353

Doshi T, Rusinak D, Halvorsen RA, Rockey DC, Suzuki K, Dachman AH. CT colonography: false-negative interpretations. Radiology 2007;244(1):165–173

Fenlon HM. CT colonography: pitfalls and interpretation. Abdom Imaging 2002;27(3):284–291

Fenlon HM, Clarke PD, Ferrucci JT. Virtual colonoscopy: imaging features with colonoscopic correlation. AJR Am J Roentgenol 1998;170(5):1303–1309

Fidler JL, Fletcher JG, Johnson CD, et al. Understanding interpretive errors in radiologists learning computed tomography colonography. Acad Radiol 2004;11(7):750–756

Fletcher JG, Johnson CD, MacCarty RL, Welch TJ, Reed JE, Hara AK. CT colonography: potential pitfalls and problem-solving techniques. AJR Am J Roentgenol 1999;172(5):1271–1278

Laks S, Macari M, Bini EJ. Positional change in colon polyps at CT colonography. Radiology 2004;231(3):761–766

Lefere PA, Gryspeerdt SS, Dewyspelaere J, Baekelandt M, Van Holsbeeck BG. Dietary fecal tagging as a cleansing method before CT colonography: initial results polyp detection and patient acceptance. Radiology 2002;224(2):393–403

Lefere P, Gryspeerdt S, Baekelandt M, Dewyspelaere J, van Holsbeeck B. Diverticular disease in CT colonography. Eur Radiol 2003;13(Suppl 4):L62–L74

Macari M, Megibow AJ. Pitfalls of using three-dimensional CT colonography with two-dimensional imaging correlation. AJR Am J Roentgenol 2001;176(1):137–143

Macari M, Bini EJ, Jacobs SL, Lange N, Lui YW. Filling defects at CT colonography: pseudo- and diminutive lesions (the good), polyps (the bad), flat lesions, masses, and carcinomas (the ugly). Radiographics 2003;23(5):1073–1091

Mang T, Maier A, Plank C, Mueller-Mang C, Herold C, Schima W. Pitfalls in multi-detector row CT colonography: a systematic approach. Radiographics 2007;27(2):431–454

Park SH, Ha HK, Kim MJ, et al. False-negative results at multi-detector row CT colonography: multivariate analysis of causes for missed lesions. Radiology 2005;235(2):495–502

Pickhardt PJ, Choi JH. Electronic cleansing and stool tagging in CT colonography: advantages and pitfalls with primary three-dimensional evaluation. AJR Am J Roentgenol 2003;181(3):799–805

Pickhardt PJ, Kim DH, Menias CO, Gopal DV, Arluk GM, Heise CP. Evaluation of submucosal lesions of the large intestine: part 2. Nonneoplastic causes. Radiographics 2007;27(6):1693–1703

Taylor SA, Halligan S, Bartram CI. CT colonography: methods, pathology and pitfalls. Clin Radiol 2003;58(3):179–190

Yasumoto T, Murakami T, Yamamoto H, et al. Assessment of two 3D MDCT colonography protocols for observation of colorectal polyps. AJR Am J Roentgenol 2006;186(1):85–89

Yee J, Kumar NN, Hung RK, Akerkar GA, Kumar PR, Wall SD. Comparison of supine and prone scanning separately and in combination at CT colonography. Radiology 2003;226(3):653–661

结肠外发现

American College of Radiology. ACR practice guideline for the performance of computed tomography (CT) colonography in adults, 2009 revision. Available at ww.acr.org. [Accessed 22 November 2012]

Cash BD, Riddle MS, Bhattacharya I, et al. CT colonography of a Medicare-aged population: outcomes observed in an analysis of more than 1400 patients. AJR Am J Roentgenol 2012;199(1):W27–W34

Ginnerup Pedersen B, Rosenkilde M, Christiansen TE, Laurberg S. Extracolonic findings at computed tomography colonography are a challenge. Gut 2003;52(12):1744–1747

Gluecker TM, Johnson CD, Wilson LA, et al. Extracolonic findings at CT colonography: evaluation of prevalence and cost in a screening population. Gastroenterology 2003;124(4):911–916

Hara AK. Extracolonic findings at CT colonography. Semin Ultrasound CT MR 2005;26(1):24–27

Hara AK, Johnson CD, MacCarty RL, Welch TJ. Incidental extracolonic findings at CT colonography. Radiology 2000;215(2):353–357

Hellström M, Svensson MH, Lasson A. Extracolonic and incidental findings on CT colonography (virtual colonoscopy). AJR Am J Roentgenol 2004;182(3):631–638

Kim DH, Pickhardt PJ, Hanson ME, Hinshaw JL. CT colonography: performance and program outcome measures in an older screening population. Radiology 2010;254(2):493–500

Macari M, Nevsky G, Bonavita J, Kim DC, Megibow AJ, Babb JS. CT colonography in senior versus nonsenior patients: extracolonic findings, recommendations for additional imaging, and polyp prevalence. Radiology 2011;259(3):767–774

Neri E, Halligan S, Hellström M, et al; ESGAR CT Colonography Working Group. The second ESGAR consensus statement on CT colonography. Eur Radiol 2012 Sep 15 [Epub ahead of print]

Park SK, Park DI, Lee SY, et al. Extracolonic findings of computed tomographic colonography in Koreans. World J Gastroenterol 2009;15(12):1487–1492

Pickhardt PJ, Taylor AJ. Extracolonic findings identified in asymptomatic adults at screening CT colonography. AJR Am J Roentgenol 2006;186(3):718–728

Pickhardt PJ, Hanson ME, Vanness DJ, et al. Unsuspected extracolonic findings at screening CT colonography: clinical and economic impact. Radiology 2008;249(1):151–159

Pickhardt PJ, Kim DH, Meiners RJ, et al. Colorectal and extracolonic cancers detected at screening CT colonography in 10,286 asymptomatic adults. Radiology 2010;255(1):83–88

Rajapaksa RC, Macari M, Bini EJ. Prevalence and impact of extracolonic findings in patients undergoing CT colonography. J Clin Gastroenterol 2004;38(9):767–771

Sosna J, Kruskal JB, Bar-Ziv J, Copel L, Sella T. Extracolonic findings at CT colonography. Abdom Imaging 2005;30(6):709–713

Spreng A, Netzer P, Mattich J, Dinkel HP, Vock P, Hoppe H. Importance of extracolonic findings at IV contrast medium-enhanced CT colonography versus those at non-enhanced CT colonography. Eur Radiol 2005;15(10):2088–2095

Tolan DJ, Armstrong EM, Chapman AH. Replacing barium enema with CT colonography in patients older than 70 years: the importance of detecting extracolonic abnormalities. AJR Am J Roentgenol 2007;189(5):1104–1111

Veerappan GR, Ally MR, Choi JH, Pak JS, Maydonovitch C, Wong RK. Extracolonic findings on CT colonography increases yield of colorectal cancer screening. AJR Am J Roentgenol 2010;195(3):677–686

Yee J, Kumar NN, Godara S, et al. Extracolonic abnormalities discovered incidentally at CT colonography in a male population. Radiology 2005;236(2):519–526

Zalis ME, Barish MA, Choi JR, et al; Working Group on Virtual Colonoscopy. CT colonography reporting and data system: a consensus proposal. Radiology 2005;236(1):3–9

如何完成一份有价值的报告

CT 结肠成像的一个最重要方面是清楚地与送检医师交流检查的发现。发现结果通常是通过一份有严谨结构附带有一组经过选择的相关图像的报告来传达的。其中,图像是用来强调书面报告中所包含的信息。它们是结肠镜或手术治疗的重要辅助。

第 1 节　报告的内容

一份 CT 结肠成像报告包含以下几个部分:患者姓名,送检医师及放射科医师的名字,指征,检查技术,检查质量和完整性的评估,结肠内及结肠外发现的描述,以及总结性陈述和建议。

说明

作为筛查性检查,CT 结肠成像报告应说明是否存在潜在的家族遗传危险以及是否涉及任何以前的检查。对于有症状的患者,其报告应包括症状性质和持续时间以及发作细节。对于随访检查,患者病史的相关要点应简要介绍。其他重要信息,如未完成的结肠镜检查或既往曾拒绝行结肠镜检查的病史,也应该包括在报告的说明里。

技术描述

与任何一种放射学检查一样,CT 结肠成像报告应该包括一个检查技术的描述。肠道准备和粪便标记检查、肠道扩张方法(CO_2 或气体)、扫描位置和剂量–长度乘积都应包括在内。如果有静脉注射解痉剂和对比剂,也应该提及。任何计算机辅助设计软件(CAD)的应用也应该提及。

发现

检查质量和完整性的说明。检查质量和完整性至关重要,应该在报告的开端就提及。评估的放射科医师应叙述肠道准备情况和粪便标记的质量,以及有无任何粪便或液体残渣存在。在患者两个体位上结肠中有任何两个肠段无法扩张时也应该被记录。报告应清楚地记录哪段结肠能显示,哪段不能显示。大量残留粪便的存在会严重影响对结肠的恰当评价。在这种情况下,较小息肉及中等大小的息肉有可能无法检测到。任何其他影响某段结肠精准检查的因素,例如有金属植入物(髋部假体等)患者引起的射束硬化效应造成的伪影也应该被提及。

结肠的发现。在这部分,结肠正常及异常的发现都要报告。理论上,报告描述包括结肠的位置和长度。结肠长度的变异,如冗长的结肠和位置异常(旋转不良)都应该被注意到。接着报告应描述肠壁的形态异常。形态的描述内容包括肠壁的轮廓、结肠袋的深度、肠壁的厚度以及静脉注射对比剂后的强化程度。

结肠内的异常按照以下标准来报告:病变类型、大小、形态、结构,以及精确的位置。

- 首先定义病变的类型(如息肉或肿块)。结肠肿块定义为任何最大径>3cm 的病灶。

- 息肉的直径是指在最佳显示面积的平面上测得的最大直径(如无蒂息肉,通常经息肉基底部进行测量;有蒂息肉只测量息肉头部,不包括蒂部)。对于息肉的 2D 测量,应该用宽窗设置。较小的或微小的息肉定义为直径≤5mm 的病变,中等大小的息肉是指那些直径为 6~9mm 的病变,较大的息肉是指那些直径为 10mm 及以上的病变。

- 形态方面,息肉样病变可被描述为无蒂、有蒂或扁平状。无蒂病变以宽基底附着于黏膜上。有蒂病变有一个通过蒂部连接到黏膜的息肉头部。扁平病变指突出黏膜表面高度不超过 3mm 的病变。结肠肿块有毛绒状、息肉状、马鞍形、半圆形或圆形。

- 病变的表面特征也应该被描述。病变可被描绘为光滑的、分叶状或溃疡性。

- 接下来,描述病变的 2D 结构(软组织密度或脂肪密度,均匀或不均匀)以及任何对比增强。

- 至于位置,病变位置根据结肠的 6 段肠管(直肠、乙状结肠、降结肠、横结肠、升结肠及盲肠)来描述。病变接近半月皱襞或是结肠的前壁或后壁,以及病变与形态学的标志的关系都需描述。

- 任何相关的结肠外改变,如邻近的脂肪模糊条纹征或淋巴结肿大也必须在报告中的这一部分提及。

结肠外结构。在报告的第二部分,CT 结肠成像显示的结肠外腹部结构及肺基底段也应该被评估,但同时要注意使用平扫和(或)低剂量技术的限制。

印象和建议

这部分总结个人发现及其鉴别诊断,以及对另外的检查或随访检查给予任何建议。与检查有关的潜在不良事件应在这部分说明。

检查方法局限性的免责声明

CT 结肠成像报告应该包括一份清楚的关于限制此项检查的诊断价值的任何因素的声明。由于检查技术的局限性,提供该检查无法支持的解释或假设是没有帮助的。出于这一原因,报告应该说明哪一段结肠能够被评估以及哪一段结肠是由于残留的粪便或结肠扩张不充分而可能无法被合适地评估。

在一些中心,CT 结肠成像报告包括一份关于此项检查技术方法的局限性的声明。主要的问题是检测直径<6mm 的息肉的限制。鉴于这些息肉极少含有异形增生灶或侵袭性恶性肿瘤,其临床意义似乎是局限性的。因此引发了一个讨论,如果这些息肉被检测到,是否也应该被报告。合适的评估也可能受到不理想的结肠扩张或不充分的肠道准备(残留粪便)的影响。对那些因使用低剂量技术且没有静脉注射对比剂而完成检查,以至无法合适地评价结肠外器官的情况,也应该被提及。

如何实施

CT 结肠成像报告的一个例子

检查技术:

缓泻剂肠道准备后,口服 50mL 泛影葡胺(meglumine diatrizoate, Gastrografin) 做粪便标记,然后行多排螺旋 CT 结肠成像(MDCT):应用 CO_2 和静脉注射 20mg 丁溴东莨菪碱(解痉灵)扩张结直肠后,行俯卧位和仰卧位平扫采集。另外,应用计算机辅助设计软件(CAD)解释。

发现:

无可用于比较的前期检查。

肠道准备良好,无明显粪便或液体残留物。所有结肠肠段均扩张良好。乙状结肠冗长。其余结肠肠段长度和位置正常。

降结肠的腹侧壁有一最大直径为 1.2cm 的宽基底无蒂息肉样充盈缺损。病变圆形,表面光滑,呈均匀软组织密度。病变在俯卧位及仰卧位扫描上均可见。

其余结肠段黏膜面光滑,结肠袋形规则,肠壁厚度正常。结肠周围脂肪无异常。

可见的实质器官未检测到异常。腹膜后及肠系膜结构和小骨盆正常。未见淋巴结肿大的相关表现。

印象和建议:
- 乙状结肠冗长。
- 降结肠的腹侧壁上一 1.2cm 的无蒂息肉。有光学结肠镜下息肉切除术指征,建议行光学结肠镜下息肉切除术。
- 其余结肠在正常范围。

报告中包含的图像

报告中包含的图像。报告中所包含的相关图像对于与送检医师之间的交流以及进一步的治疗参考至关重要。如果检测到异常,应从仿真内镜检查中选取相关 3D 腔内视图做文件证实。描绘病变结构及其与周围结构关系的 2D 图像也应包括在内。此外,应该有一张图像证实息肉的大小。带有标记指示的全景视图(3D 图)尤其适用于报告病变的位置,因为它为结肠镜检查医师提供了关于结肠形态的信息并显示了病变的精确位置。如果病变同某个结肠解剖学结构,如回盲瓣或半月襞有特殊关系,应选择图像以显示这种关系。

检查发现的半自动化报告。一些 CT 结肠成像软件解决方案能提供基于发现的半自动化报告,这种报告以不同标准依次对每个病变给予标记。检查者可以添加有关病变及病变位置的具体信息,以及添加相关的图像资料。最终结果可以打印出来并包含在报告中。可以将一台彩色打印机连接到工作站用于此目的,这加快了诊断报告的完成(图 5.1)。

对于检测无异常的检查,在报告中附上一个冠状重建的结肠全景视图和几个具有代表性的腔内视图,如回盲瓣的腔内视图即可。

第 2 节 检查发现规范化和报告的策略

为了完善和规范化 CT 结肠成像结果的临床交流,2005 年美国仿真结肠镜工作组推出了 C-RADS——CT 结肠成像报告和数据系统。2012 年,欧洲胃肠道和腹部放射学会(ESGAR)就所颁发的有关 CT 结肠成像的共同声明里也对报告模式提出了建议。同其他各种放射学会一起,美国胃肠病学院也对息肉的随访提出了建议。无论按照哪一个标准,报告的类型及所需文件应该在全面了解 CT 结肠成像方法的局限性的基础上以及与送检医师达成一致之后进行选择。

ESGAR 关于结肠病变报告的共同声明

以下节段包括 ESGAR 修订过的关于结肠病变报告的共同声明的摘录(Neri 等,2012)。作者关于结肠病变报告的建议如下:

息肉。所有直径≥6mm 的息肉在无症状及有症状的个体均应报告。

CT 结肠成像对直径<6mm 的病变的诊断价值有限。然而,如果病变是以高置信度被检测到,这类病变(尤其直径≥3mm)无论在无症状和有症状的个体中均可以报告。

结肠外发现。应评价结肠外器官并报告所发现的异常,如果使用平扫和(或)低剂量技术检查,应注意其局限性。

CT 结肠成像报告和数据系统 (C-RADS)

2005 年,仿真结肠镜工作组引入这一系统,旨在改善 CT 结肠成像结果的结构和可重复性,加强检查结果的交流,并确保适当的患者管理。这一系统还旨在帮助随访监测和结肠镜下息肉切除

患者	结肠 _26,S64	
ID:	0	
出生日期:	1952-10-20	
性别	女	

标记物:

名称:1a

位置:降结肠　　　　　　　　　　　　　　性质:息肉

大小:1:0.80cm

距直肠的距离:87.78cm

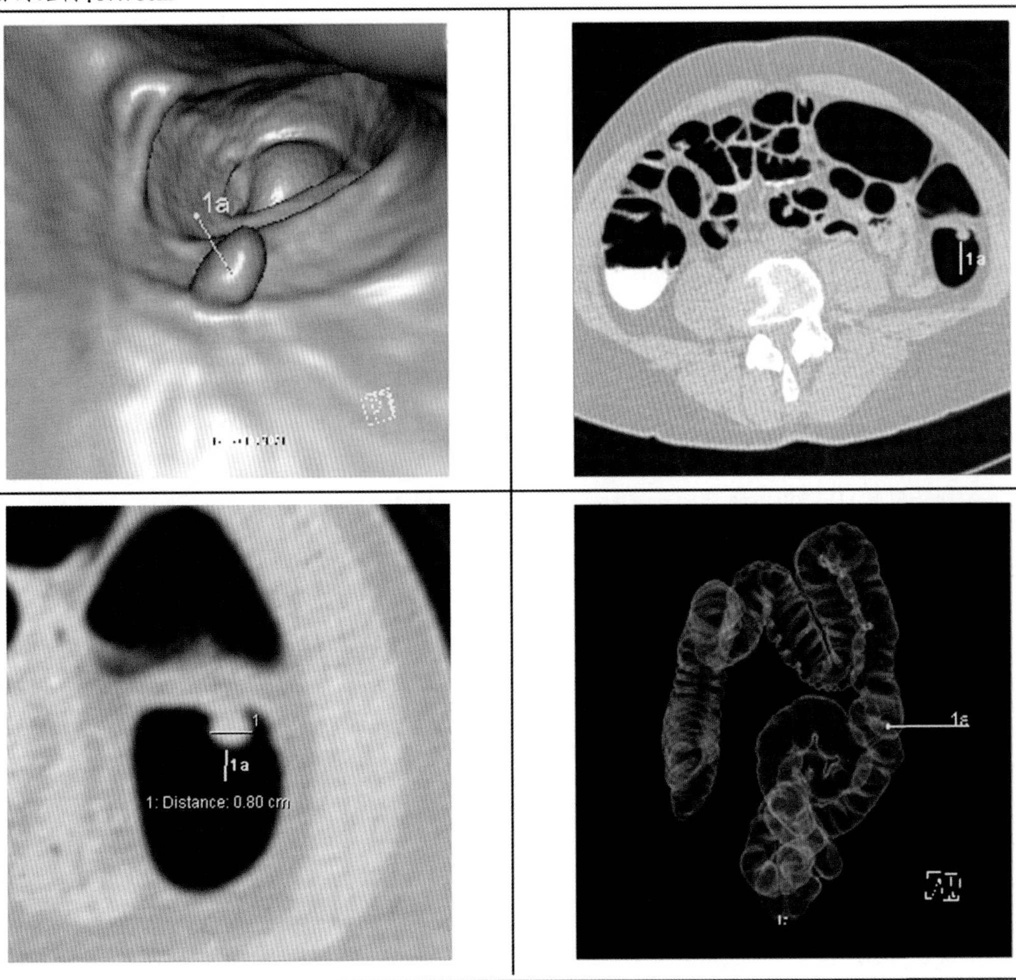

异常:

乙状结肠冗长。

位于降结肠腹侧壁大小为 0.8cm 的无蒂息肉。

所有其他肠段:未见异常。

由于复印的质量原因,此报告中的图像可能不适合诊断。

结肠成像	2007-11-16 16:18:49	页面:2

图 5.1　提供给送检医师的打印图像。3D 腔内视图和 2D 图像上相关发现的报告。3D 全景视图显示息肉的大小并标记了病变的位置,并附上一个图像表现的简要报告。

术的决策。通过参考用于乳房 X 线的 BI-RADS 分类研发了 C-RADS 分类。C-RADS 分类是由放射科医师和胃肠病学家与美国放射学院和其他专业医疗组织合作研发的,该系统正越来越多地用于常规诊断。

结肠病变形态的描述

C-RADS 分类以直径≥10mm 的进展型腺瘤为重点,目的是制订结肠疾病的规范性描述,其描述包括病变的大小、形态、肠段定位和 CT 密度(见表5.1)。

结肠表现的分类和随访建议

C-RADS 分类需参考结肠内病变的大小和数目。根据仿真结肠镜工作组的意见,病变直径≤5mm 的临床意义有限,并将其包括在报告中,会导致假阳性诊断的数量增多和许多不必要的结肠镜检查。出于这一原因,在 C-RADS 方案中建议 6mm 作为报告为息肉样病变的最小直径。

随访。大多数直径为 6~9mm 的病变是良性的;其中 30% 不是腺瘤。此种大小的病变只有不到 1% 的恶性风险。因此,C-RADS 建议对于无已知大肠癌危险因素的患者(无阳性家族史和无癌肿病史),只有检测到 1~2 个病灶测量其大小为 6~9mm 时才应进行随访,在 3 年之内行 CT 结肠成像或结肠镜随访。

表 5.1　依据 C-RADS 的结肠病变形态的描述

病变大小 (mm)	• 对于≥6mm 的病变报告其最大直径 • 在多平面重建(MPR)或 3D 腔内视图上,通过息肉头部(如果有蒂)测量直径 • 所使用的测量方法应详细说明
形态	• 无蒂的:宽度大于垂直径的宽基底病变 • 有蒂的:有蒂的息肉 • 扁平状:病变突起不超过周围正常黏膜面 3mm
位置	• 应用标准的 6 个结肠肠段:直肠、乙状结肠、降结肠、横结肠、升结肠和盲肠来描述
密度特点	• 软组织密度 • 脂肪密度

Source:Modified from Zalis et al. 2005.

息肉切除术或外科手术。如患者有 3 个或 3 个以上直径>6mm 的息肉,则有较大风险发展成为进展型腺瘤或大肠癌,因此,建议患者最好做可同时进行息肉切除术的光学结肠镜检查,而有直径>1cm 息肉的患者应建议立即行结肠镜下息肉切除术/黏膜切除术,因为这些病变中 10%~25% 有高度不典型增生或癌性成分。有结肠肿块并提示恶性的患者,应转送外科或肿瘤科。

这些都是结肠内病变分类及其临床处理建议的基本原则。

关于结肠(C)病变的 C-RADS 分类的类别及实际应用

结肠病变被划分为 C0~C4 共 5 个病变类别(表 5.2)。

C0 类别主要包括由于技术限制不能适当地做出诊断分类的检查(图 5.2)。这类不完善的检查可由于不合适的肠道准备或不充分的结肠扩张引起。在有些中心,这类 C0 检查的数量被视为质量处理优劣的量度。造成 C0 类别的另一个原因是未获得以往检查的结果做对比,因为这种前期检查结果对随访时正确评估结肠表现的变化是必需的。有了 PACS 图像存储系统(档案),除非以往检查是在别处进行,这种情况通常不会再发生。在 C2 类检查随访 1 个或 2 个大小为 6~9mm 的息肉,或者 1 个不能明确诊断的息肉样表现时,获得前期检查结果对临床监测病变发展非常需要。

C1 类别指在合适的检查状况下一个看似"正常"的结肠内伴有直径≥6mm 的息肉样病变。假定没有其他更高类别的病变,这一类别还可以包括非常小的息肉(5mm 或更小),此种小息肉被认为是可以忽略不计的。其他 C1 发现包括脂肪瘤或非肿瘤性的表现(图 5.3)。以作者的观点看,报告存在较大的脂肪瘤和相关的非肿瘤性改变是必要的。前者可能是有症状的(见第 4 章"脂肪瘤"),而后者,如炎症后的变化也可能是有临床相关意义的。

C2 类别是指那些完全不可能是进展型腺瘤的发现。这一类别通常仅包括 1 个或 2 个直径测量为 6~9mm 的中等大小息肉(图 5.4)。在这种大小的息

表 5.2 结肠内发现的 C-RADS 分类和随访建议

C0 不适当的检查/等待前期检查对照
- 不适当的肠道准备:由于存在残留液体和粪便颗粒,不能排除存在直径≥10mm 病变的可能性
- 结肠扩张不充分:一个或更多结肠肠段在仰卧位及俯卧位扫描时都是塌陷的
- 等待结肠的前期检查结果做比较

C1 正常结肠或良性病变;继续行常规筛查[a]
- 无明显结肠异常
- 无直径≥6mm 的息肉
- 脂肪瘤或翻转的憩室
- 非肿瘤性发现,如结肠憩室

C2 中等大小的息肉或不明确的病变;建议 CT 结肠成像或结肠镜随访检查[b]
- 1~2 个 6~9mm 的中等大小的息肉病变
- 不明确的发现
- 在技术方面还有其他合适的检查时,不能排除直径≥6mm 息肉的存在

C3 息肉,可能是一种进展型腺瘤,建议结肠镜检查
- 直径≥10mm 的息肉
- ≥3 个息肉,每个息肉大小为 6~9mm

C4 结肠肿块,可能是恶性的;建议外科会诊
- 狭窄性占位性病变
- 结肠外侵犯

Source:Modified from Zalis et al. 2005.
[a] 每5~10 年修订 1 次。
[b] 根据患者个体情况假定至少 3 年后进行随访。
[c] 与诊治医师沟通。

肉内,癌性成分是非常罕见的,即使存在癌成分,在间隔 3 年的时间后,很可能仍然处于比较早期的阶段。如果在 CT 结肠成像检查随访期间内,发现病变增长的迹象,应考虑结肠镜下切除。与可清楚辨认的息肉一样,当发现直径≥6mm 但不能明确为息肉样病变,甚至在技术条件理想的检查下也无法肯定诊断时,这类病变也可以划分为 C2 类别。尽管在良好的检查条件下,阅片者不能完全确信该病变不是一个真性息肉:即病变是一个真正息肉的可能性还不能完全被排除(图 5.5)。由于 C2 类别病变表现的不确定性,应选择短于目前标准 5 年的随访时间间隔。

C3 类别是指那些存在高度不典型增生或癌性成分风险增高的病变。这一类别包括 1 个或多个直径>1cm,以及 3 个或更多直径为 6~9mm 的息肉样发现(图 5.6)。由于发展为进展型腺瘤或恶变的风险增加,具有这类病变的患者应转行内镜下病变切除。

C4 类别是指那些提示为恶性的病变。这类病变包括具有典型半周或全周性狭窄形态的恶性表现的结肠肿块。至于放射学的 TNM 分期的进一步评估,通常可在 2D CT 图像上进行。对于 C4 表现的患者,建议转诊至外科和(或)肿瘤科来决定进一步的处理(图 5.7)。

结肠外发现

除了结肠内发现,C-RADS 分类也划分结肠外发现(表 5.3)。在 CT 结肠成像上发现的结肠外表现

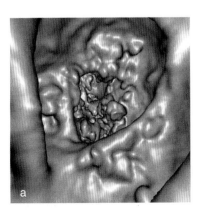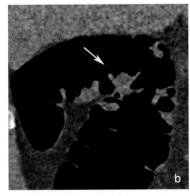

图 5.2 C-RADS 分类 C0 类别:肠道准备不足以诊断性评估。3D 腔内视图(a)和 2D 轴位视图(b)都显示结肠内很多残留的未标记的粪便颗粒。在这种情况下,息肉不能准确地同残留的粪便区分开。

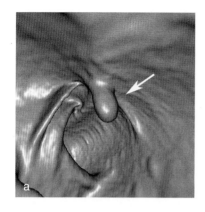
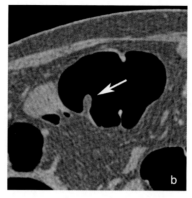

图 5.3　C-RADS 分类 C1 类别：横结肠小脂肪瘤。(a)3D 腔内视图显示一个较小的、表面光滑的无蒂息肉样病变(箭)。(b)相应的俯卧位 2D 视图示一个均匀性脂肪密度的结构(箭)。这显然是一个良性病变，不需要进一步的结肠镜诊断或镜下切除：病变属 C-RADS 分类 C1 类别。

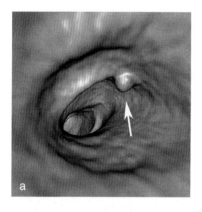
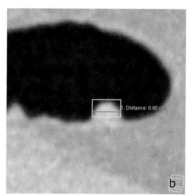

图 5.4　C-RADS 分类 C2 类别：乙状结肠孤立性 8mm 大小的无蒂息肉。(a)3D 腔内视图示乙状结肠上一个孤立性无蒂小息肉(箭)。(b)相应的 2D 视图示病变具有均匀性软组织密度的结构。自动测量其大小为 8mm。这是一个孤立性直径 6~9mm 的中等大小的息肉：C-RADS 分级属 C2 类别。根据患者的个人情况和地区的实际模式，随访(随访检查或结肠镜检查)可以在 3 年后进行。

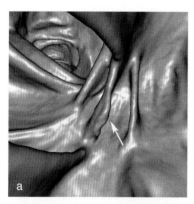
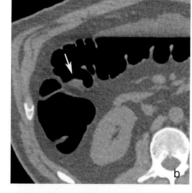

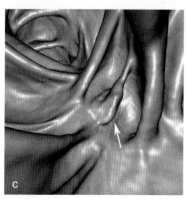
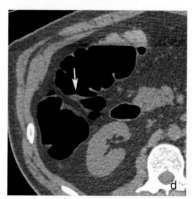

图 5.5　C-RADS 分类 C2 类别：对诊断一个扁平的、不明确的病变缺乏足够信心时，可以通过随访来证实。(a,b)未做粪便标记的 3D 腔内视图和 2D 轴位视图显示右侧结肠肝曲的半月皱襞上一个扁平突起的息肉样结构。无法肯定地将这个不能确定的发现(箭)归类为一个真正的病变。结肠镜证实这个发现是否为病变的可能性也较低。(c,d)1 年的粪便标记随访检查证实为一个扁平病变(箭)。结肠镜检查显示该病变是一个增生性息肉。

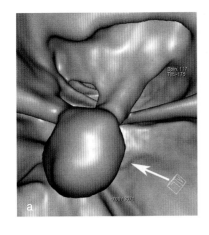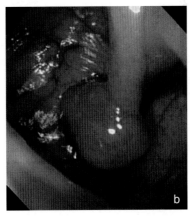

图 5.6　C-RADS 分类 C3 类别：乙状结肠上 1 个 25mm 的有蒂息肉。(a)3D 腔内视图示乙状结肠上 1 个较大的有蒂息肉(箭)。(b)相应的光学结肠镜检查显示息肉切除术前的有蒂息肉。该病变可能是一个进展型腺瘤：属 C-RADS 分类 C3 类别。建议行结肠镜下息肉切除术。

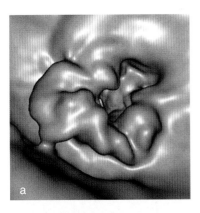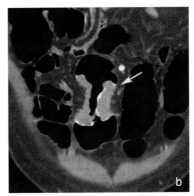

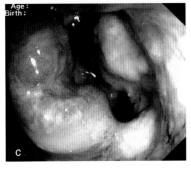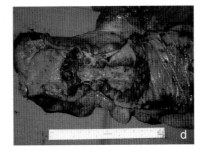

图 5.7　C-RADS 分类 C4 类别：乙状结肠狭窄性肿块。(a)3D 腔内视图示乙状结肠有一个半环周占位性肿块(箭)。(b)2D 轴位视图显示一小段结肠的肠壁呈鞍形增厚。病变呈软组织样密度，提示为肿瘤(箭)。建议转诊至外科和(或)肿瘤科治疗。(c)光学结肠镜检查示一个环形狭窄性肿块。(d)乙状结肠切除术后的手术标本。

中只有很小比例是真正有临床相关意义的(见第 4 章)。

　　结肠外发现如描述不清可能给患者及送诊医师造成不必要的担忧，并且可能导致昂贵的和不必要的随访检查和治疗。

结肠外(E)病变的 C-RADS 分类及实际应用

　　E0 指由于图像质量不足以评估结肠外结构而严重受限的检查。原因包括技术伪影，如带有金属植入物或骨折内固定材料的患者的射束硬化伪影。应当注意的是，如果仅使用低剂量而没有静脉注射对比剂的方案，筛查性 CT 结肠成像一般只能局限于评估结肠外器官。

　　E1 指结果正常的检查。这意味着结肠外器官是正常的，包括对患者身体没有直接影响的正常解剖变异。不需要做另外的检查。

　　E2 指偶然性的无临床相关意义的结肠外发现。这些发现包括在 CT 结肠成像获得的以常规平扫检查为基础可以容易分类的发现。例如，一个边缘锐利且有清晰的等液体密度的单纯性肝囊肿，不需要

表5.3 结肠外发现的 C-RADS 分级

E0 技术上受限的检查：伪影的存在很大程度上限制了结肠外结构的评估

E1 结果正常的检查或解剖变异：未见结肠外异常；解剖变异：如主动脉后左肾静脉

E2 无临床意义的发现：不需要进一步的检查，如：
- 单纯性肝肾囊肿
- 胆囊：不伴发炎症的胆囊结石
- 脊柱：椎体血管瘤

E3 可能无临床意义的发现，不完全的描述：可建议进一步检查，这取决于当地的实行模式和患者的选择。例如：
- 结构稍复杂或高密度的肾囊肿

E4 可能有意义的发现：与诊治医师沟通。例如：
- 肾占位性肿块
- 淋巴结肿大
- 主动脉瘤
- 未分类的肺结节直径≥1cm

Source：Modified from Zalis et al. 2005.

进一步检查。

E3 指那种在 CT 结肠成像检查上不能被明确分类但可能是良性的结肠外发现。这些发现应该经进一步的影像检查证实为良性。在这种情况下，回顾那些包括先前已确诊的或包含有关于病变强化或生长的额外信息也是有用的。

E4 指可能有临床意义且如果不治疗可能危及患者健康的结肠外发现。举例包括实质器官中一个实性恶性表现的肿块，肺底部的肺结节，或一个有破裂风险的主动脉瘤。根据患病群体，这种表现的发病率可能非常低：在被筛查的患者中，已有报道的发病率低于3%。必须告知诊治医师这些发现。

美国胃肠病学会（AGA）

与各种放射学会一样，美国胃肠病学会（AGA）也发布了供胃肠病学家参考如何进行 CT 结肠成像检查及其结果说明的标准（Rockey 等，2007；Cash 等，2011），该标准包括报告和随访息肉的建议。但建议中提出的一些关于 CT 结肠成像中直径<10mm 的病变是否报告和是否行息肉切除术的意见比 C-RADS 分类的意见更"保守"。

关于较小息肉和中等大小息肉的不同处理

AGA 建议所有直径≥6mm 的息肉都应该报告，但较小的息肉只在阅片者置信度很高时才报告。

所有直径≥6mm 的息肉，或存在≥3个任何大小（即，甚至病变直径≤5mm）并以高置信度发现的息肉，建议行结肠镜切除。

如果1个或2个直径≤5mm 的息肉是很有把握识别的，它们也应该被报告，即使该患者不转诊行息肉切除术（表5.4）。对于这类患者，所建议的随访时间间隔和检查方法（CT 结肠成像或光学结肠镜检查）应根据患者的个体特征和检查方法来决定。

"诊断的置信水平"应该由检查医师根据病史、病变的大小和外形、医师对检查方法的经验、肠道准备的质量和结肠的扩张程度，以及检查的整体质量来评定。

不同于 C-RADS，AGA 建议对测量直径为6~9mm 的息肉行息肉切除术而不是随访。此外，测量直径≤5mm 的病变，如果诊断置信度较高，也应该报告；而如果息肉多于2个则应切除。

报告或切除微小息肉（如果多于2个）的建议，即使这些微小息肉是以高水平置信度检测出的，也可能难以在临床实践中被采纳，因为已知 CT 结肠成像对诊断这种小病变的特异性是很低的。考虑到直径 5mm 或更小的病变恶变的风险非常低，任何防癌措施的效果都会是极小的。而且，如果所有微小病变都被包括在 CT 结肠成像检查的结果报告中，最后将可能导致大量不必要的结肠镜检查，并

表5.4 胃肠病学家的 CT 结肠成像报告的 AGA 标准

- 任何直径≥6mm 的息肉均应报告并建议患者考虑行内镜下息肉切除术
- 具有3个或3个以上的任何大小并以高诊断置信度确认的息肉患者，应建议行内镜下息肉切除术
- 以高置信度诊断的具有1个或2个病变且每个病变直径≤5mm 的患者均应报告

Source：Modified from Zalis et al. 2005.

因此而增加医疗成本。然而,制订 AGA 标准的学者们指出,为了更好地了解结肠息肉的自然史并促进最适当临床路径的实现,他们建议对这一问题做进一步的研究。

第 3 节　报告中的争议

C-RADS 是一个基于由 CT 结肠成像专家组成的国际机构提出的共识建议的系统,但其仍然不被认为是一个普遍适用的指南,而只是被美国放射学院接纳,作为一个可选择的指南在使用。CT 结肠成像已被纳入美国癌症协会的指南中,作为一种可早期发现结直肠癌的检查技术。

在一些欧洲国家和美国的一些中心,C-RADS 已经融入到结果的解释中,并已被一些国家的影像学指南所采用。然而在医院中,C-RADS 的贯彻需要诊治医师的接受。在美国胃肠病学会(AGA)的建议中,关于报告中这一系统的意见分歧也是明显的(见上述)。

C-RADS 主要用于被筛查患者的处理。但其忽略所有小息肉(直径<6mm)而追踪中等大小的息肉(6~9mm)的基础系统尤其受到胃肠病学家的批评。争论在于 95% 的结肠息肉直径都<1cm,忽略它们将意味着绝大多数结直肠息肉都不予切除。这样,这一建议似乎直截了当地与一事实相悖——实际上只有经结肠镜切除被发现的癌前息肉才能降低结直肠癌的发病率。另一受批评的问题是,C-RADS 建议大小为 6~9mm 的息肉应行 CT 结肠成像检查随访而不是切除,而且随访的时间间隔建议为 1~3 年。这不仅增加了相关费用,而且理论上也增加了患癌症的风险和患者接受的辐射剂量。有些争论认为现存数据不足以确定和建议随访的时间间隔,以及随访是应该行 CT 结肠成像还是光学结肠镜检查。此外,我们必须考虑到患者的意见。可以想象,患者得知自己结肠中可能有"危险的"病变后会愿意选择结肠镜切除病变而不是等待随访。

关于直径<6mm 的病变的意见也是有分歧的。报告中的微小病变有可能给患者和诊治医师造成不必要的想法,认为检出的病变都需要治疗。CT 结肠成像检出的许多较小息肉在随后的结肠镜检查时未被检测到,要么是因为 CT 结肠成像检查结果是假阳性的,要么是因为结肠镜检查结果是假阴性的。此外,CT 结肠成像检测较小息肉的总体敏感性存在方法学上的限制;根据 CT 结肠成像典型的形态学标准来区分较小息肉与附着在结肠壁上粪便颗粒的可能性是有限(参见第 4 章,"结肠息肉样病变")。在一个筛选方案中,微小息肉的结肠镜随访有可能导致高成本,以及与结肠镜检查相关并发症(由于穿孔或出血)发生率的增加。如果已知这些病变数量较大而临床意义却有限,花费很高的成本和冒着并发症的风险做这种检查显然是不合理的。然而,在胃肠病学家之间关于微小结肠息肉的治疗方面也存在不同意见。虽然一些胃肠病学家建议对 CT 结肠成像检出的孤立性微小病灶可考虑行结肠镜检查,但大量科学数据表明,临床医师可能需要将他们的注意力从单纯检测和切除所有微小的结直肠腺瘤转向更可靠地检测到更不常见但更危险的进展型腺瘤的策略上(Bond,2001)。

最后,一些 CT 结肠成像专家认为,一个息肉是否需要切除的临床决定或建议不应该主要由放射学家来负责,而是应该由负责这一程序和了解患者个人史和个体风险的内镜医师来决定。

这些反对的观点清楚地表明,当引入报告模式时,尤其是对于较小的和中等大小的息肉,应该同负责诊治的胃肠病学家和外科医师达成共识。我们需要的是来自放射学团体与胃肠病学家和外科医师共同研发的规范化指南。然后,由对较小息肉检出局限性有充分了解的内科医师建议患者行 CT 结肠成像检查。一些放射科医师可能会在其报告中添加有关 CT 结肠成像可能有局限性的注解以及有关较小息肉未报告的附注。

(刘𬇙旎　徐健博　译)

参考文献

Bond JH. Clinical relevance of the small colorectal polyp. Endoscopy 2001;33(5):454–457

Burling D; International Collaboration for CT Colonography Standards. CT colonography standards. Clin Radiol 2010;65(6): 474–480

Cash BD, Rockey DC, Brill JV. AGA standards for gastroenterologists for performing and interpreting diagnostic computed tomography colonography: 2011 update. Gastroenterology 2011;141(6):2240–2266

Cash BD, Riddle MS, Bhattacharya I, et al. CT colonography of a Medicare-aged population: outcomes observed in an analysis of more than 1400 patients. AJR Am J Roentgenol 2012;199(1): W27–W34

Dachman AH, Zalis ME. Quality and consistency in CT colonography and research reporting. Radiology 2004;230(2):319–323

Mang T, Schima W, Brownstone E, et al. Consensus statement of the Austrian Society of Radiology, the Austrian Society of Gastroenterology and Hepatology and the Austrian Society of Surgery on CT colonography (virtual colonoscopy). [Article in German] Rofo 2011;183(2):177–184

Neri E, Faggioni L, Vagli P, et al. Patients' preferences about follow-up of medium size polyps detected at screening CT colonography. Abdom Imaging 2011;36(6):713–717

Neri E, Halligan S, Hellström M, et al; ESGAR CT Colonography Working Group.The second ESGAR consensus statement on CT colonography. Eur Radiol 2012 Sep 15. [Epub ahead of print]

Pickhardt PJ, Kim DH. Colorectal cancer screening with CT colonography: key concepts regarding polyp prevalence, size, histology, morphology, and natural history. AJR Am J Roentgenol 2009;193(1):40–46

Pickhardt PJ, Hassan C, Laghi A, Zullo A, Kim DH, Morini S. Cost-effectiveness of colorectal cancer screening with computed tomography colonography: the impact of not reporting diminutive lesions. Cancer 2007;109(11):2213–2221

Rex DK, Lieberman D; ACG. ACG colorectal cancer prevention action plan: update on CT-colonography. Am J Gastroenterol 2006;101(7):1410–1413

Rockey DC, Barish M, Brill JV, et al. Standards for gastroenterologists for performing and interpreting diagnostic computed tomographic colonography. Gastroenterology 2007;133(3):1005–1024

Rogalla P, Janka R, Baum U, et al. CT colography: guideline of the Gastrointestinal Diagnostics Team of the German Radiological Society regarding the indication and technical implementation of endoluminal colon diagnostics using computed tomography (known as virtual colonoscopy). [Article in German] Rofo 2008;180(5):466–469

Taylor SA, Laghi A, Lefere P, Halligan S, Stoker J. European Society of Gastrointestinal and Abdominal Radiology (ESGAR): consensus statement on CT colonography. Eur Radiol 2007;17(2):575–579

Veerappan GR, Ally MR, Choi JH, et al. Extracolonic findings on CT colonography increases yield of colorectal cancer screening. AJR Am J Roentgenol 2010;195(3):677–686

Zalis ME, Barish MA, Choi JR, et al; Working Group on Virtual Colonoscopy. CT colonography reporting and data system: a consensus proposal. Radiology 2005;236(1):3–9

第1节 结直肠癌的流行病学

在美国和欧洲,每年报告的新发结直肠癌病例超过 30 万例,使结直肠癌成为西方第二常见的恶性肿瘤。在一般风险的个体中,罹患结直肠癌的终生风险为 5%~6%。该病的发病率在 50 岁后急剧增加。在结直肠癌一般风险的人群中,取决于国家筛选计划,一般在 50~60 岁的人群中开始筛查。有结肠癌阳性家族史者的发病率显著增加。如果有一名一级亲属在任何一个年龄患过结直肠癌,相对危险增加 2.25 倍,这相当于增加 12% 的终生风险。如果两名一级亲属患有结肠癌,相对危险增加为正常人群的 4.25 倍。如果一名一级亲属在 45 岁之前患有结直肠癌,则相对危险增加 3.87 倍。在这些人群中,建议将其筛查结直肠癌的时间比患病结直肠癌亲属的患病年龄提前 10 年,例如某个一级亲属在 50 岁时被诊断为结直肠癌,则筛查年龄定为 40 岁。

第2节 筛查要求

结直肠癌是西方最常见的癌症之一。许多国家已经实施了筛选计划或正在考虑这些计划。筛查计划必须满足某些要求才能有效早期发现疾病:

1.该疾病发生必须有一定频率(高发生率),并与一定死亡率(或发病率)相关。

2.必须有一个前驱病变或持续较长一段时间的该疾病的早期形式("筛查窗口")。

3.必须存在允许认识和治疗这些疾病早期阶段的技术(筛选方法)。

4.初步的治疗或疾病早期形式的治疗必须达到疾病死亡率的下降(图 6.1)。

5.筛查方法必须是低风险手段,容易为一般人群高度接受和依从,因为这可能会涉及让健康个体经受一项带有并发症风险的检查。

结直肠癌是筛查的理想对象,因为其符合上面列出的 5 点:

1.结直肠癌是西方最常见的癌症之一。

2.结直肠腺瘤是结直肠癌的可识别的良性前驱病变。腺瘤可在癌症发展(腺瘤-癌序列)前存在相对较长的时间(约 10 年)。通过筛选手段可检测到腺瘤。腺瘤性息肉的恶变率随着息肉增大而增加。直径<5mm 的息肉转化为恶性肿瘤的风险<0.01%,而直径 5~9mm 的息肉恶变风险<1%,对于那些直径 10~15mm 的息肉,风险是 1%~5%。估计一个微小息肉(<5mm)在 10 年内恶变的风险约为 1%(图 6.2)。

3.结直肠腺瘤可在光学结肠镜检查时通过息肉切除术切除。

4.研究表明,内镜息肉切除术可以降低结直肠癌发病风险达 76%~90%。

5.尽管在许多工业化国家,光学结肠镜检查已

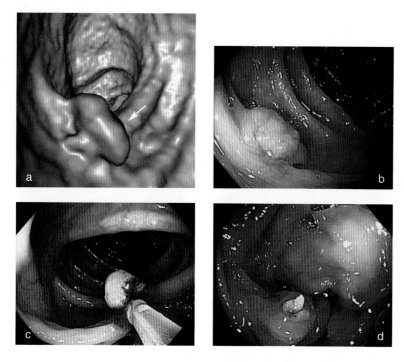

图 6.1　升结肠内一进展期腺瘤的检测和息肉切除。(a)3D 腔内视图显示横结肠(箭)内一有蒂的 1.2cm 息肉。(b)随后的光学结肠镜检查证实病变的存在(箭)。(c,d)病变用勒除器切除。组织学分析显示为管状腺瘤。

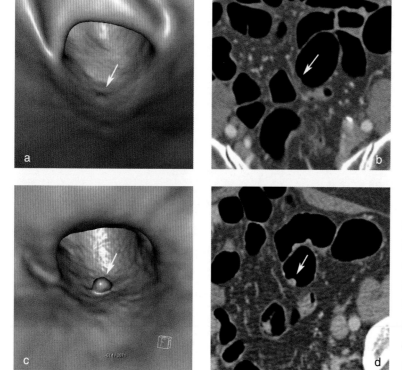

图 6.2　筛查间隔 5 年的生长缓慢的乙状结肠息肉。(a)2005 年的 3D 腔内视图显示在乙状结肠内一 0.3cm 的扁平息肉(箭)。当时未进一步研究病变性质。(b)患者仰卧位的轴向 2D 视图显示对应于小病变(箭)的结肠壁小隆起。(c,d)在 5 年后的随访中,病变生长至 0.7cm(箭)。使用内镜切除病变,发现病变是非发育异常的管状腺瘤。

经作为一种筛查方法用于健康保险覆盖的人群,但普通人群的依从性仍然很低。目前,光学结肠镜检查是唯一真正有效的筛查手段,因为它允许在一次检查中同时检测并切除息肉。

因此,结直肠癌符合筛查的所有要求,能够有效降低发病率和死亡率。

第 3 节　筛查方法选择

多种方法,包括粪便隐血试验(FOBT)、乙状结肠镜检查、结肠镜检查、CT 结肠成像均可用于筛查结直肠癌。这些方法在敏感性、特异性和成本方面均不同。总的来说,这些方法并发症发生率均较低。结肠镜检查在这些方法中的并发症发生率最高,但可以直接在镜下切除病变。

选择最好的筛查策略非常困难。所选择的方法应该简单、安全和准确。高敏感性(即尽可能多地检出患有腺瘤的患者)和高特异性(即尽可能减少假阳性诊断)是希望达到的,因为假阳性结果会让患者感到困惑不安,并造成昂贵的随访检查费用,还可能增加罹患并发症的风险。此时,最常用的筛查方法是 FOBT 和结肠镜检查。乙状结肠镜检查在欧洲很少使用,但在美国是一种常见手段。最近的研究表明,CT 结肠成像在筛查结直肠癌中也可发挥重要作用(图 6.3)。

粪便隐血试验

愈创木脂为基础的试验。粪便隐血试验(最广泛使用的是 Hemoccult; Beckman Coulter Inc.,Brea,美国,加利福尼亚州)使用愈创树脂化合物。愈创树脂在与由于出血而进入肠腔的高铁血红蛋白接触时会改变颜色。该方法对结直肠癌的敏感性约为60%,但对于腺瘤仅约为 20%。低敏感性是基于以下事实:仅仅是那些引起大量出血进入肠腔的腺瘤或肿瘤大量出血才能够被检测出来。然而,结直肠癌出血常是间歇性的, 而腺瘤通常不引起任何出血。以愈创树脂为基础的 FOBT 检测隐血的特异性为 85%~90%。

粪便免疫化学测试。最近的 FOBT 是基于免疫化学原理,并且比使用愈创树脂的标准测试能获得更好的结果(Levi 等,2007)。据报道,这些试验的敏感性对癌症高达 94%,而对于进展期肿瘤(直径≥1cm 的腺瘤,高度异型增生的腺瘤和癌)为67%。

结果。尽管愈创树脂的粪便试验敏感性较低,但大型随机研究的两项荟萃分析报道结直肠癌有相对较低、仅 14%~16% 的死亡率。在这些研究中,筛查并未使癌症的发病率显著降低。这种明显的矛盾可以通过以下事实来解释:基于愈创树脂的筛查仅检测到少数腺瘤,并且仅检测到相对低百分比的可根治的早期癌症。使用免疫化学手段的现代粪便试验以及丙酮酸激酶 M2 的试验已经在初步研究中显示出其对于检出癌症和腺瘤比标准的 Hemoccult 试验具有更高的敏感性。这些较新的方法目前仍在测试中。然而,新粪便检测的缺点是其成本高于基于愈创木脂的 FOBT。

乙状结肠镜

乙状结肠镜检查是一种比 FOBT 更昂贵且更具创伤性的技术,但也具有优于传统粪便隐血检查的几个优点:在可以检查到的结肠部分——直肠和

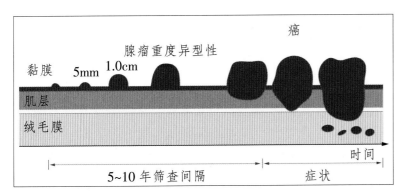

图 6.3　腺瘤-癌症序列。由于腺瘤向伴有异常增生的腺瘤发展, 然后再向癌症发展的过程是缓慢的, 所以患者有可以用于筛查的足够时间。在这一无症状期间,息肉切除术可以有效降低癌症的发病率和相关的死亡率。

乙状结肠，它可以可靠地检测到非常小的腺瘤，并在同一时间在镜下切除这些腺瘤（治疗选择）。尽管可采用简单的方法仅用灌肠进行肠道清洁，与 FOBT 相比，乙状结肠镜的缺点是需要充分的肠道清洁，这会限制患者的依从性。此外，近端结肠病变不能通过乙状结肠镜检查诊断。如果在远端结肠检测到一个息肉（"指示息肉"），则必须进行结肠镜检查以排除近端结肠中是否有同时发生的病变。在这种情况下，患者必须另外预约后续的随访检查，并且还需再次进行彻底的肠道准备。

结果。在检测进展期结肠肿瘤（直径>1cm 的腺瘤，任何大小的高度不典型增生的腺瘤或癌）方面，乙状结肠镜检查的敏感性比结肠镜检查低，为 35%~70%，这是因为发生于右半结肠的病变数量更多。这就是为什么乙状结肠镜未被广泛用于欧洲的原因。在美国这一筛查方法之所以更普及，部分原因是乙状结肠镜是由受过专门训练的辅助医务人员操作，而不仅仅由胃肠病医师来操作。

结肠镜

金标准。结肠镜检查是用于筛查结肠腺瘤和癌的标准程序。在德国，55 岁的没有已知危险因素的患者有资格接受结肠镜筛查作为预防措施，费用由法定医疗保健覆盖。结肠镜检查是目前检测结肠腺瘤和癌症的金标准，但其不是一个完美的黄金标准。在"连续结肠镜检查"的研究中，Rex 等（1997）指出，6%的直径 10mm 或更大的腺瘤被遗漏，6~9mm 的腺瘤中 13%被遗漏，5mm 或更小的腺瘤中 27%被遗漏。尽管有这样的结果，但结肠镜检查能够作为高效的筛查工具，是因为镜下息肉切除术可以降低癌的发病率，从而使癌症相关死亡率降低 76%~90%（Winawer 等，1993）。这意味着使用结肠镜检查作为筛查方法有着高水平的证据。然而，不利于该筛查方法积极效果的潜在风险必须通过制订策略来应对。

并发症和依从性。在一项包含了超过 3000 例患者的结肠镜检查研究中，0.3%的患者经历了严重的并发症（通常是出血），尽管这些患者都没有穿孔。其他研究报告了诊断性结肠镜检查的穿孔风险为

0.03%~0.1%，致死率为 0.01%（1:10000）。然而，大部分一般公众不愿意进行结肠镜筛选检查，主要是因为肠道清洁和检查本身所致的不适感。与光学结肠镜检查相比，CT 结肠成像检查更易于被患者接受，特别是应用简化的肠道清洁准备时。

CT 结肠成像

CT 结肠成像在结直肠癌筛查方面可能是与常规结肠镜具有相同能力的一种检查手段。在检测进展期肿瘤方面，它实际上等同于常规结肠镜检查，但创伤性远远低于常规结肠镜检查（Kim 等，2007b）。

并发症和依从性。最先进技术水平的 CT 结肠成像筛查需要充分的肠道准备，包括限制饮食、泻药和标记用的制剂，就如同在常规结肠镜检查中一样，有一些因素可能限制患者参与 CT 结肠成像筛查。然而，CT 结肠成像比常规结肠镜检查创伤性更小：出现并发症的概率约为 1:10000，穿孔的风险也远低于诊断性结肠镜检查（高达 1:1000）。有症状的患者 CT 结肠成像时需要静脉内注射对比剂（有对比剂诱发肾病和过敏反应的相应风险），与之不同，筛查性 CT 结肠成像是在不使用静脉对比剂的情况下进行，以将风险和成本降到最低（图 6.4）。

靶病变：进展期腺瘤

结肠的进展期肿瘤包括腺癌和进展期腺瘤，二者都是恶变前肿瘤。对于结直肠癌的预防，进展期腺瘤是理想的靶病变：虽然这些病变仍然是良性的，但恶性转化的风险很高。一个进展期腺瘤被定义为至少具有以下 3 个标准中的 1 个：病变直径为 10mm 或更大，存在大量绒毛成分（>25%）或存在高度不典型增生。通过结肠镜检查切除进展期腺瘤，能够破坏腺瘤–癌（即良性肿瘤转化为结直肠癌）的序列。

在筛查群体中，进展期腺瘤的发病率非常低，为 3%~4%。一个腺瘤被分类为"进展期"通常由其大小决定：所有进展期腺瘤 90%~96%直径>10mm。仅约 4%的进展期腺瘤的大小为 6~9mm。CT 结肠成像不能对检测到的息肉进行组织学分析，只能基于病变在 CT 上的大小归类为可能恶性肿瘤。基于这

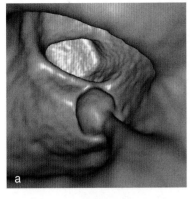
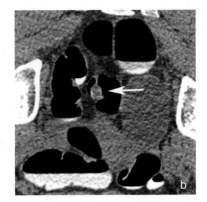
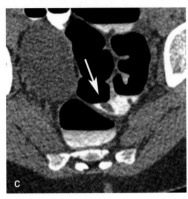
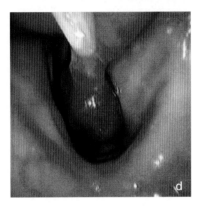

图 6.4　使用低剂量技术和粪便标记筛查 CT 结肠成像。(a)3D 腔内视图显示乙状结肠内一个有蒂的 1.3cm 息肉。(b)患者处于俯卧位的 2D 轴向视图显示病变呈软组织密度(箭)。(c)在患者重新摆位之后,可以见到息肉被浸没在残留的标记液体中(箭)。(d)内镜下切除息肉,预防可能的癌症发展。

种对癌症预防有效的分布频率,CT 结肠成像需要对大小为 10mm 或更大的腺瘤具有高检出率,这已经在最近的文献中被证实。

CT 结肠成像作为筛查程序的研究成果

　　由于 CT 结肠成像是一种微创方法,它具有比常规结肠镜检查更大的患者依从性的潜力。Pickhardt 等在 2003 年发表的一项前瞻性研究中报道,CT 结肠成像在无症状成人中检出直径 10mm 或更大息肉的敏感性为 93.8%。在随后的研究中,Cotton 等 (2004) 和 Rockey 等 (2005) 报告敏感性为 34%~53%。敏感性之间的巨大差异主要是由于方法学问题引起,并且有一部分是由于检查技术、数据分析差异和个体阅读者的不同经验水平的差异造成的。在 Rockey 等和 Cotton 等的研究中,CT 检查中使用较厚的切片, 或者在肠道准备中不包括粪便标记。更近的研究结果还提示,缺乏读片经验可导致不理想的结果:例如,在由 Rockey 等发表的研究的重新评估中, 由 Doshi 等领导的工作组回顾性地发现了在原始研究期间遗漏了 20% 的息肉。

　　最近文献结果。根据上述报告结果,目前尚缺乏足够的数据支持常规使用 CT 结肠成像筛查无症状群体。美国癌症协会和美国胃肠病学会不推荐尚未被用于筛查结肠癌的 CT 结肠成像, 是因为其在筛选人群工作中的相关可靠数据仍然缺乏。为此,在欧洲和美国已进行许多大型随机多中心和单中心研究,并且已经有早期结果发表。不同于早期研究,较新一代的研究结果已显示在无症状患者群体中,CT 结肠成像具有高敏感性。在美国有 15 个研究中心参与的多中心 ACRIN 研究 6664(Johnson 等,2007),结果表明,在 2600 个无症状的筛查患者中,CT 结肠成像对检出直径 9mm 或更大腺瘤的敏感性为 90%,特异性为 86%。

　　慕尼黑结肠癌预防试验研究(Graser 等,2009),一个旨在评估 CT 结肠成像在筛查群体中的前瞻性单中心研究显示,在 307 例患者中有以下敏感性:直径 ≥10mm 的病变敏感性为 94%;直径 6~9mm 病变为 92%;直径 ≤5mm 病变为 72%。CT 结肠成像对进展期结肠肿瘤(进展期腺瘤和侵袭性癌)的敏感性为 93%。

在 2007 年发表在新英格兰医学杂志上的一项研究中,Kim 等报道了在两个独立但人口统计学相似的患者组中,CT 结肠成像和光学结肠镜检查对进展期腺瘤具有相似的检出率。在这项研究中,3120 例患者进行初始的 CT 结肠成像,3163 例患者进行常规结肠镜检查伴息肉切除术。如果 CT 结肠成像的结果是阳性,则进行随访的结肠镜检查。进展期结肠肿瘤在 CT 结肠成像组中的检出率为 3.2%,在光学结肠镜组中检出率为 3.4%,两组之间的结果差异无统计学意义。在第一次进行 CT 结肠成像的患者中,转诊做光学结肠镜检查的转诊为 7.9%。在 CT 结肠成像组中接受息肉切除术的患者总数为 561 例(直径 6~9mm 的息肉患者将接受定期间隔随访),在光学结肠镜组中为 2434 例。在第一组患者中,无 1 例患者发生结肠穿孔,而在第二组中有 7 例发生穿孔。

2012 年,Stoop 等在 Lancet Oncology 上发表的一项研究表明,与结肠镜检查相比,CT 结肠成像显示了在筛查参与者中获得了超过结肠镜 55% 的显著改善,但对于进展期肿瘤的检出,两种方法显示出相似的诊断收获率。

结论。这些研究表明,使用适当的检查技术和有足够经验的放射科医师,CT 结肠成像可以高敏感性地检测出有临床意义的息肉,即使是在无症状的患者中。首先用 CT 结肠成像方法获得的进展期腺瘤的检出率与首先用光学结肠镜检查获得的进展期腺瘤的检出率没有显著不同。然而,结肠镜检查在更小的息肉(≤5mm)的检测中仍然更准确,尽管这些病变的临床意义是可疑的,因为其中只有不到 0.01% 是恶性的。此外,与 CT 结肠成像相关的并发症的发生率可以预期是低于光学结肠镜检查的。

这些研究结果支持 CT 结肠成像作为转诊至治疗性光学结肠镜之前最初的筛选方法的应用。CT 结肠成像是一准确且或许比光学结肠镜检查更有价值-效益的"过滤器"。鉴于该方法总的说来属于微创伤,如果 CT 结肠成像被引入团体筛选计划,用于一般人群筛查的依从性也可能会增加,发生相关并发症的风险也会降低。

结肠外发现

CT 结肠成像筛查也可用于诊断结肠外病变。然而,在低剂量研究中,除非使用静脉对比剂,否则对结肠外结构的评估价值非常有限。

据报道,在无症状的筛查人群中,有显著临床意义的结肠外发现,如主动脉瘤、淋巴瘤、肺结节和肝脏或肾脏肿块的发生率非常低(<3%)。然而,有很大比例的结肠外发现(达 60%)是轻度或无临床意义的(如肾囊肿、胆结石等),其中一些病变需要进一步的诊断检查。Pickhardt 等(2008)在最近的一项研究中估计过这些进一步处理所需的成本。在美国,每个 CT 结肠成像检查约需 30 美元(约 192 元)。

使用 CT 结肠成像作为筛查工具的当前建议

自 2008 年 5 月以来,美国癌症协会建议 CT 结肠成像检查作为筛查结直肠癌的诊断手段(Levin 等,2008)(表 6.1)。美国癌症协会推荐的 CT 结肠成像检查的间隔期为 5 年。该建议主要基于最近的筛查研究结果,如多中心的 ACRIN 试验 No.6664(Johnson 等,2008)。这些研究结果表明,CT 结肠成像与结肠镜检查在检测有一定大小的息肉和结直肠癌上具有相似的检出率。基于美国放射学院的建议,CT 结肠成像技术可以作为具有一般风险或轻度增加的危险人群的初步筛查方法。因此在一些国家,CT 结肠成像已经取代光学结肠镜检查被更广泛地作为结肠癌早期检测的初筛方法。

然而,CT 结肠成像作为用于结直肠癌的主要筛选工具的建议不被医学学会普遍接受。例如,不是所有的胃肠病学会都完全同意将 CT 结肠成像用作结肠癌的初筛方法,主要是其缺乏随机对照试验。在一些欧洲医学学会的指南中,CT 结肠成像检查尚未被推荐作为结肠癌筛查的首要方式。然而,在有光学结肠镜检查禁忌的患者中,或在拒绝进行光学结肠镜检查的患者中,或在结肠镜检查不充分的患者中,CT 结肠成像作为筛查的替代方法目前已在大多数国家的不同学科中被接受。

**表 6.1　美国癌症协会筛查结直肠癌的建议：检测腺瘤性息肉和癌症的试验 *

检测方法	时间间隔	知情决策的关键问题
可伸缩的乙状结肠镜伸入肠腔 40cm 或到达结肠脾曲	每 5 年	完全的肠道准备 不常规使用镇静剂,因此检查过程可能会不适 乙状结肠镜检查的检查效能主要限于能被检测到的肠道 患者应被告知如结肠镜检查结果为阳性,则会被要求加行结肠镜检查
结肠镜检查	每 10 年	完全的肠道准备 镇静被大多中心采用,患者需请假 1 天并需要一名陪护 风险包括穿孔和出血,虽然罕见但有可能很严重;大多数风险与息肉切除有关
双对比钡剂灌肠	每 5 年	完全的肠道准备 如果患者有一个或多个息肉 ≥6mm,则建议进行结肠镜检查;后续的结肠镜检查仍需要完全的肠道准备 双重对比钡剂灌肠的风险较低;但已有少量报道穿孔病例
CT 结肠成像	每 5 年	完全的肠道准备 如果患者有一个或多个息肉 ≥6mm,建议进行结肠镜检查;如果不能在同日进行结肠镜检查,则在结肠镜检查前需要进行第二次完全的肠道准备 CT 结肠成像的风险较低;但罕见的穿孔病例有过报道 可以在 CT 结肠成像上识别可能需要进一步评估的结肠外异常

*Source: Levin et al. 2008.

费用报销

在美国,第三方支付者对 CT 结肠成像的报销问题一直在讨论中。尽管涵盖 3000 多万人的美国健康保险公司 [美国医疗保险和医疗补助服务中心(CMS)] 不赞成涵盖截至 2009 年 5 月的筛查性 CT 结肠成像的费用,而临床有指征的 CT 结肠成像(例如,在有症状的患者中或具有结肠息肉风险增大的患者中)的成本可以在个案的基础上报销。然而,情况在不断变化。在州一级,许多州制订了必要的立法要求,使私人健康保险公司能够承担与 CT 结肠成像相关的费用。一些更大的保险公司已经负担支付 CT 结肠成像的费用。

随着获得更多的数据,许多欧洲医学协会的建议将必须被升级,以确保 CT 结肠成像能作为一个筛查工具,这要求医疗保健系统将负担支付相关费用。在欧洲,目前医保覆盖范围差异很大。在一些国家,健康保险公司已承担费用,而在其他国家则不是。关于是否支付费用的决定是基于临床适应证。一些医疗保健系统仅报销有临床指征的检查,而其他医疗保健系统也支付筛查的费用。

CT 结肠成像技术方面的问题

CT 结肠成像的一般技术细节已经在第 2 章中叙述。下文简要总结了与 CT 结肠成像筛查相关方面的技术问题。

已证明足够充分的肠道准备方案包括禁食和服用泻药。此外,粪便和液体标记的应用对肠腔内残留物的标记是必需的。如果 CT 结肠成像检查阳性,接着在同一天进行光学结肠镜检查,则粪便标记方案中不应含有大量钡剂,因为已知这会影响内镜检查。理想的方法是,通过一较细的柔软性较好的直肠导管自动输送 CO_2 来进行肠管扩张。只有低剂量 CT 方案才会采取俯卧和仰卧/侧卧位。除非特别指征,静脉对比剂在筛查性检查中一般是不必要的。

主要放射学会认为对结肠外器官的评价是必需的,并建议在尽可能的情况下进行评价。对于筛查性 CT 结肠成像,推荐不使用对比剂的低剂量检查方案,但这限制了评估结肠外器官的可能性。这应该向患者解释,以免期望过高。

在逻辑上和空间上最好是使 CT 结肠成像与结肠镜检查建立紧密的关系。如果 CT 结肠成像检查的结果是阳性，应进行光学结肠镜检查，然后进行息肉切除术，以免患者进行重复的肠道准备。

结论

最近的研究结果明确表明，CT 结肠成像用作筛查工具是具有足够敏感性的。然而，在放射学和胃肠病学医学会之间仍然存在争议，以及利益或兴趣冲突。虽然在 CT 结肠成像技术方面已有一般共识，但是重要的主题，如指征和相关文件，需要在放射科医师与胃肠病学家和其他临床专家之间建立跨学科的对话。

（郭敏翊　徐健博　译）

参考文献

American College of Radiology. ACR practice guideline for the performance of computed tomography (CT) colonography in adults. ACR practice guideline 2009. Available at: www.acr.org [accessed 6 Dec 2012]

Austoker J. Screening for colorectal cancer. BMJ 1994;309(6951): 382–386

Cotton PB, Durkalski VL, Pineau BC, et al. Computed tomographic colonography (virtual colonoscopy): a multicenter comparison with standard colonoscopy for detection of colorectal neoplasia. JAMA 2004;291(14):1713–1719

Davila RE, Rajan E, Baron TH, et al. ASGE guideline: colorectal cancer screening and surveillance. Gastrointest Endosc 2006; 63(4):546–557

Doshi T, Rusinak D, Halvorsen RA, et al. CT colonography: false-negative interpretations. Radiology 2007;244(1):165–173

Gluecker TM, Johnson CD, Harmsen WS, et al. Colorectal cancer screening with CT colonography, colonoscopy, and double-contrast barium enema examination: prospective assessment of patient perceptions and preferences. Radiology 2003;227(2): 378–384

Gluecker TM, Johnson CD, Wilson LA, et al. Extracolonic findings at CT colonography: evaluation of prevalence and cost in a screening population. Gastroenterology 2003;124(4):911–916

Graser A, Stieber P, Nagel D, et al. Comparison of CT colonography, colonoscopy, sigmoidoscopy and faecal occult blood tests for the detection of advanced adenoma in an average risk population. Gut 2009;58(2):241–248

Heresbach D, Manfredi S, D'Halluin PN, Bretagne JF, Branger B. Review in depth and meta-analysis of controlled trials on colorectal cancer screening by faecal occult blood test. Eur J Gastroenterol Hepatol 2006;18(4):427–433

Hewitson P, Glasziou P, Irwig L, Towler B, Watson E. Screening for colorectal cancer using the faecal occult blood test, Hemoccult. Cochrane Database Syst Rev 2007;(1):CD001216

Johnson CD, Chen MH, Toledano AY, et al. Accuracy of CT colonography for detection of large adenomas and cancers. N Engl J Med 2008;359(12):1207–1217 Erratum in: N Engl J Med 2008; 359(26):2853

Kim DH, Pickhardt PJ, Taylor AJ. Characteristics of advanced adenomas detected at CT colonographic screening: implications for appropriate polyp size thresholds for polypectomy versus surveillance. AJR Am J Roentgenol 2007;188(4):940–944

Kim DH, Pickhardt PJ, Taylor AJ, et al. CT colonography versus colonoscopy for the detection of advanced neoplasia. N Engl J Med 2007;357(14):1403–1412

Kung JW, Levine MS, Glick SN, Lakhani P, Rubesin SE, Laufer I. Colorectal cancer: screening double-contrast barium enema examination in average-risk adults older than 50 years. Radiology 2006;240(3):725–735

Levi Z, Rozen P, Hazazi R, et al. A quantitative immunochemical fecal occult blood test for colorectal neoplasia. Ann Intern Med 2007;146(4):244–255

Levin B, Lieberman DA, McFarland B, et al; American Cancer Society Colorectal Cancer Advisory Group; US Multi-Society Task Force; American College of Radiology Colon Cancer Committee. Screening and surveillance for the early detection of colorectal cancer and adenomatous polyps, 2008: a joint guideline from the American Cancer Society, the US Multi-Society Task Force on Colorectal Cancer, and the American College of Radiology. Gastroenterology 2008;134(5):1570–1595

Lieberman DA, Weiss DG, Bond JH, Ahnen DJ, Garewal H, Chejfec G. Use of colonoscopy to screen asymptomatic adults for colorectal cancer. Veterans Affairs Cooperative Study Group 380. N Engl J Med 2000;343(3):162–168

Nicholson FB, Barro JL, Bartram CI, et al. The role of CT colonography in colorectal cancer screening. Am J Gastroenterol 2005; 100(10):2315–2323

Pickhardt PJ. Screening CT colonography: how I do it. AJR Am J Roentgenol 2007;189(2):290–298

Pickhardt PJ, Kim DH. Colorectal cancer screening with CT colonography: key concepts regarding polyp prevalence, size, histology, morphology, and natural history. AJR Am J Roentgenol 2009;193(1):40–46

Pickhardt PJ, Choi JR, Hwang I, et al. Computed tomographic virtual colonoscopy to screen for colorectal neoplasia in asymptomatic adults. N Engl J Med 2003;349(23):2191–2200

Pickhardt PJ, Taylor AJ, Kim DH, Reichelderfer M, Gopal DV, Pfau PR. Screening for colorectal neoplasia with CT colonography: initial experience from the 1st year of coverage by third-party payers. Radiology 2006;241(2):417–425

Pickhardt PJ, Hassan C, Laghi A, Zullo A, Kim DH, Morini S. Cost-effectiveness of colorectal cancer screening with computed tomography colonography: the impact of not reporting diminutive lesions. Cancer 2007;109(11):2213–2221

Pickhardt PJ, Hanson ME, Vanness DJ, et al. Unsuspected extracolonic findings at screening CT colonography: clinical and economic impact. Radiology 2008;249(1):151–159

Pickhardt PJ, Kim DH, Meiners RJ, et al. Colorectal and extracolonic cancers detected at screening CT colonography in 10,286 asymptomatic adults. Radiology 2010;255(1):83–88

Regge D, Laudi C, Galatola G, et al. Diagnostic accuracy of computed tomographic colonography for the detection of advanced neoplasia in individuals at increased risk of colorectal cancer. JAMA 2009;301(23):2453–2461

Rex DK, Rahmani EY, Haseman JH, Lemmel GT, Kaster S, Buckley JS. Relative sensitivity of colonoscopy and barium enema for detection of colorectal cancer in clinical practice. Gastroenterology 1997;112(1):17–23

Rockey DC, Paulson E, Niedzwiecki D, et al. Analysis of air contrast barium enema, computed tomographic colonography, and colonoscopy: prospective comparison. Lancet 2005;365(9456):

305–311

Schoenfeld P, Cash B, Flood A, et al; CONCeRN Study Investigators. Colonoscopic screening of average-risk women for colorectal neoplasia. N Engl J Med 2005;352(20):2061–2068

Stanley RJ. Inherent dangers in radiologic screening. AJR Am J Roentgenol 2001;177(5):989–992

Stoop EM, de Haan MC, de Wijkerslooth TR, et al. Participation and yield of colonoscopy versus non-cathartic CT colonography in population-based screening for colorectal cancer: a randomised controlled trial. Lancet Oncol 2012;13(1):55–64

Vijan S, Hwang I, Inadomi J, et al. The cost-effectiveness of CT colonography in screening for colorectal neoplasia. Am J Gastroenterol 2007;102(2):380–390

Winawer SJ, Zauber AG, Ho MN, et al; The National Polyp Study Workgroup. Prevention of colorectal cancer by colonoscopic polypectomy. N Engl J Med 1993;329(27):1977–1981

CT结肠成像如何培训

第 7 章

第1节　CT 结肠成像不同于腹部 CT

CT 结肠成像检查的解读与标准腹部 CT 扫描有几点不同(见第 3 章)。CT 结肠成像仅仅聚焦单个器官,因此其疾病谱也有限。虽然熟练掌握胃肠道放射学知识是一个优势,但仅仅具备一般放射学知识不足以正确解读 CT 结肠成像表现。CT 结肠成像的解读比标准腹部 CT 检查更加耗时。此外,它需要在不同于平常的 PACS 工作站,一种特定的工作站上进行。正确使用 CT 结肠成像软件至关重要。

第2节　结肠是一个复杂的器官

CT 结肠成像与其他 CT 检查有何不同?结肠具有高度复杂的形态,包括半月皱襞、结肠袋、结肠襻和结肠曲。CT 结肠成像对结肠形态和方位的空间描述比"标准"腹部 CT 扫描更加复杂。有关 CT 结肠成像的疾病谱相对较窄,主要是结直肠息肉和结直肠癌。然而,其有大范围的假性病灶("误区")。从目前的文献来看,有关该误区的讨论非常广泛,这也表明了它的意义。最后,一些因素可导致该检查更加复杂,如残留液体和粪便以及结肠扩张不充分。

在 CT 结肠成像中,特殊的专业知识和训练对获得高敏感性和特异性至关重要。这在早期前瞻性 CT 结肠成像试验中显而易见,该试验显示出高度变异的结果。Pickhardt 等在 2003 年的一项研究报告中指出,受过培训的放射科医师获得了对结直肠腺瘤检测非常高的敏感性,但这些结果没有被后来的两个研究证实(Cotton 等,2004;Rockey 等,2005),他们显示出较低的敏感性。经过较仔细的检查,研究者设想除了技术因素,放射科医师在 CT 结肠成像中的专业水平可能也是一个问题。这一设想随后被 Doshi 等后来的研究所支持(2007),其中有学者重新分析了一个较早期的研究(Rockey 等,2005),发现相当大比例的原来未检测到的腺瘤是由于感知错误而被遗漏,但现在被回顾性地识别出来。得出的结论是,进一步的培训或计算机辅助检测程序可能对 CT 结肠成像的敏感性和阳性预测值有较大的影响。

第3节　CT 结肠成像缺乏专业知识时的常见错误

某些错误在缺乏经验的阅片者中很常见：

1.由于他们常未意识到在俯卧位和仰卧位采集和阅读 CT 系列图像的重要性，经常仅研究来自一个体位——往往是仰卧位的检查，这将导致一个不完整的解释。

2.如果检查者不熟悉 CT 结肠成像工作站，则可能无法正确地使用它，因此可能倾向于避开 3D 评估，并代之以在"熟悉的"PACS 工作站上读取数据。然而，一个标准的 PACS 工作站不允许任何高级别的 3D 腔内分析或一般推荐的 2D/3D 相关性，也不允许使用计算机辅助设计(CAD)。

3.当执行一个 2D 为主的评估时，未经训练的阅片者可能会倾向于浏览多个肠段，可能不使用全屏视图，且不是从一端到另一端追随一个被气体扩张的结肠的中心路径，而是集中在单一肠段的横截面看一次("管腔跟踪")。由于大多数结直肠息肉相对较小，结果可能是病变被遗漏。此外，如果解读者不熟悉结肠内真实病变和假阳性表现的典型标准，可能导致假阴性和假阳性结果(图7.1)。所有这些因素最终导致一些放射科医师拒绝使用这一技术。

第4节　CT 结肠成像需要特殊的培训

专家们普遍认为 CT 结肠成像的评估需要特殊培训。欧洲胃肠和腹部放射学会(ESGAR)、美国放射学会(ACR)和 CT 结肠成像标准的国际合作已出版了建议书。有关学习和接受 CT 结肠成像培训的选项列于表 7.1。总体上，文献复习和与会讲座的学习是获得初步概况的第一步。许多有关这一主题的科技性和复习性论文和教科书已经出版，这对人们学习这一检查技术的基本原理、阅片技巧以及正确解读结肠发现是一个有益的介绍。

除了掌握理论原理知识，实践经验必不可少。通过参加由各个学会提供的专门的 CT 结肠成像研讨会，或者去经常进行这些检查的优秀中心参观可获取经验。CT 结肠成像研讨会通常不仅讲解理论知识，还有机会在训练有素的专家指导下解读 20~30 个已证实的 CT 结肠成像检查(图 7.2)。参与者可以通过各种专业的 CT 结肠成像后处理工作站来获得经验，并用结肠镜检查证实的疾病谱来评估数据库。这一课程已经显示能为放射科医师提供一个效果显著的学习过程。ESGAR(www.esgar.org)已经组织了国际 CT 结肠成像研讨会。此外，专业的放射学中心还与 CT 设备制造商和软件生产商合作提供了本地课程。

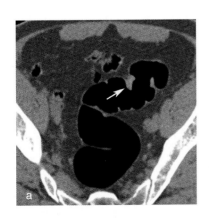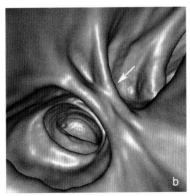

图 7.1　一正常表现被初学阅片者错误解读。阅片者在 PACS 控制台上利用轴位图像评估数据集。(a)轴位 2D 图像显示乙状结肠的肠壁增厚(箭)。它被归类为可疑发现，建议做结肠镜检查。(b)将这一发现与 3D 腔内视图相互对照应有助于阅片者观察该复合皱襞是结肠正常外观的一部分。

表 7.1　CT 结肠成像的培训选项
学习文献:复习 CT 结肠成像的论文和教科书
参加会议和讲座
参加 CT 结肠成像的专题研讨会(如 ESGAR 和 ACR)
访问优秀的中心
病例的"双阅读"
作为放射科注册轮转一部分的特殊培训
访问结肠镜证实病例的数据库（美国国家癌症研究所/美 国国家生物医学图像档案馆）:
• https://wiki.nci.nih.gov/display/CIP/Virtual+Colonoscopy • https://wiki.nci.nih.gov/display/CIP/CT+Colonography

Source:Modified from Burling et al. 2007.

ESGAR,欧洲胃肠和腹部放射学会。

ACR,美国放射学会。

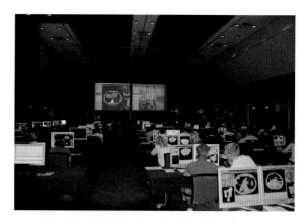

图 7.2　由 ESGAR 举办的 CT 结肠成像专题研讨会(www.es-gar.org)。CT 结肠成像的基本知识被安排在讲座中,而实际操作被安排在 CT 结肠成像工作站的实践中。

实践经验也可以通过"双阅片"模式获得,这是指由两位放射科医师解读同一病例检查的图像。然后结合两位阅片者的结果产生一个共识报告。"双阅片"模式经常用于乳腺 X 线摄影的阅片,在住院医师培训中也很常用。双重阅片更耗时,并且需要额外的影像资源,但已被证明有助于降低观察者之间的差异性,并能提高检查的整体效果。

获得实践经验的另一个选择是进入包含结肠镜检查和组织病理学确诊的患者数据的 CT 结肠成像数据库,这是自主学习的一个很好的资源。用于此目的的最大数据库之一是美国国家癌症研究所(NCI),它可以通过美国国家生物医学图像存档(NBIA)向公众开放(https://wiki.nci.nih.gov/display/CIP/Virtual +Colonoscopy 和 https://wiki.nci.nih.gov/display/CIP/CT+Colonography)。这些数据库包含来自 ACRIN 研究(Johnson 等,2008)的 825 个检查,以及来自美国国防部(DOD)研究(Pickhardt 等,2003)的 808 例患者。所有的 CT 检查结果,包括 CT 结果、结肠镜检查和病理都是匿名的,且都可以为了用于教育和培训的目的在互联网上免费获得(图 7.3)。

第 5 节　作为培训方法的计算机辅助检测

已有几个刊物报告,CAD 算法可以帮助经验少的阅片者提高阅片的敏感性达 10%。然而,应当注意,尽管 CAD 可以用于 CT 结肠成像来检测潜在病变,并因此弥补放射科医师本身可能存在的感知误差,但其对潜在病变的正确解读没有帮助。此外,CAD 标记可以"完全删去"(包括在身体表面标记胃和息肉状结构等)(图 7.4)。因此,在解读时的各个步骤仍然要由放射科医师执行,而且这些步骤仍然需要专门的知识。换句话说,CAD 可以弥补感知错误,但不能防止解读错误。CT 结肠成像的影像特征的基础知识仍然至关重要。CAD 不适合完全缺乏经验的阅片者使用,而且它不能代替放射学专业知识,也不能代替放射科医师的解读。然而,由具有 CT 结肠成像基本知识的放射科医师将 CAD 作为一种补充措施通常是合理的。

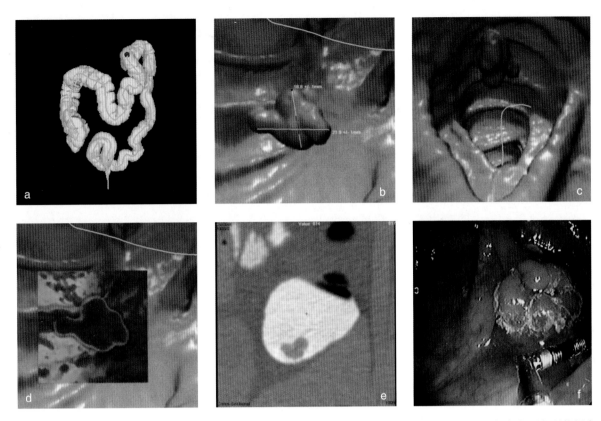

图 7.3　利用经结肠镜确诊的 CT 结肠成像检查的训练。来自 Walter Reed 陆军医疗数据库、美国国家癌症研究所数据库/美国国家生物医学图像存样(https://wiki.nci.nih.gov/display/CIP/Virtual+Colonoscopy)的 1 例 50 岁男性患者(WRAMC VC-136M)。(a~e)虚拟结肠镜检查报告(修订版):升结肠内的分叶状息肉有足够的影像材料证明。(a)—全景观视图显示息肉在结肠中的位置(蓝色箭)。(b~e)3D 和 2D 视图显示病变的形态和内部结构。(f)光学结肠镜检查结果:"在远端升结肠内可见一大的有蒂息肉,测量值为 1.5cm。"息肉(活检)的组织学分析显示为升结肠内的"绒毛管状腺瘤伴重度不典型增生"(未展示)。

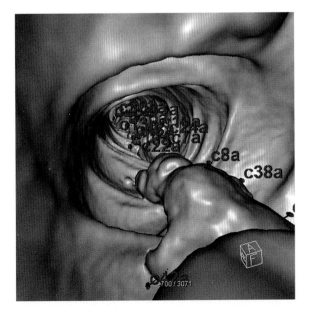

图 7.4　CAD 标记的评估需要 CT 结肠成像特征方面的专业知识。多个 CAD 标记可能对使用 CT 结肠成像缺乏经验的阅片者造成困惑。

第 6 节　应该解读多少确诊病例?

对此,ESGAR,美国放射学会和标准 CT 结肠成像国际协会已发表了建议书。一个培训班理想上应包括至少 50 个结肠镜确诊病例的实践。然而,进一步观察发现, 这一数字对于以循证方法来说太少了。ESGAR 在 2007 年进行的一项研究表明,有经验的阅片者比经验较少的阅片者可获得更好的结果, 并且 50 个数据集的专业培训不足以获得适当的专业水平。由 Liedenbaum 等(2011)领导的一个工作组进行的研究表明, 对于缺乏经验的阅片者,要获得足够的专业知识所需的实践性学习的实际数量可能应远高于 50 例, 在他们的调研中应该是164 例。

除了使用经确诊的患者数据集进行 CT 训练,对已获得的知识的测试也可能是有帮助的。用于CT 结肠成像最大的前瞻性研究之一的 ACRIN 研究(Johnson 等,2008), 对合格的阅片者进行了测试。参加测试的准入标准是要么有经验,即已经完成了超过 500 例 CT 结肠成像检查,或者,如果检查的例数较少,但已参加了另外的一天半的培训课程。只有 50% 的候选者通过了该考试。那些没有通过的人员不得不参加一个为期 2 天的培训计划,在培训期间要解读另外 30 例 CT 结肠成像数据集,之后再进行第二次测试。所有参与的读片者都通过了第二次测试。该研究的最终结果表明,第一次即通过测试的阅片者和那些需要额外培训的阅片者之间不再有任何差异。

除了培训病例的数量,一些个体因素也起到了一定作用。这些因素包括现有的知识、才能或天资和具有悉新技术、3D 图像和解读控制台的积极性。然而,这些“软技能”是个体化的,难以量化。

第 7 节　CT 结肠成像是否太难?

关于进行 CT 结肠成像和解读结果所需的技术窍门的必要条件可能给人以 CT 结肠成像是一种复杂且耗时的程序,不适于常规诊断的印象。然而,CT 结肠成像不只是一种稍微不同的腹部 CT类型, 加上一点额外的特殊知识就可以使用,明确这一点非常重要:它是一种独立且新型的诊断模式,需要特殊的培训和专业知识。这对于在腹部住院医师培训中未包含 CT 结肠成像,因此必须熟悉另一种对他们来说是新技术的放射科医师来说尤其重要。还要提到,这些阅片者可能还记得在他们进行和解读双对比钡剂灌肠或其他胃肠道检查的训练阶段中, 他们也当然需要获得重要的知识和经验。因为知识是学习 CT 结肠成像的坚实基础。确实, 已证实的事实是,专门的训练是可行的,它提升了个体阅片者在进行 CT 结肠成像中的能力,不仅是在敏感性和特异性方面, 还体现在时间效率方面。这是为什么 CT 结肠成像能从一个研究工具, 最终演变成在许多中心的临床实践中已代替钡剂灌肠检查, 并作为一种可代替光学结肠镜的有价值的诊断性检查。作者鼓励所有对进行 CT 结肠成像和解读 CT 结肠成像检查有兴趣的放射科医师在培训期间保持专注和热情。这将最终达到一种自信水平,使得阅读 CT 结肠成像检查成为他们日常放射学工作的一部分。

(曹务腾　王玲 译)

参考文献

American College of Radiology. ACR practice guideline for the performance of computed tomography (CT) colonography in adults. ACR practice guideline 2009. Available at: www.acr.org [accessed 6 Dec 2012]

Baker ME, Bogoni L, Obuchowski NA, et al. Computer-aided detection of colorectal polyps: can it improve sensitivity of less-experienced readers? Preliminary findings. Radiology 2007;245 (1):140-149

Burling D, Moore A, Taylor S, La Porte S, Marshall M. Virtual colonoscopy training and accreditation: a national survey of radiologist experience and attitudes in the UK. Clin Radiol 2007;62(7):651–659

Cotton PB, Durkalski VL, Pineau BC, et al. Computed tomographic colonography (virtual colonoscopy): a multicenter comparison with standard colonoscopy for detection of colorectal neoplasia. JAMA 2004;291(14):1713–1719

Doshi T, Rusinak D, Halvorsen RA, Rockey DC, Suzuki K, Dachman AH. CT colonography: false-negative interpretations. Radiology 2007;244(1):165–173

European Society of Gastrointestinal and Abdominal Radiology CT Colonography Group Investigators. Effect of directed training on reader performance for CT colonography: multicenter study. Radiology 2007;242(1):152–161

Fletcher JG, Chen MH, Herman BA, et al. Can radiologist training and testing ensure high performance in CT colonography? Lessons from the National CT Colonography Trial. AJR Am J Roentgenol 2010;195(1):117–125

Liedenbaum MH, Bipat S, Bossuyt PM, et al. Evaluation of a standardized CT colonography training program for novice readers. Radiology 2011;258(2):477–487

Neri E, Faggioni L, Regge D, et al. CT colonography: role of a second reader CAD paradigm in the initial training of radiologists. Eur J Radiol 2011;80(2):303–309

Pickhardt PJ, Choi JR, Hwang I, et al. Computed tomographic virtual colonoscopy to screen for colorectal neoplasia in asymptomatic adults. N Engl J Med 2003;349(23):2191–2200

Rockey DC, Paulson E, Niedzwiecki D, et al. Analysis of air contrast barium enema, computed tomographic colonography, and colonoscopy: prospective comparison. Lancet 2005;365(9456): 305–311

Taylor SA, Laghi A, Lefere P, Halligan S, Stoker J. European Society of Gastrointestinal and Abdominal Radiology (ESGAR): consensus statement on CT colonography. Eur Radiol 2007;17(2):575–579

Virtual Colonoscopy Training Collection from the Virtual Colonoscopy Center, Walter Reed Army Medical Center and Naval Medical Center San Diego. Available from: https://wiki.nci.nih.gov/display/CIP/Virtual+Colonoscopy

索 引